中國近代中醫藥期刊彙編

第一輯

20

# 紹興醫藥學報

上海辭書出版社

# 目録

# 紹興醫藥學報

第十二卷第七號

中華民國郵政局特准掛號認爲新聞紙類

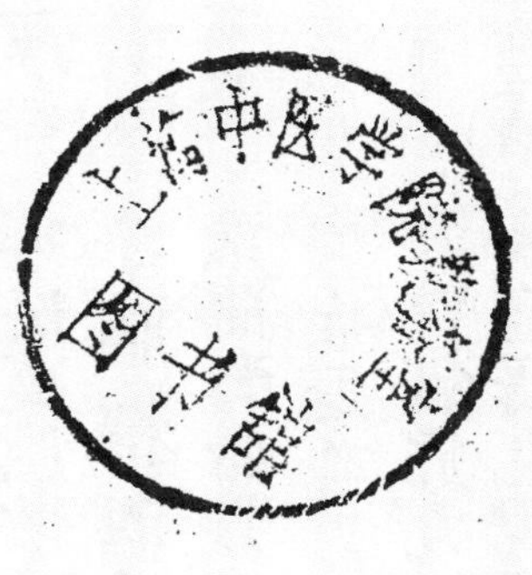

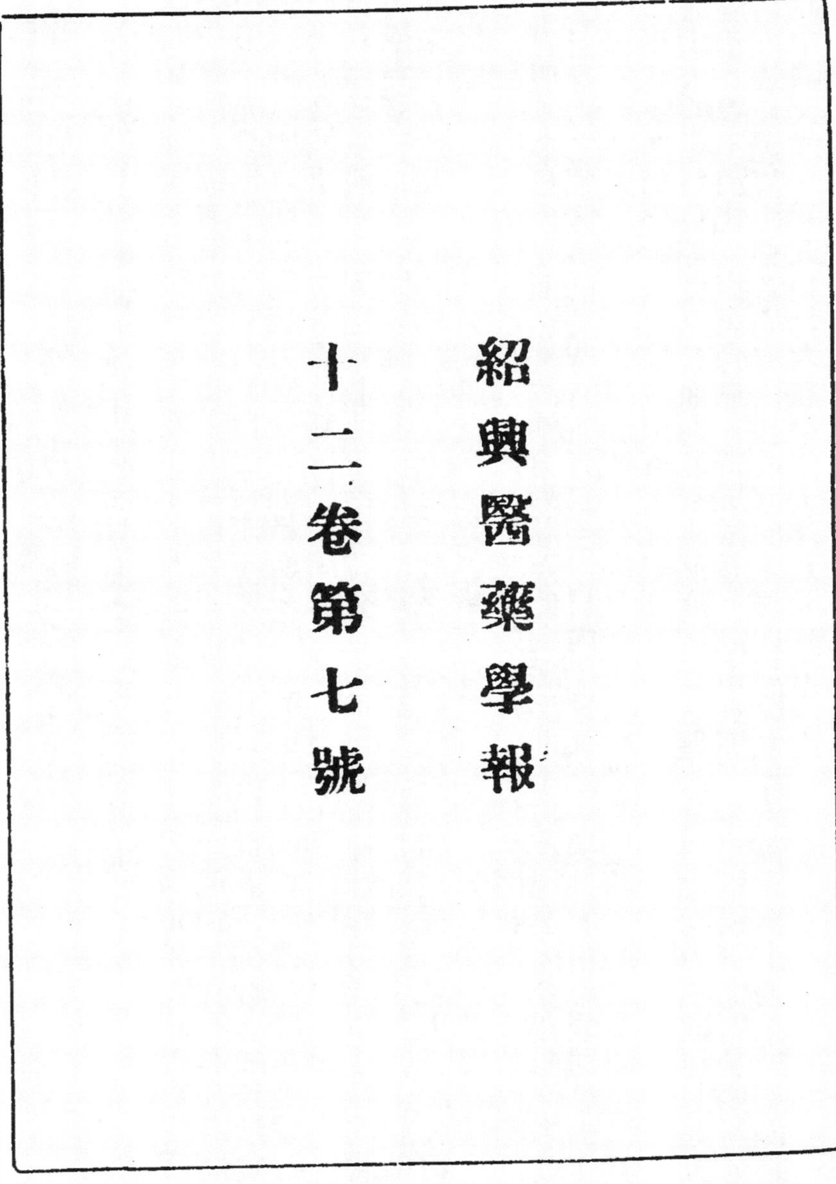
紹興醫藥學報
十二卷第七號

# 血氣強壯者爲今日所必需之人才也

## 在上海有軟弱無力者用調氣補血之法得獲强壯矣

中國時局多艱勢將分裂殊屬無爲但求教育速爲普及則老大古國定冀較前更爲興盛也今日中華所必需者氣血充盈也蓋人民血氣足則精神强健思念高尙無往不利凡身體無力血液不充分則腦力薄弱對於自己尙虞不給遑論其家與國哉閣下精神萎頓否飲食少進否或神思困疲耶如覺腦力衰殘欲補氣血以振腦筋則上海商務印書館職員　吳愛梅君之證書適合閣下之用矣吳君住新閘路新康里一千二百三十號門牌其來書云

僕自幼體軟弱前年春間隨家叔北上辦皮貨奔走各地自覺櫛風沐雨勞乏不堪秋間回南精力漸見衰殘每於晚間安睡時其精自流成爲一種無夢遺精當即延請中西醫士服藥多次亦未見奇效甚至面黃枯瘦飲食大減四肢乏力步履殊覺困難之極去夏因先施公司適値廉價僕與家人等至該公司購置另物途遇敝友查君訴述僕之病情渠云此係身體虛弱所致急服韋廉士大醫生紅色補丸對於此疾功效非凡定可獲愈聞後即向先施西藥部購就半打服不多日自見面色紅潤精力漸壯而此種惡疾則不復再現矣迄今年餘從未發過一次且身體之强健多倍於昔日上月二十一日內子曾又產一男孩肥白可愛回思去年豈不全賴紅色補丸之神力非惟得能絕止斯病且能生精助陽眞接續子嗣之聖藥也僕竟一舉二得其樂如何感此大恩愧無以報書此鳴謝

韋廉士　大醫生紅色補丸乃是血薄　氣衰腦筋疲困之聖藥　無分男女功力相同也且是丸曾經療治　胃不消化　瘋濕骨痛　腎尻酸楚　筋系刺痛　少年斲傷等症對於婦科各症尤爲靈效凡經售西藥者均有出售或直向上海四川路九十六號韋廉士醫生藥局函購每一瓶中國大洋一元五角每六瓶中國大洋八元郵力內內

# 紹興醫藥學報第十二卷第七號（原百三十五期）目次

論文

學術

# 吾醫藥界同道願得一有利之副業乎

▲請代售皮膚百病之唯一靈藥

皮膚之病夥矣如疥癬癩瘡等之種種疾患推其原因無一非皮膚缺乏成分黴菌繁殖其間之所致其爲患也初則搔癢難忍皮膚燥裂繼則腐爛腫痛膿水淋漓不但作事不便行動爲難抑且令人易於憎惡春夏之間傳染更易星星之火足致燎原本醫院發明之皮膚萬靈膏已二十餘年銷路甚廣成效卓著有收濕解毒之獨長殺蟲滅菌之專能凡皮膚諸病搽之卽除誠保護皮膚之健將也現在各省皆有經理代售者願各醫生各藥店及患皮膚諸病者講試之定價每盒實洋三角外埠函購郵票可以代洋另加寄費一成如各地醫生藥房商號願大數批發代售者自當卽班函知奉告代售章程

總發行所紹興北海橋裘氏醫院

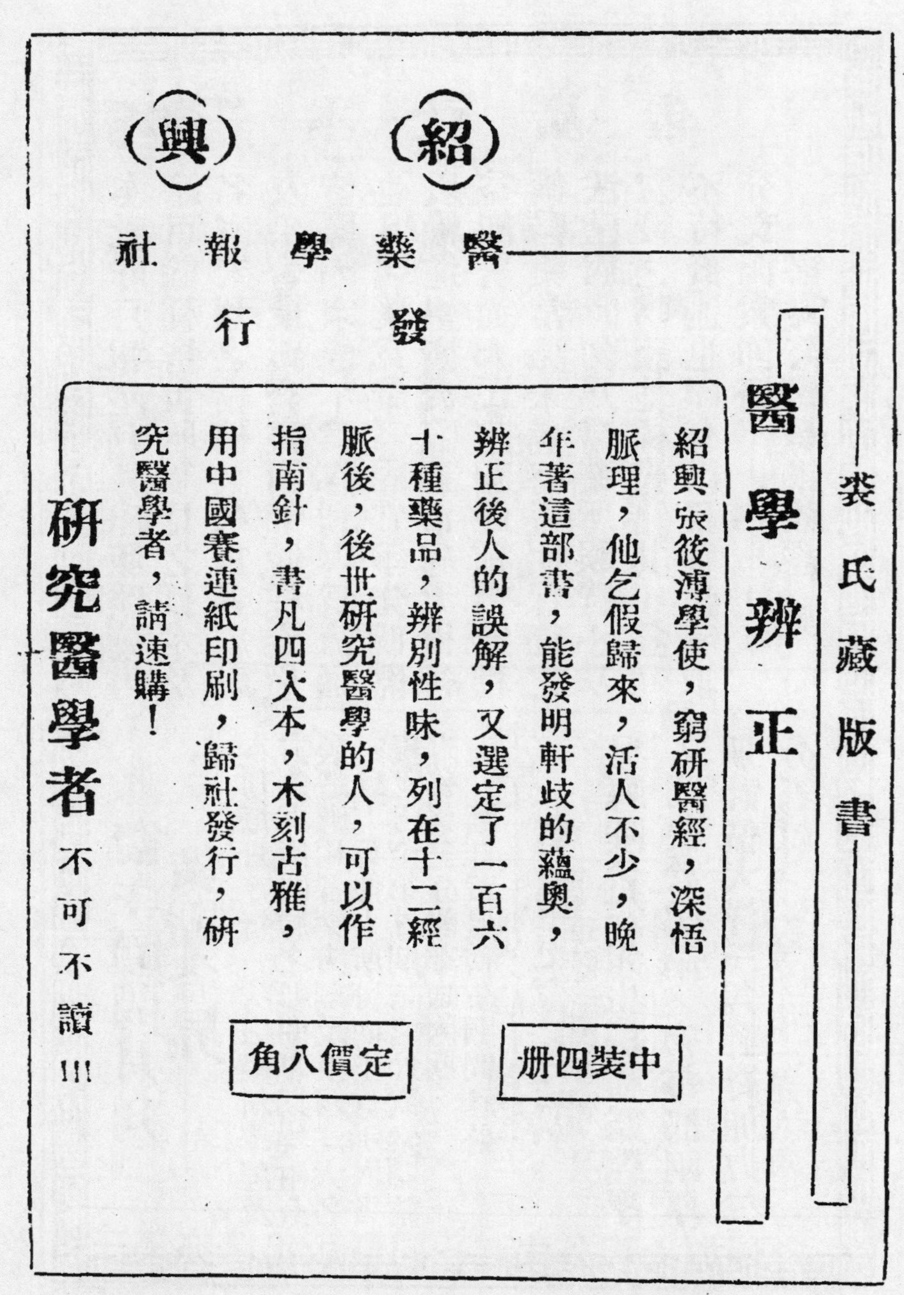

裘氏藏版書
醫學辨正
紹興張筱溥學使，窮研醫經，深悟脈理，他乞假歸來，活人不少，晚年著這部書，能發明軒歧的蘊奧，辨正後人的誤解，又選定了一百六十種藥品，辨別性味，列在十二經脈後，後世研究醫學的人，可以作指南針，書凡四大本，木刻古雅，用中國賽連紙印刷，歸社發行，研究醫學者，請速購！
中裝四册
定價八角
研究醫學者不可不讀!!!
(紹)(興)醫藥學報社發行

## 上海中醫雜誌出版廣告

本會集合同志專以研究中國醫藥發揚國粹爲宗旨第一期雜誌現已出版內分專箸學說醫案筆記衛生談釋疑錄諸門類約六七萬言發明歧黃學理爲醫家病家必閱之書每册定價大洋二角如蒙惠購請寄欵至上海西門城內中醫學會中醫學報發行部便當寄奉不誤郵票以一分三分爲限購寄通用寄費郵資二分紹興醫藥學報社亦有代售第一期現已到紹

## 海內外藏書家鑒

我國醫書汗牛充棟各家藏刻流通者少致日久歸於湮沒此豈先人著作時初願所及耶本社竭力搜求凡藏有各種醫藥書籍者務祈開明書目卷數版本等示知本社當出重資相求并可代爲流傳發行

紹興醫藥學報社啓

## 對於「力駁五行分析的批判」者之答覆

和縣高思潛

我將作斯文之前，有一事應先聲明者，即本報第六期力駁鄙著之作者，是否爲王君肖舫也．王君在中醫界中，頗能樹立，較之庸俗，自高一籌．人有恒言：學問之深，由於修養，所謂「學問深時意氣平」者也．今取該文觀之，毫無理由，肆口毒罵，彷彿潑婦之罵街，狂犬之吠影，無理取鬧，莫此爲極！不獨有學問者，態度决不於斯；即稍有見解者，亦不致於有此等口氣；豈高出庸俗如王君者，而肯自儕於下流乎？必不然矣！且該文次於王君「論醫報久遠之籌備」文下，而簽曰前人，目錄之中，並無該文題目；此或編次者，誤將他人之文，適排於王君大作之下，因佚其名，遂一並歸於王君耳．紹報中，若此例者，已數覯矣．

無論該文爲王君或他人所作，其謬僞悖理之處，顯然易見，本無答覆之價値，今因奉承該文作者之命，不憚煩瑣，答覆如次：凡引用該文處，用「」以別之。

批評有二義：一抉發善處；一擇駁謬點；謾罵固屬大非，毒咒尤所當禁。統觀該文，對於拙著謬點，未能說出分毫；而惟「竟無一毫明機」，「狂童也且」破口大罵；甚至「試問先生之負無熱血乎」，「莫非靈竅不開儼如木偶」，肆意毒咒。不知鄙人對於先生，有何大讐？而勞先生運出全付氣力，以對待之此則百思而不得其故者也。再觀其一曰「例當一筆抹倒」，再曰「例當一筆抹倒」，更可想見其下筆時握拳嚙齒之情狀，直欲得鄙人而生呑之，以圖快意，噫！意固快矣！其如學者之態度何？其如人格何？

五行之當廢棄早已不成問題，試取從前紹報觀之，即可明白。今先生「儼如木偶」，漫無聞見，猶嘵嘵爲五行作辨護士，實屬「毫無明機」！查鄙人發表廢棄五行以後，各省醫家昌言辨駁者，只蔣君壁山一文耳；彼文詳於陰陽，而略於五行，鄙人認爲不澈底，已專函請益，十二卷三號報中，倪如君亦致彼一函，均未見答覆．惟蔣君雖爲陰陽五行辨護，並未明言五行爲符號，與先生之宗旨，固不符也．其毆護而未涉及鄙人者，有葉君勁秋一文，張君汝偉二文；葉君承認廢棄五行，而不承認廢棄陰陽，承認廢棄浮泛的陰陽，而不承認廢棄切實的陰陽；張君則謂五行卽原素；與先生之說皆屬逈不相同．揆先生文意，似頗承認諸家之說爲當；而先生立說，則與諸家相反，『屢經辨駁開導』而不誤，不知先生之『一毫明機』，又到何處去也？

反對廢棄五行者之爲守舊，爲冬烘，卽高小學生，亦有此識，何爲『重已輕人』？『厚責人而薄責己』一語，此處實用不着，想先生欲自炫其有『中學根抵」，故强勉運來而硬湊之耳·先生有『中學根抵』矣，「君子絕交不出惡聲」之語，先生亦知之乎？夫相友而至於絕交，非有大傷感情之事，必不出此·大傷感情，倘不出惡聲；今因意見不合，對於素不相識毫無關係之人，破口大罵，肆意毒咒，由君子觀之，直狗之亂噭耳！乃行爲如此，猶自詡爲具有「中學根抵」，鄙人雖不敏，殊不願得此榮譽也·

他種學術用符號者，因便利起見，如一，十，ㄨ，÷是也·醫學性質，與該種學術完全不同，實無用符號之必要·

吾人對於五臟，直接用其本名，毫無障礙·乃必舍本名，而用符號，何爲也哉？假使用五行爲符號，而不牽扯，不附會，猶無妨也，試問五行之爲五臟符號果如一十ㄨ÷之爲加減乘除符號乎？

若曰：用五行爲符號，不過『借作標榜』，以描說病機耳。亦屬不然，夫人身臟腑，各有獨立之功用，藉或一臟失功，鄰臟受其影響，但亦未必所波及之臟，卽爲其所尅之臟也生尅之說，在生理上，實毫無根據！即退一步言之，生尅在人身有根據矣，直云：肝生心，心生脾，……肝尅脾，脾尅腎，……亦何不可？乃必牽扯五行，『借作標榜』，殊無謂也！

五行生尅，在在可以附會，惟木尅土，頗難圓說；今先生竟尋出實例，亦可謂五行之發明家也！雖然，準斯例以求之，則禹餘糧爲鐵化木，西湖岳墳某木，爲某種鑛物化木，亦可云木能尅金矣。木果可尅土乎？果可尅金乎？雖非智者，當亦知其不可也。

且以此附會，不獨五行能互相生尅；卽每一行，亦皆能生尅其他四行。試舉例以明之：如土所生者金也；然水由地中行，則土生水矣，木自土中茁長，則土生木矣，四川有火井，義大利有大火山，則土生火矣．又如土所尅者水也；然以土覆火而火滅，則土尅火矣，埋金類於土中，日久而銹，則土尅金矣，埋木於土中，日久而朽，則土尅木矣．由是以觀，生尅之說，至爲滑稽！蓋雖以一持萬，而能泛應曲當，無不如意焉．所云「在在可據正者，信非虛語也！不知先生對此附會之說，又將如何？

人體之原素，凡十四種：養，淡，炭，輕，硫，燐，綠，弗，鉀，鈉，鎂，鈣，錳，鐵，是也．大別之，爲金屬與非金屬，以非金屬屬於水，而廣泛以言之，謂人身只金水兩原質搆成，亦無不可．

鄙人所謂「天地間僅有金水二行」者，乃就五行而言之也．今先生乃據以反駁鄙人，可見先生對於鄙人原文，未曾稍加瀏覽，遽爾攻擊，純係客氣用事．

五色之說，實據光學以言之，請先讀幾種光學書，然後再說。若徒以謾罵爲能事，亦愈見其不學無術耳。

辛非味之說，乃據生理學與心理學而言，請先生該書，任讀數部，然後再說。不然，信口亂道，徒令人齒冷耳。

學理以愈研而愈明，故各種學說，亦惟最新者乃能最合於學理。舊說之合於新者，固宜保存，舊說之悖於新者，卽當屏去；去舊圖新，實爲潮流之所趨，無可挽回者也，吾人對於潮流，只當因勢而利導之；若倒行逆施，妄想揮魯陽之戈，使非日返戈頭，萬不能達其目的也，廢棄五行，實順應潮流之舉，今乃無理由反對之，「是猶愚公移山，精衛塡海，」太「不知量」矣！蚍蜉撼大樹，雖出盡其「力」，亦等於無耳。

此文發表後，吾知先生必將再行辨駁，實鄙人之所期望者也，惟須注意下列二點：

（一）言論必本於學理．

（二）態度必趨於和平．

須知言論不本於學理，則遁辭謬說，有何價值可言？態度不趨於和平，則謾罵毒咒，徒損自己人格．倘其不受此言，而惟前轍是蹈，則對口相罵，非鄙人所長，恕不能答覆矣．

## 對於周代醫藥制度評論

高維祺

吾國醫藥之學；起原甚遠．「說文曰：醫，治病工也，從醫從酉，古者巫彭初作醫」．「廣稚釋詁曰：醫巫也」．是醫之始起於巫也．世傳古之醫書，有黃帝內經神農本草．然本草之名，見於前漢書平帝紀．又「樓護傳有誦醫經本草方術數十萬言之語」而藝文志無本草．論者推爲西漢末書．內經研究病理學者最好，觀其文體，著者是戰國人，傳述舊聞，决非洪水前人作也．故論醫書之古：厥惟周禮．周禮所言盡純粹，亦無五行氣運等空談．吾將就其所言，考其制度與學說，分而述之如左．

第一醫學之分科：　周代甚重民命，故居醫於天官，而規定之著於律令，皆各有專門也，故其言曰：「醫師，上士二人，下士四人，府二人，史二人，徒二十人．食醫，中士二人．疾醫，中士八人．瘍醫，下士八人．獸醫，下士四人」．所謂疾醫今內科，瘍醫今外科，食醫則調護於未疾之前，猶今之醫士，示人以衛生，而醫師總其成，比其術之高下，而奠其食，猶今之公立醫院，醫師則其院長者也．

第二醫生之試驗：　其人獸之病，既有專醫，又有醫師總其成，而使萬民皆得從而治之，故曰：「醫師，掌醫之政令，聚毒藥以共醫事，凡邦之有疾病者疕瘍者造焉，則使醫分而治之」，至進退差次，則考核綦重，故又曰：「歲終則稽其醫事，以制其食，十全爲上，十失一次之，十失二次之，十失三次之，十失四爲下」，此其制也。又案周代試驗醫生，似與今不同，非獨開業時有之，即開業後亦有之，蓋其愼重民命，校今更切也；至所云稽其醫事，則必有醫簿以備調查，是又醫案之最古者；

第三內科之醫士：其時醫之治療疾病，則有望聞問切之法，其所載之言曰：「疾醫，四時皆有癘疾，春時有痟首疾，夏時有痒疥疾，秋時有瘧寒疾，冬時有嗽上氣疾，（案此即今所謂傳染病）以五味五穀五藥養其病，（案今本草分部同）以五氣五聲五色眂其死生，兩之以九竅之變，參之以九藏之動」，（案此即今所謂診斷學九藏註正藏五心肝脾肺腎又有胃膀胱大腸小腸也）此其內科之治療法也。

第四外科之醫士：周之醫對於外科治療，而祝藥劀殺，備具諸法，其言曰：「瘍醫，凡療瘍，以五毒攻之，以五氣養之，以五藥療之，以五味節之，凡藥，以酸養骨，以辛養筋，以鹹養脈，以苦養氣，以甘養肉，以滑養竅」，（案此至今如是即所謂藥物學也）此又其外科治療之法也。（案解剖之術自俞附以來有此法見於史記扁鵲倉公傳古必有實驗也漢書王莽傳翟義黨王孫慶捕得莽使太醫尚方與巧屠共刳剝之量度五臟以竹筵導其脈知所終始云可以治病至三國華陀行之自陀以後未聞解剖方法只傳診脈法矣古雖言實驗而又必依氣候講醫之關於氣候必參許多書方可言之人身氣候與天之氣候合也故有往往病西醫治不好中醫治好也）「獸醫，凡療獸病，灌而行之以節之，以動其氣，觀其所發而養之，凡療獸瘍，灌而劀之，以發其惡，然後藥之，養之，食之」，此則其醫獸病瘍之方也。歷觀周代醫學；其制度及內外科學說，其慎重其事；校今之泰西諸國之講求此事，誠有過之無不及矣．惟是吾國今對於醫學，尚不甚注重，而漫無考校，縱中外醫士，草菅人命；古人遺我以良法，而不加之以提倡，此談醫學者，抑中揚西，所以紛紛也歟．

不佞譯述古代中國文化史大綱至周朝因將周代醫藥制度標爲一篇今略加刪改用特錄出登諸紹報其批評有當與否希望社中諸君子有以救正焉

祺附識一九二二，六，五，

## 什麽是我們的責任

和縣高思潛

世界的醫學，就形式上觀之，分爲中國醫學和西洋醫學，這兩大醫學，現在已由接觸時期，而至於衝突時期；將來的結果，或兩相融合，或一受淘汰，二者是必居其一的，但中國醫學，有二千年以上的歷史，社會相安已久，一旦換以西醫，恐怕窒礙多端，事實上萬難做到！那麼，融合一層，前途就充滿希望了！

現在的中國，對於西洋醫學，提倡不遺餘力；歐美各國，對於中國醫學，雖不似中國提倡西醫之甚，但於吸收一層，亦很注意．例如——

(一)前金陵滙文書院院長師圖爾氏，精通醫學，退職以後，特地把本草綱目譯成英文，給他們西醫參考．

(二)美京國會圖書館，搜藏我國本草，有一百餘種，我國現在流行的本草，恐怕連一百種都沒有，亦可見美人注意中國醫學了．

(三)法國有一大繙譯所，專門繙譯我國醫書．

(四)巴黎大學班納衞氏所主辦的中國學院，近將在大學醫科中，添設中國醫學講座一座；並且還要推廣中國學院到歐洲各國．

（五）中國的藥品，經外人研究，製成丁幾或越幾斯，種類極多·

（六）一九二一年，英國巴姆醫士，在皇家醫學會開會的時候，宣讀他所撰的『中國醫學進步』文稿，略謂：「中國醫學，在某數點上，實在英國之前·中國有一藥書，係一千七百年前所編成者，內載藥品多種，今日世界通用，此即其證也·」

——這種光景，好像相愛戀的青年男女，相摩相盪，相引相吸，各有自然衝動的情緒罷了·

我們生而爲今日東方醫界的青年，兩肩上應負一種什麼責任？是不可不知道的！西洋人用『邏輯』和『實驗』的方法，去研究醫學，所以他們的學說，都是有『系統』可尋的，能『試驗』出來的·什麼『生理解剖學』呀；『生理化學』呀；『藥化學』呀；『細菌學』呀；『血漿學』呀；『X光線』呀；『電氣治療」呀；物質上的進步，非中醫所能望其項背！再看我們的醫學：紛如散沙；紊如亂絲；陰陽五行字樣，觸目都是；我們自家每每研究起來，也覺無處爬梳！自慚形穢！又何怪人之攻擊呢？大家若是觀察到此，我們肩上應負的責任，在什麼地方，自然就容易明白了；「科學方法」，是今日中國醫學唯一的對症良藥！我們要想挽救中醫的危機，必須要運出全力，採用「科學方法」，把他的內容，切切實實底整頓一番！否則，斷斷不可！整頓之法，據我的個見，分爲兩步：第一步，用「邏輯」的方法，分類整理，使各科都成一種有系統的學科。第二步，用「實驗」的方法，實事求是，使各科都成一種有實用的學科。

我很希望我醫界的青年，按着上列的步驟，去切實研究，孳孳不已；先一科一科的各編成一部有系統的書，再一條一條的去實地試驗他，將來竟能融合西洋醫學，造成一種世界醫學，也未可知。我醫界之青年呵！成功之日，方是我們責任終了之時，大家努力罷！

## 論高思潛君五行之分析的批判

臨海蔣樹杞璧山氏稿

高君引化學光學之說以批判五行謂在科學上毫無根據吾知高君所以必欲廢除五行之故實根據於此而無他也殊不知西學尚在發明時代至今日猶無一定之界說吾人實不足據爲典要而高君又復耳食誤會欲援甲律以批判乙事殊乏批判之價值鄙人先就化學光學之原理澈底說明之而五行之價值自見矣

歐西昔時化學家所謂金屬非金屬者彼以金銀銅鉄之類有重量有色光能展薄能彎曲能傳熱能傳電種種性質者概謂之金屬餘無以上性質者概謂之非金屬近今化學家其用意與前有異大概以能成爲鹽基類者爲金屬以能成爲酸類者爲非金屬其非金一屬舉凡固體液體及無色無味之氣體俱屬之殊爲混蒙無別

化學家有謂如此分族法仍係勉强之法而非天然之法者俄國化學家門德非氏彼獨不根據金屬非金屬之名號而別發明原質週期律表列八類考其原質分類之次序第一類體性爲最輕以次漸趨於重化性爲最强以次漸趨於弱多數學者平心比較乃稱此表爲天然分族法者厥後其他化學家再發明氦氖氩氪氙五原質其性質與此八類有異苦無位置乃別置於第一類之前爲第〇類由此觀之安知他日之發明不有將此表而并易之者然則所謂金屬非金屬之名不得據爲典要可知矣且高君謂天地間僅有金水二行金指金屬言水指氣體言至於非金屬亦將仍指爲金乎金屬非金之名既非神聖不可移易則五行之說何必根據於彼此不相謀合之科學哉

歐西光學家謂紅綠紫三色爲太陽光帶中之原色未嘗謂天地間之原色僅此三色而已也光學家試驗之法使太陽光線通過三稜鏡而斜射於一白屏上共有紅

朱黃綠藍靑紫七色謂之日光帶然光帶中之各種顏色均可以紅綠紫三色成之試將此紅綠紫三色分別多寡繪成一板置於旋轉機急速旋轉之則可得多種之色彩是之謂紅綠紫三色爲日光帶中之原色也且將此紅朱黃等七色或紅綠紫三色繪於板上置旋轉機如速旋轉之則見此種種之色復變爲太陽本來之白色再用分光鏡觀察日光帶則見其中有無數黑影謂之發氏黑線此白色與黑影實由多種顏色之光輝所作用此之謂黑白爲光輝也由是觀之所謂原色所謂色彩所謂光輝皆指日光帶爲言未嘗槪及天地間之顏色明矣不然試更舉光學家能氏之言爲證其言曰吾人以紅綠紫三種能見種種之顏色者實由旋轉機觸動之故得見有不同之光彩耳若顏色料合倂之結果其理又與此不同試在黑板上用橙黃鉛筆畫一黃條再用藍鉛筆在黃條上畫之其結果係一綠色之條若以橙黃及藍二色用旋轉機觸動之應成爲白色之光不當成爲綠色可知光顏色之合倂

與顏色料之合併截然不同也熊氏之言如此則科學家亦何嘗以紅綠紫爲天地間之原色黑白爲染畫家之光輝哉且所謂光輝者僅有色影而無實質何以西人以洋烏染布卽成黑色以漂白粉漂布卽變白色未聞以紅綠紫三色用爲染黑布漂白布之原料也且自來染畫家其使用顏色料恒以黃藍合併而成綠色實與熊氏之言吻合復以赤白合併而成淡紅色赤黑合併而成紫色赤藍合併而成青蓮色黑藍合併而成青灰色無非以青黃赤白黑五種爲原色其餘各種顏色爲混和色也西人有謂天地間草木花果之色皆係太陽光帶之作用非草木花果之本有也斯言也更屬無稽之說顯然與光學原理相背謬尤無價值者矣光學家謂太陽光帶確有紅朱黃綠藍青紫七色之部分而絕不移易試以紅色布置在光帶中紅色部分時則爲紅色若在他部分時則非紅色若更以綠色布照法試之當見其在綠色部分時見爲綠色若在他部分時則否餘色試驗皆同此例然則光帶所作用

之顏色確有定位而不亂如果係太陽光帶之作用則一切草木花果在紅色部分者必皆紅在朱色部分者必皆朱在黃色部分者必皆黃在綠色部分者必皆綠在藍色部分者必皆藍在青色部分必皆青在紫色部分必皆紫或隨太陽旋轉而變易則必紅者忽變爲朱朱者忽變爲黃黃者忽變爲綠綠者忽變爲藍藍者忽變爲青青者忽變爲紫如是確定如是改變吾亦深信太陽光帶之作用而無疑矣今乃不然松柏之葉到處皆青桃杏之花到處皆紅梅梨之花到處皆白薔薇之花到處皆黃且花之紅者黃者白者或藏於青葉之下或出於青葉之上其青者必葉其紅白黃者必花初未嘗因時地而有異此豈太陽光帶作用乃如是乎此無他蓋實由草木花果自稟天地五行之性內生五行各色素而始發現各色彩也或又謂草木花果之顏色素係吸收太陽光線後之作用噫此西人亦已墮入理想之途更無化驗之足據矣細叅歐西光學之原理及中國染畫家之恆例青黃赤白黑之五色何

嘗不能成立哉

萬物之味甘與酸嘗相伴（如果子必先酸而後甘之類）鹹與苦嘗相伴（如鹽鹹而滷苦之類）考查化學家鹽基類（又名鹻性）之原質味多鹹酸類之原質味多酸而鹹與酸又爲化學家之二大族矣若據化學之說謂天地間萬物之味僅鹹與酸二種可乎西人以舌及口蓋二部名爲味覺器凡食物入口必觸動舌及口蓋始知其爲酸爲苦爲甘爲辛爲鹹也高君乃謂辛澀之感起自皮膚筋肉之收歛只可名爲感覺不得謂爲味覺然則所謂味覺之爲味其不感於皮膚筋肉之間乎所謂皮膚筋肉者非卽西人所謂舌及口蓋二部耶然經化學之作用其辛辣之味竟不能與酸鹹甘苦四味同其存在者其原因必根據中醫學陰陽之理解釋之始得明晰耳經云辛甘發散爲陽酸苦涌泄爲陰鹹味涌泄爲陰淡味滲泄爲陽凡酸鹹苦三味爲陰甘味必與辛味合併始得爲陽若單獨甘味最易膩滯其陽性未能完全

是故酸鹹甘苦四味陰性凝守雖經化學作用其味仍然存在唯辛味陽性屬氣而浮走易於消失故一經化學之作用卽不能存在也試觀辛味諸藥如梅冰薄荷樟腦麝香安桂木香之類藏貯稍不嚴密卽走泄全無氣味其故可深長思矣然則按學理以解釋之五味之說亦何嘗不能成立乎

中醫學所謂金木水火土五行者乃謂金木水火土之性情氣化非謂金木水火土之物質也既非物質何得而化分何得而實驗哉如所謂金者取其性清肅其情堅歛其氣涼燥其音清高其色白其味辛斯謂之金而已若論其質則金銀銅鉄鉛錫之屬其性情音氣色味種種各不相同且肺之質固非由鼓鑄而來此豈得以物質論金乎所謂木者取其性條達其情化生其氣溫和其用風動其色青其味酸斯謂之木而已若論其質則本草綱目一部其草類木類各數百種其性情氣化色味俱各不相若且肝之質亦非係杞柳所爲此豈得以物質論木乎所謂水者取其性就

下其情流演其氣寒慄其用滋潤其色黑其味鹹斯謂之水而已若論其質則本草中所有天水地水分類數種考其性情氣化色味亦每種自異且腎之質亦非與水毋合體此豈得以物質論水乎所謂火者取其性炎上其情發揚其氣大熱其用燒灼其色赤其味苦斯謂之火而已若論其質則周官司爟氏掌國火以救時疾其榆柳棗杏柞楢槐檀桑柘之屬所取之火其性情氣化色味亦甚不一致且心之質亦非自木中取出此豈得以物質論火乎所謂土者取其性厚重其情安靜其氣和平其用健順其色黃其味甘斯謂之土而已若論其質則埴土墳土沙土黏土之屬不一而足其性情氣化色味亦絕不類似且脾之質亦非因摶土所成此豈得以物質論土乎

五行之說本非物質非物質而欲以物質之學比較之宜其格不相入也中人所長者在理想而理想之中非無實驗者存焉歷代名人醫案林立豈皆架空僞造絕無

徵信者乎處今日西醫充斥之世急宜闡明內難發揚國粹以已之長制彼之短方可取勝於競爭之地若徒拾他人牙慧助他人鼓吹而曰我欲保存國粹也我圖他年立足地也鄙人不敏不知所爲矣

## 忠告各處同道從速設立醫會

儀徵醒生氏育和

鄙人今日有幾句白話要在同道的諸公面前發表發表現在內務部制定管理醫士規則有二十二條一經實行這我們全國的醫士都要受害了是甚麼緣故呢因第一要我們應考又要繳納照費印花稅凡診病開方要我們用兩聯單每逢月底又要列表彙報遇有傳染疑似等病還要我們呈報官廳凡有違反本規則的醫生就不准行醫或處罰金了照這樣行政看來豈不是苛虐我們損害我們敲我們的竹槓絕我們的生計嗎然而考試一節甄別優劣本是好事如由醫學會舉出公正廉明的醫士評定等第

這尙無弊竇倘若醫界的人員閱卷取締這就糊鬧一言難盡了請諸君想想看

我們這個時候不是空口說白話的必須想出一個方法來對付纔好

我近來看見兩期星刊登載同志的宏論很多都是要求修正惟入手辦法如上海醫會來函所說請各省州縣鄉鎭都要立個醫學會以便將來設個中華全國中醫聯合總會魄力雄厚纔好進行這樣意見我很贊成的

但各處組織醫會這件事是很不容易因爲中國的人心如散沙一般我們醫家格外不同通如同老米飯揑不成團鄙人早年在十二圩同業師任養和先生向同道的諸君時常談論力勸大家組個醫學會俾彼此研究研究那知道同志的及贊助的很少很少而反對的破壞的袖手旁觀的到很多很多白豆腐雖說出血來到底總沒有成功唉想起來豈不好恨嗎

現今我們醫界又要受政府的干涉已事到臨頭這個日子難過了諸君此番可有

甚麼感想甚麼意思呢可情願立個醫會大家討論討論以便一致進行要求內務部將管理醫士的條件重行修改呢

諸君諸君快快醒來不要再登在鼓裡糊裡糊塗的做夢赶緊辦點正事罷呵呵

## 述朱范兩姓之女同是疫毒爛喉生死說

崇明刁質明

邇來治喉家非用養陰清肺即用古方清咽散視咽喉白象無論腫爛與不腫腐爛不拘何種名目一概用養陰若咽喉紅腫不腐喉蛾癰痺凡屬腰痛者不論虛實皆以清咽爲主自言靈機應變治法無餘蘊矣試觀博覽羣書會通加減鮮有其人攷咽喉腐爛名目不一有連珠喉蛾腫爛喉癰爛喉痺簾珠喉風熱喉虛爛喉爛沙喉疫邪爛喉喉之類名目繁多難以枚舉臨證辨明虛實治有宜表忌表不可概稱白喉動以養陰清肺爲坐守老營以誤人性命者也至於紅腫喉症指掌清咽散主治條下原云通治咽喉七十二證不論紅白細究後圖一症有一症之加減不使後學

朱用板方以治活病近時專家以首列清咽一方統治各種喉症不辨風痰火鬱之原因不審表裡虛實之病機以清咽爲治喉聖方豈能無誤耶且近來時症爛喉鮮有而疫癘爛喉實居多數有疫邪鬱入太陰榮分而發疹者有氣熱挾濕鬱蒸化㾦者有直入心胃被肺氣外達而發猩紅熱者有喉不腐而毒由全身發出者有不從全身發出而毒壅咽喉腐爛極甚者有邪入陽明逆傳心包發瘈譫語喉爛臭穢者揆厥由來天陽時令不正癘疫之氣由鼻吸入太陰或飲料不清雜食其毒內蘊陽明引動君相之火乘威上亢種種病象所由來矣主治之法或用外治手術或橫開旁達以宣氣分或辛凉解表或清化熄風或芳香開內竅以清神識或清血解毒或通腑氣或生津養液以化毒辨清原因詳察虛實病機明晰次第調治宜其投方有效耳前哲云咽喉一綫之地而患此重要之侯非精心研究不能收捷功也今以朱女之治驗范女之死因并述於後以俟會友裁政賜敎不勝榮幸之至吾邑和濟鄉

朱元相之女年方七歲猝患形寒嘔逆繼而煩熱咽痛白點前醫用辛凉輕解銀翹散加減服下未效次日邀予診治脈象洪數舌苔焦黃咽喉腐爛臭穢煩熱氣粗痰響予曰此疫毒爛喉邪陷陽明不由肌表透出上干清竅之故先施手法以去腐肉吹以通關宣竅再以浴喉藥水漱去毒涎吹以珠黃散擬進白虎解毒佐以熄風爲法服下熱勢定而喉腐稍退連服一劑諸恙皆愈但喉腐未净繼以養陰清金化毒收功伊姪女年近二十亦患是症始則憎寒惡熱有汗煩悶咽喉白點紅痛脈象細數而浮舌苔薄黃吹以珠黃散擬以翹荷湯加減次日來邀曰昨服之方症象有進無退喉腐甚而喉旁亦腫小舌下墜肢體並不發熱似屬內熱外寒之象予診脈息沈緩尺部細數舌仍微黃咽喉爛甚以手術去腐流血不止且腮旁腫堅牙關不利乃疫毒由氣分傳入血分協君相之火上干清道熱閉在內肢體反不發熱顯然瘟毒不由全身發出壅滯咽喉氣分不熱故現此脈症予斷曰癸水下行之際毒滯血

分現此眞熱假寒之象詢其母曰然也起病而天癸行矣卽用浴喉藥水漱去毒血痰涎吹以錫類散議追淸血解毒方中加重石膏服下幸效次日病勢已定惟喉腐仍然腮腫不淸外圍家竇三黃散內以前法佐以平肝熄風爲法服下又效日以數法調治至下日外諸恙皆退但喉腐未淨痛而難以納食乃氣虛不能勝毒更方托裡化毒服下痛止後以培土淸毒略佐養陰收功范氏女年十七病證與朱氏姪女相同亦患爛喉適値經行之時延某醫士診治云痧疵喉風當投表散開達之法用淸喉散加羌活紫蘇服下未有汗出外熱不現內煩覺甚喉爛難嚥水穀次日仍邀原醫診之云病勢未增照前方去羌蘇加射干山豆根馬勃囑服二劑自有效力延至四日喉腐日甚一日夜煩難臥內熱極甚另延數位內外名家共同診斷云心胃火盛熱深則散沈火浮則舌焦喉爛臭穢非苦降解毒不生效力遂擬三黃解毒服下熱悶煩躁喉腐不減又加喉啞神糊神魂失守之象延已七日急來邀予診治脈

象三五不調斷續無神氣喘冒汗予辭不治是夜果歿甚矣哉醫道之難難在識症昔賢謂明於紙上暗於臨事此女雖由天命恐人事未盡耳爲醫若不辨明症候探本窮源安可以爲人治病耶

## 青年期之身弱多病其原因在喜閱小說　周逢儒

青年者後生可畏之時也曷言可畏以其無病自尊自愛不放棄縱恣於無益之事汨沒天然之靈性而爲虛弱之青年也

青年中固不乏孜孜爲學束身自好體魄強健者何羸弱多病之人觸目皆是余醫生也凡遇青年之病來診者泰半爲夢交失精神經衰弱之症考其原因多中艷情小說之毒也小說有轉移社會之力吾國舊時之小說大都狀元宰相也英雄好漢也才子佳人也善讀之則爲厲勸於戒之意不善讀之則爲誨盜誨淫之媒閱不正小說者猶食含有毒質之物毒發輕則爲累終身重則必自斃命余嘗至敝邑圖書

館見閱書者喜披小說如蟻附羶坊賈所售亦書城擁百繁盛之市有露天書攤陳列彈詞俚歌數百十種其書雖爲大雅君子所不觀而愈爲中下社會之人嗜購故生涯頗不惡此輩惟知牟利不足責而學養未充見識未定之青年閱此書中無稽之讕言久而與之俱化往往殺身不顧不曰才子之芳踪即曰豪傑之氣概詎知天下才子豪傑愈多人心愈凉薄信義名節掃地殆盡而國愈弱青年愈不青年矣小說之害旣如此而閱者之受毒又如彼社會之人犯此甚多何也則以小說之言淺而易覽其言助人於惡汨其本身固有之性靈溺於惡而不知吾國歷代相貽聖經賢傳其述政治人倫備矣美矣惟其言深其旨遠非中智以上人所能驟而讀也卽能讀矣其言克己復禮爲人之道於放蕩青年之心理不合故寧閱無稽小說之爲愈也故有文無行之人多犯之弊遑云其他乎

青年閱小說之害衰弱精神與身體一入繁華之市毒門醫士與妓院望衡此可見

社會放其心並放其身之現象也

余今敬告吾國青年之前曰天下最寶貴者光陰古之大禹聖人尚惜寸陰吾輩青年時之光陰尤宜愛惜以養成他日有用之材如學生課餘工人休作商人息業之後一切餘暇宜閱有益之報紙正當之書籍可也千萬毋敝神勞神以閱新版風月之小說以自誤誤人友儕中有染此癖者則勸之改讀他書著書之人請毋作不正當小說造無窮之罪孽誠能多編有益社會之小說歌曲其功亦不在聖賢移風易俗下也

## 今歲敝處春雪後多喉病初起用六味湯尚驗報告受病原因及其治法惟與去冬喉病治法稍異

金山錢杏※

春雪關係於喉乃外受異氣也夫喉病之發種種不一有虛實急慢不同其治不一蓋咽喉爲肺胃之門戶呼吸之機關大抵治喉病必認爲風溫熱痰客感肺胃或君

火相火上升臨診須辨虛實寒熱表裡標本三因四診最爲切要惟因春雪而致喉病者論其受病之因確與尋常有間而治法亦無甚大異但春雪與臘雪相類而作用懸殊蓋雪本大寒若臘雪則用以解毒殺蟲瀉熱且冬月人體腠理緻密不易感寒故與咽喉少關係獨春雪則有蟲有毒有礙衛生春陽一轉氣候較溫溫則腠理疏而玄府開風溫易客又值雪降氣候轉寒其不時之寒氣必從口鼻毛竅而入則犯肺雪屬水以資飲飲入則犯胃春當溫而反寒爲異氣肺胃既受風溫又復感以非時之嚴寒束縛則內蘊之溫邪漫無泄路循經上擾種種喉病作焉故春雪後喉病作焉故春雪後喉病多於平日也本年二三月間敝處西南一帶以達浙江平湖縣境患咽喉紅腫甚多間有雙單乳蛾若初起不服藥不慎起居飲食或初腫時病家自用元參麥冬細生地泡湯代飲初服覺舒繼而漸增腐爛以及牙齦臭腐危象百出治之之法若驟以蘇葛荊防表散恐助火上炎而蒸腐爛驟以養陰清潤則遏

邪不化變幻叢生惟六味湯一方治尋常喉症雖嫌其偏散而治春雪後喉病初起一二日腫而未腐之時最爲適宜用荆防以發表祛風則寒邪自泄殭蠶薄荷能祛肺胃風痰清散風熱則喉腫自消甘草能生肺金而瀉火桔梗載藥上浮瀉火散寒宣利肺氣肺金清肅則氣自下行而溫熱自除肺氣宣暢則束縛之寒邪自散也服此湯二三劑邪散自瘥者居多間有來勢猛烈寒熱大作脈象弦數舌苔黃而兼焦咽喉漸見腐爛解散藥中佐以清化輕則連翹山梔重則羚羊鮮石斛錦紋大黃之類又有熱延多日劫爍陰津舌光絳而乾或脫液減去升散酌加承陰如元參洋參石斛麥冬生地之類喉症治法大率始散繼清惟春令與冬令用藥稍有不同春令忌早用寒涼冬令忌過於升散此遵內理必先歲氣毋伐天和之訓蓋以春令陰尙內藏陽正外泄若早用寒涼遏其生發之氣勢必表陽閉塞邪從內陷化火上蒸盡趨咽道咽喉腐爛而危且有不及腐爛遂陷心胞卒致昏閉而死拙見今春治法宜

先升散至於冬令封藏陽氣在內去歲又值燥金司天君火在泉外受寒燥或內蘊秋燥之餘氣內外皆燥孤陰幾難支持且溫邪最易爍津一經觸發表裡如焚尙可過於升散乎卽有寒邪外束亦當於升散中稍佐清化以防重爍其陰鄙人忝身外科謹將今歲春雪後之喉病臨診辨察與去冬之喉病似乎稍異今春慮其邪不出故主升散去冬慮其陰不濟故主清化一得之愚非敢謂是故質諸 高明指敎以匡不逮是爲至幸

## 脫離陰陽五行如何才能達完全之目的乎?

甘棠召南徐韵英

陰陽五行無象可顯無物可徵論之者奚殊夢語捕風乎若鞫窮跡象偵探源頭是又不可得而知矣自古迄今四千三百餘載無不祟此虛浮而尙是渺茫乎是故先賢昔哲著書立言及奧妙之理由恒以之爲敷陳也噫嘻愈論愈晦愈倡愈衰甘拜

西人之領下者其在是歟俾後世之業醫者若渡萬丈之迷津而不能得見廬山面目也隨之說夢而已

脫離陰陽五行乃從科學而着想故事事物物咸以科學爲根柢必窮其眞跡者也統言之曰不託空談不尙無稽之語未測高君可是意耶若此乃極大極妙極有研究發明之問題也同志諸公不可不互相討論抖擻精神以研究之不妨辨駁辨駁實有裨益於斯道矣然鄙人目此亦有不可窮詰其眞象者故不禁發此疑問如何才能達完全之目的乎

五行金木水火土而實有其物者也昔人取之分配五臟故有肝屬木……陰中之陽……之名陳君守眞謂爲代替之名詞誠乃卓識之言也今科學昌明新舊過渡之時代潮流激變之時期高君欲廢此昧語是則造蒼生之幸福創後學之津梁矣然雖爲代替之詞而實有至禮存焉者如五臟之相生相尅是也以五行陰陽代之

則瞭然矣若從實跡而着想（鄙人亦曾研究）則苦思而不可得者何也故不禁發此疑問如何才能達完全之目的乎

木能尅土火能尅金土能尅水金能尅木水能尅火凡此鑿鑿而可徵也若肝之尅脾也肝附於膈脾附於胃相去霄壤何以而能尅之乎心之尅肺也心繫肺內蹤則或有之矣脾之尅腎也脾居腹上腎繫脊下上下懸殊何以而能尅之乎腎之尅心也腎繫七節之旁（自下上數）爲至卑之地心繫八葉之下爲至頂之鄉相去不啻天淵且又間隔臟腑何以而能尅之乎此則鄙人百思而不可得之理也若相尅爲病有證何徵非託空談而盲論也能脫其代替之詞而不能脫其相尅之病證也然則既欲脫離陰陽五行必當搜其眞象若此之難究故不禁發此疑問如何才能達完全之目的乎

若五臟之相生也如肝能生心……何以而能生之乎（意同上）

若中醫之治療學也有陽二隔三之治法無非從陰陽五行生尅之理而茲出耳施之則隨手奏效此何故歟若肝過旺則治肺以五行言之金能制木而又能生水以養肝（如金匱『上工治未病』一節之文是也）設不以五行以解釋又成『不可思議』之句矣然則如何才能達完全之目的乎

唉凡此種種理由若用科學以解釋豈不難哉然脫離陰陽五行則可脫離此種法程則斷斷爲不可矣故不禁發此疑問如何才能達完全之目的乎

醫之爲道理貴乎明理不明則治不中肯而道之何以能彰故斯篇之作非反對脫離之意乃求度金針作研究之方法耳識者當諒之矣

【附白】此篇之理略而言之較此邃深者非楮墨所可盡陳也諸公細繹自有把握若能振精神以研究脫其代替而得實在者是則鄙人之希望也亦高君之鵬志矣

作者誌

## 介紹益友

南京葛壽彭

嘉定張山雷先生醫才卓絕造詣精深現執敎鞭於浙江蘭谿縣北門外之公立中醫專門學校僘處讀其函授講義判理析紛殊爲獨具特見特錄兩頭介紹同人有志於此者不可不各具一篇讀竟後當知鄙言爲非阿私所好也　張君論藥兩篇如下文

人參（辨正）壽頤按古稱人參今有遼參高麗參黨參之別形色性情功效各有不同而古今醫藥諸書則皆以人參兩字統之不獨諸家本草均未辨析也考遼東高麗在上古雖未通中國而秦漢之際皆已交通然許叔注說文則云人蓡藥草出上黨（蓡即古之參字）似東漢時猶止有黨參也本草經則云生上黨及遼東此句雖未必爲古本所固有然縱出於後人增益亦在陶宏景所定名醫別錄之中千金翼方亦有此句則又似彼時黨參遼參同爲一種也再考

其氣味主治則本經寒而補五臟安精神云云皆似指遼參而言別錄則微溫而療腸胃中冷心腹鼓痛云云皆似指高麗參而言若云皆即今之黨參則實不能具此力量又證以太平御覽引吳普本草則曰神農甘小寒又曰根有頭項足手面目如人則今之遼參固有具頭項手足略似人形之一種范子計然亦云人參出上黨狀類人者然劉敬叔異苑亦云人參生上黨者佳人形皆具此皆非今之黨參所能近似更詳考唐宋以後本草及方藥則皆曰人參而孰爲遼參孰爲高麗參孰爲黨參在有識者或可以心領神悟而分別之然究竟是一是二殆難確定或謂古書之人參即今之黨參則僅讀說文而未讀本草經者但本經之氣味功用又明是今之高麗參不獨微寒微溫顯有區別卽所載治亦是顯分畛域祇以微寒微溫四字各本多併爲一句而本經之與別錄昔人又每合而讀之遂致或寒或溫紛如聚訟補氣補血更僕難終此則古今

本草以遼東高麗所產混爲一種不爲分別之過也但上黨之所產豈古時本與遼參無別而今之所謂潞黨參者別自一種乎抑古今地方攸殊古則同於遼參而今則遂成潞黨乎李瀕湖引陶宏景之言已有上黨來者形長而黄狀如防風則之說頗似今之黨參張潞玉本經逢原別出上黨人參一條但曰甘平清肺又不似今之黨參惟吳遵程本草從新別出防風黨參一條則即今所通用之黨參也蓋遼參高麗參其力皆厚惟一則甘而能清一則甘而兼溫功用自別若黨參則爲補脾和緩之藥而力量較爲薄弱三者之性情功用迥乎不侔萬不能一陶同冶而無區別爰爲各立一條以前賢之成說近今之功效分著於篇庶乎門徑既清而後來者亦得有所依據壽頤爲此倡論明知與古無徵獨闢蹊徑篤信好古之士必有議其師心自用妄作聰明者要知醫藥以切合實用爲主不在泥古爲高似此逐條分析則臨證定方各得其所抑且證

之古籍無不可迺驗之民病久收捷效尙非穿鑿附會强作解人姑存拙見請質通方　按以下將高麗參遼參潞黨參各分一條詳觀發明因字多未及備錄下一節乃論仙茅中之一節也

正僞　仙茅乃興陽助火之烈藥比之烏頭附子殆又甚焉而李瀕湖張景岳輩乃引許眞君書侈言其功用則方士亂道之言斷不可信惟瀕湖又謂仙茅性熱陽弱精寒稟賦素怯者宜之而體壯相火熾盛者服之反能動火尙屬持平之語觀沈存中夢溪筆談稱夏文莊睡則身冷如逝故服仙茅鍾乳硫黃張季明醫說稱中仙茅毒者舌脹出口以刀剺之百數始得出血賚大黃朴硝服之而後消縮其熱毒何如宜乎張弼詠仙茅詩有使君昨日纔持去今日人來乞墓銘之句矣世有妄談溫補盛稱仙靈脾仙茅等物之功效者皆惑於方士之謬說如唐人喜服乳石礜石自戕生命之類宜擬左道惑衆之例誅之無赦可也

## 解溪醫論選跋

僕夙耽典籍泛覽無歸嗣讀岐黃家言覺博大精微最裨實用中年而後觀政餘暇壹意於斯卅餘年於茲矣每手一編輒硃圈黑勒隱厲雌黃丙辰季春兒子培治卸驗契所所長事自贛來魯閒無事爰命取庋架書據圈勒以定去取彙選一編他兒女復襄助討論之今年孟夏選竣適干青姪是翼來署任編次之勞仲夏寄滬付石印心竹姪培勳復就近任覆校之勞茲幾印竣僅僅一述而不作之書書成之難如是然則樂觀厥成乎曰否否聞當今列强陰謀家方肆其商戰故智以亡人家國蠶鼓我當道援東瀛例廢中醫而用西醫我不敢謂西醫一無所長也我亦不能謂中醫一無足取也剖解者徵諸實粗迹可依氣化者課諸虛精蘊是究俞跗華佗諸術赤丸五石湯等方皆我國所本有何以至今不傳耶則以害多利少功不補患也設令盡用西醫勢必盡用西藥我國所產藥爲貨材一大宗非東瀛比棄之已可惜而

西藥之輸入者歲將億萬計其損失何可勝言吸盡脂膏不亡何待嗟乎哀哀諸公卽不爲人民生命計獨不爲我國國計計乎我曰以商戰亡人國者以此僕今者我盡我心仍汲汲焉印此書爲醫家精進謀爲病者生命謀並爲國粹保存謀醉心歐學者得毋目笑存之耶將來爲高閣之束爲舊瓿之覆爲秦火之燔爲伏壁之藏舉不暇計及復綴數語於書末以寄感慨壬戌閏五月陸晉笙錦燧跋於古陽邱署

## 嵊縣醫藥改進研究會序

范文正公曰不爲良相當爲良醫司馬溫公曰達則爲良相不達則爲良醫斯二人者其視醫之品位何若是之純正而高尙歟誠以醫之爲業負司命之職懷博愛之心不獨應用其旣得之學術以救治患者之痛苦而已要知醫生之業務甚大責任甚重對公衆社會國家政務均有密切之關係今試就政務上而論醫生占內務部衛生局之一部司國家之衛生講傳染病預防之道以謀天下蒼生之安甯者也就

紅十字會而論爲外務機關之一部就學校衛生而論則受學務處之囑託就校醫之職以保護學生之健康就裁判而論則爲法醫學家因其鑑定之如何以分別刑事之執行爲司法機關之一部其他如海陸軍之醫事衛生民間之公衆衛生何一不在醫業範圍之所及現今世運日進於文明其關係益趨於複雜於生存競爭場中勢有所不得不維持其自己之業務權利者各國醫師之爭權利於議會者所以一再不止也我國醫學事業發軔最早間以各自爲業不知團集講演謀合力同行之機關遂成沙散而不復進取即有一二學術淵博者亦不過各著一書乘一己之偏見任後人之事駁己耳際玆時期欲維持其業務擴張其權利謀醫風之高尚圖醫事之改良者其即醫藥學會乎雖然醫會之成固爲我醫界上之進步然僅拆其會場之成立規則之具備猶未可也當人人規約各己之良心以確守德義爲本旨不然我嵊邑之醫藥研究會早成立於民國三年之八月何事再求改進爲也現在

諸同道亟組斯會奮發精力以圖改良舊制鞏固醫團謀社會公衆之安寧醫界事業之發達非爲晚也歐洲諸邦首先發生醫會厥推英倫英京之倫敦醫學會剏立於一千七百七十三年英之次爲美美國醫學協會剏立於一千七百八十四年美之次爲法法之醫學會剏立於一千七百九十八年最近爲德德之醫學發達最晚而亦最盛柏林醫學會剏立於一千八百三十二年而今二十世紀中之日昇方今蒸蒸日上聲聞震乎全亞深願諸同業永抱博愛之心負艱鉅之責使我醫界之業務日就發達而超乎右述諸國之上殆亦天演淘汰之公例焉耳是爲序

## 醫學衷中參西錄醫方歌括例言

姚江李啓沅

一醫方而用歌括古書之所無然後世良方既夥五花八門殊難記誦醫爲專門學問若不熟讀牢記決不能有神而明之之技故醫宗金鑒一書集天下之醫士而成者亦每篇冠以歌括其用意深矣

一壽甫先生爲今日醫界之泰斗其衷中參西錄之作固已口碑載道無庸贅談但海内同志或有未睹此書或知之而未備者當亦不鮮茲編將原書方藥依次鈔錄幷照錄分量泡製俾人人得以共覩抑亦推廣此書之一法歟

一編者學術謭陋於醫集尤粗涉藩籬不揣拘噓冒昧問世良以研究一種學術最好起古人而質證之今壽甫先生醫界樹幟栽培後進則茲編之出先生必見而匡正之雖有紕繆一經斧正作者亦得減過况因此而得長一番識見何樂如之

一本書湯名行下本有主治一條初擬鈔入繼恐讀者未覩全編不詳妙義或誤會而用以治人豈非反爲厲階張夫子製方示世原望世人明其成法而活用之若泥執主治數語謂可應用臨床則膠柱鼓瑟矣烏乎可哉

一古來歌訣或繁冗而難記或飣餖而鮮諧此編作七言四句或六句詞取其簡義必求明故非湯藥名萬不能諧者平仄均不敢失調以艱讀誦也

一本書有相類之方而用法實異故歌中略詳治法以清眉目又藥之宜重用生用（熟用非宜者）亦表明一二然須參記原方始合也

一此編非爲高明諸君子而作良以世多鄉僻習醫僅讀湯頭藥性數種至艱深書籍句讀爲難若贈以此等簡明便讀之歌括可使知世有張壽甫先生者示醫界以新模範俾校正其錯誤或亦因陋就簡之一法乎

一歌括之作亦爲編者自己溫讀之餘誌之藉便記憶繼思有得共賞乃人生之天職用敢披露報端收砌磋觀摩之效祈海內明達起而教之

## 醫論選序二一

陸循一

自黃帝著內經而醫學顯自神農作本草而藥性明中華數千年來醫究氣化何其精也藥究道地何其愼也可知內經論醫本草論藥精矣博矣蔑以加矣似無庸後人贅言然古文奧邃猝難卒讀品物日出不無發明後賢論說大有可取者在因此

## 醫論選序三

陸平一

有醫論選之舉慨自互市而後西醫西藥灌輸於內地考其治法重乎剖解是迹象之學考其藥物類多金石是宜於壯體與中醫中藥從氣化治療者派別門分而日新月盛駸駸乎有喧賓奪主之虞在矜奇好異者流且薄已重人鄙夷中醫中藥爲不足道嗚呼未之深思也果西優而中劣理宜彼皆壽而我皆殤何以橫覽列邦亦多夭札反觀中國不少期頤耶雖然泰西醫藥之所以能流行我國者亦自有故習中醫者略讀藥性賦湯頭歌訣便爾懸壺其傑出者亦祇墨守一家言未能貫通以之治病或愈或不愈售中藥者作僞欺人因無足論貨卽不贋而所產非佳品所製不合法亦失効力非中華醫理之不精習中醫者急於行道故步自封不復深造而臻於精非中華藥物之不良售中藥者工於謀利雜以枯窳不復抉擇而求其良耳然則欲保存國粹非研究學說不可欲研究學說非精選善本不可此書其圭臬乎

自太極判而陰陽分陰陽分而五行別得陰陽五行之全者爲人得陰陽五行之偏者爲物天一生水而有腎骨以立焉水生木而有肝筋以成焉木生火而生心絡以長焉火生土而有脾肌肉充焉土生金而有肺皮毛盛焉金復生水而生生不已故賦形獨備賦質獨敏人爲萬物之靈也若鳥獸魚蟲草木金石諸物僅得其偏不能有是上古聖人知其然黃帝論內經而人之所以生所以死所以病所以療者言之綦詳而醫學顯神農論本草而物之若爲溫若爲凉若爲補若爲瀉者言之綦詳而藥性明論醫藥者此其權輿後賢代作五相闡發足稱黃農之功臣惟充棟汗牛書夥矣強詞奪理說靡矣無以選之則不精鑑病者爲其有所偏也以物療之偏以救偏也醫必究乎氣化藥必究乎道地其道直探造化之玄妙而洩之精且奧也論說一偏非但不能以偏救偏且將以偏濟偏是殺人利於刀劍也嗚呼可嗚呼可茲者嚴君命伯兄平一編此書成帙復命初複校一過爰泚筆以寄慨

## 漢木二防已辨

邢江徐召南

陶弘景曰防己是療風水要藥漢防己是根入膀胱去身半已下濕熱木防己是苗走陽蹻治中風攣急陳藏器因之而有治風用木防己治水用漢防己之說想二公之意以木能生風漢爲水名根治下而苗治上所謂同氣相求者也二公之意大約如斯不過隱而未現爾噫誤矣夫所謂木者以其籐蔓類木故名曰木防己也夫所謂漢者以胎產於漢中故因其地而又名之曰漢防己如川黃連甘枸杞之類是也不知防己祇用其根（查敝邑藥市皆然並無用苗者不知別地如何）治風治水皆一物也果眞主治迥殊當然是兩物矣試言木防己生於何地良可嗤也若以苗根而分別又不可以漢木而分名的斷爲功用不同也攷之本經未嘗有異但曰解離氣味辛平無毒（予嘗細嚼此物實帶苦味其苦較辛尤甚意燥濕者卽此苦味之功也散風者辛平之力也）主風寒溫瘧熱氣諸癎除邪利大小便陳修園謂溫熱

皆爲陽邪痼瘧皆屬風木防己之辛平可統治之而除諸邪氣肺爲水之上源與大腸相爲表裡防己之辛平調肺氣則二便利矣然則本經之主治何嘗有漢木風水之分別乎再考之仲景書中用防己者六方而已云木防己湯者有二（「一」木防己湯「二」木防己湯去石膏加茯苓芒硝湯治膈間支飲……實者復發復與不愈者此方主之）迺治膈間之支飲夫飲者水也則當云以漢防己主之而長沙公乃云木防己湯者是則漢字爲後人因地而名也可知亦非根苗兩物也明矣他如防己黃耆湯防己地黃湯己椒歷黃丸防己茯苓湯等方有治濕者有治水者有治風者有風水風濕合治者皆曰防己未嘗有漢木主治之分也綜而觀之則陶陳二公之歧說豈不大謬者哉抑二公未見本經與仲景之書耶噫嘻隱菴先生有言曰緣其富而貪名無格物實學每爲臆說使後人遵之如格言非古之罪人乎

【附攷】余草是篇時竊謂予不識藥物眞象不能得確實之辨遂與老業藥品

精通者討論此品謂防己用根而不用苗且云有兩種一係漢中所產名漢己一名木己其色黃其紋粗此爲最良之防己也一係浙省所產名粉已其色白其紋細膩若白芷形唯其白色較遜此唯表面可觀不堪入藥者也云云按此頗能斥陶陳之非且謂與化趙海仙曾與研究此物趙氏迺廿年前明醫也故附記之

## 西藏橄欖

紹興史介生

性無毒味苦濇久之有回甘治咽喉痛化痰涎生津液止煩渴開胃止瀉潤肺下氣消酒毒嚼汁嚥之能解河豚魚鼈諸毒產於西藏諸番其實如棗有肉無核乾有皺紋肉色青黯【說明】此藥效用全在潤肺凡肺病可用潤劑者可知必非寒證而肺受邪熱灼耗津液故或有咽痛口渴諸證而以味苦兼甘之藥潤肺生津下氣去熱則諸證可除卽解毒一層亦因其性無毒味有回甘功能潤肺而清咽喉故食物之

有毒者入咽而毒解矣

金果欖（又名鳥欖）　紹興史介生

味苦性大寒凡咽喉急痺口燥目痛耳脹熱嗽嵐瘴吐衄皆可磨服癰疽發背焮赤疔毒蛇蝎蟲傷俱可磨塗又能去內外結熱遍身惡毒單雙喉蛾齒痛等證產於廣西蒼梧縣其藤本蔓生土中結實如橄欖皮如疙瘩或如白朮剖之其色黃白【說明】此藥取其性大寒味苦故能治療大熱諸證待其熱邪稍退證勢稍差宜改用潤肺兼清餘熱之劑如其磨塗皮膚之外勿必改用

含糖百弗聖　紹興史介生

味甘專能健胃補助消化蛋白質兼治肺癆貧血「製法」牛豚等胃黏膜間採取胃液腺所分泌之胃液素（即百弗聖）混以乳糖而製成之【說明】人之罹胃病者因胃液素缺少之故胃液素缺少則不能消化食物若胃液素雖少而消化機能未曾

稍減則食慾非常增進食慾非常增進則身體必次第衰弱故必進以健胃之劑補助消化之不逮但西藥製法取牛豚等胃液素混在一處可見其學識之陋矣我國如或倣製須分牛百弗聖豚百弗聖之類因其一則性微溫一則性微寒故也

## 蜘蛛有拔毒之能力

徐韶英

李時珍云『蜈蚣……性畏蜘蛛以溺射之卽斷爛也……』第未驗過未敢強斷其爲的畏也又載陶弘景云『蜈蚣蜂蠆螫人取置咬處吸其毒』此的確不誣有效驗者也憶余幼時家有一僕被蜈蚣螫咬隨取大蜘蛛一枚置於傷痛之處其蜘蛛戀而不移少頃其痛止則蜘蛛扒去亦云奇矣故『驗方新編』中治疔有蜘蛛拔毒之法想必能收良好之效驗特未經試驗故未敢斷耳推而言之凡受毒蛇毒虫咬傷者俱可以此拔之矣然則蜘蛛拔毒之能力豈不偉哉

## 茴香與莽草

和縣高思潛

上海某醫會開會時，某氏曾宣布茴香有毒，略謂：「有患小腸氣者，人告以茴香可治；病者乃食茴香二十粒，食後即人事不省，經數小時，氣絕身死。」云云。本報星期增刊某號中，亦曾見有同樣之報告。考茴香性溫味辛，功能降氣開胃，爲治寒疝良品。諸家本草，並云無毒，既屬無毒，決無取敗之理。惟其性辛溫，疝之屬於熱者，忌之；此二人之疝，或屬於熱性，誤服茴香，以致與病相反，亦未可知也。若明明寒疝矣，服食茴香而死，則必藥肆以他物冒充茴香，致誤中其毒耳。故余對於上列二例，起初即斷定：不屬「反病」，即屬「僞藥」。

近觀某君在上海理科研究會演說，謂：「中國之大茴香，本爲良藥。但近來藥店中之大茴香，其毒竟能殺人；蓋此並非茴香，名曰莽草，與大茴香相似，而含有毒質。藥店以中國茴香價貴，即以日本之莽草代之。」可見食

茴香而死者，實非茴香，乃誤食莽草耳·眞相既明，茴香之價値，乃得完全恢復焉·

莽草實與茴香子極相似，所謂舶茴香，八角茴香，茴香八角珠，皆莽草實別名也·用者宜注意！

中莽草毒者，解救之法如下：（一）用枯蓮房殼，帶蒂梗陰乾，㕮咀，煎水二三碗灌之·如無，用荷葉中心蒂·或用藕節煎湯一盌，溫冷灌之，毒即散·（二）黑豆一升，煑濃汁，候冷飲之·或以紫河車磨水服，立解·

## 牛黃

前人

牛黃爲奇異之物，因此之故，古人竟有以爲神牛所吐者；李時珍辨之曰：（牛之黃，牛之病也；故有黃之牛，多病而易死·諸獸皆有黃，人之病黃者，亦然，因其病在心及肝膽之間，凝結成黃，故還能治心及肝膽之病；

正如人之淋石，復能治淋也．按宋史云：『宗澤知萊州，使者取牛黃，澤云：「方春疫癘，牛飲其毒，則結爲黃，今和氣流行，牛無黃矣．」』觀此，則黃爲牛病，尤可徵矣．）

牛之黃病，卽牛之膽石病也，由於膽囊膽管中生結石．—惟膽中有黃．古人有取於角取於心之說，恐非眞相．—膽石在膽囊中，全無病狀；若逍遙於膽管，則痛苦異常．蘇頌云：「牛有黃者，時復鳴吼恐懼．」鳴吼恐懼，卽其病苦之表示也．

膽石自膽汁色素，石灰，壳來司的阿林而成，分爲二種：一曰，貧壳來司的阿林石，小而少，專爲暗褐色，至綠黑色，結節狀小粒；二曰，富壳來司的阿林石，大有多，或白色，幾全爲壳來司的阿林，或着色層與白色層相交疊．貧壳來司的阿林石，卽蘇恭所謂『散黃』；富壳來司的阿林石，卽蘇恭所謂「圓黄」也．

## 唾液　　前人

唾腺有三對：一耳下腺；二顎下腺；三舌下腺．—就是廉泉玉英穴．—這三對腺所分泌出來的水液，名叫唾液．唾液的化合成分：爲少量唾液素，蛋白質，無機鹽類；—鹼性物—和多量的水．生性上的功用：發味；軟化咀嚼之食塊；消化澱粉，變易糖質；濕潤口腔．

中國在藥療上，往往用唾液；本草臚列唾液的功用，不下十餘種．因爲他有這些功用，所以俗話有一句道：「唾涎不是藥，到處用得着．」這十餘種功用中，尤其以『消腫』『解毒』兩項爲最著．照此看來，唾液一物，可以算是最簡便最經濟內一種普通消毒劑了！

習慣上，吾人被蛟，蚤，蜸蝨，蜂，咬嚙的時候，刺痛焮腫：倘無須施用他藥，每每以口津塗之，也就可以了事，這是消腫的效驗．至于解毒一層，楊珙醫方摘要有塗毒蛇螫傷一則，可作前例．余也有一個實例，寫給出來：一人在夏夜月光底下，和人作葉子戲．就人座位逼近牆旁，有時候覺得背後奇癢，他心對着他的牌，也無暇顧及：只用唾液時常塗之．第二天早上，忽看見一蛇死在牆下，頭大於身兩三倍，才知道昨晚背後奇癢，是蛇舐他的緣故．這蛇因爲吸人的唾液，起集積作用，以致毒發而死，是可想可知的．

唾液本來無毒，但是在忿怒的時候，唾腺分泌增加，唾液中，就稍帶着些毒性了．這種毒液，注入人的血中，血受其毒，隨即發生腫痛．所以忿怒時候咬人，最爲危險．中國從前說：「人之咬傷，由於齒垢作患．」其實是唾液含着毒性的原故．

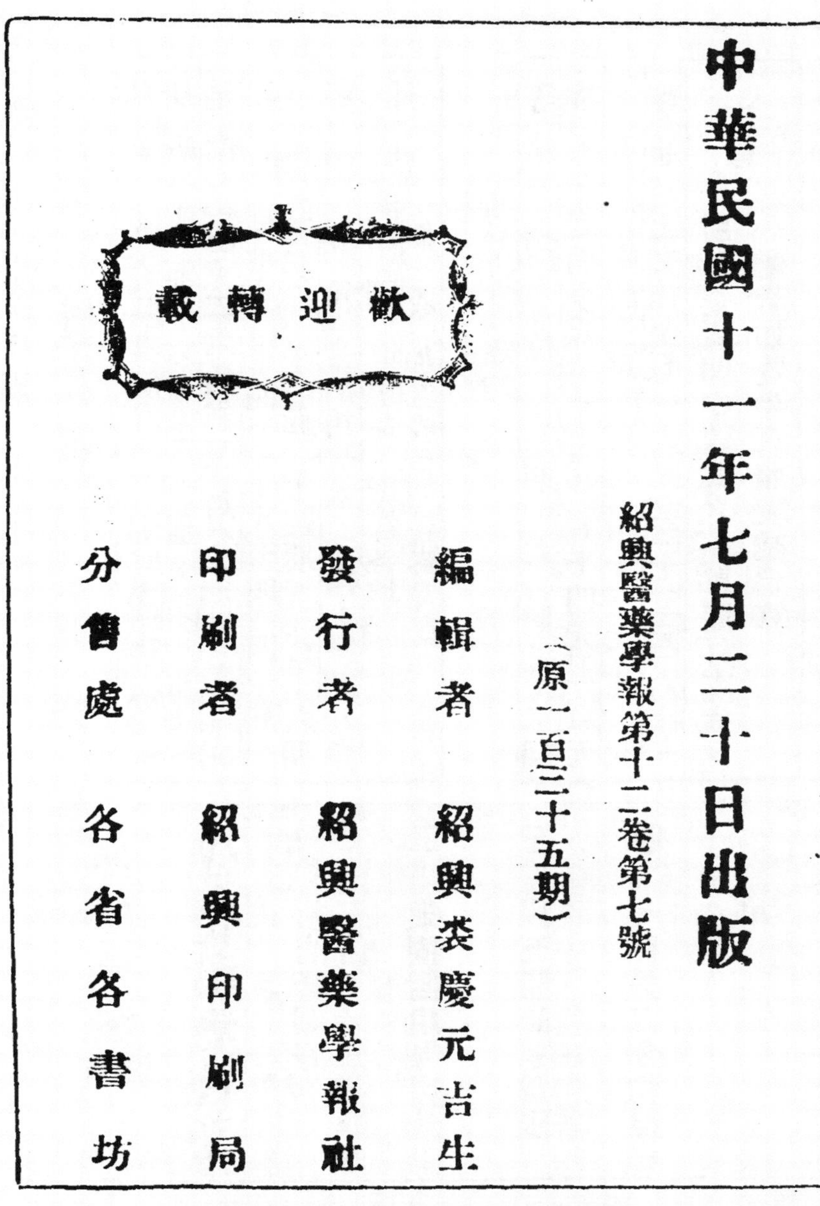

中華民國十一年七月二十日出版
紹興醫藥學報第十二卷第七號
（原一百三十五期）

歡迎轉載

編輯者　紹興裘慶元吉生
發行者　紹興醫藥學報社
印刷者　紹興印刷局
分售處　各省各書坊

# 報價表

| 新報 | 全年 | 半年 | 一月 |
| --- | --- | --- | --- |
| 冊數 | 十二冊 | 六冊 | 一冊 |
| 定價 | 一元二 | 六角半 | 一角二 |

代派或一人獨定十份者八折五十份七折郵票抵洋九扣惟空函恕復

| 舊報 | 一至十三期 | 十四至十七期 | 十八至四十四期 | 四十五至百十六期 |
| --- | --- | --- | --- | --- |
| 定價 | 五角 | 三角 | 八角 | 每期一角 |

| 郵費 | 中國 | 日本台灣 | 南洋各埠 |
| --- | --- | --- | --- |
| | 加一成 | 加二成 | 加三成 |

# 廣告價表

| 等第 | 地位 | 一期 | 六期 | 十二期 |
| --- | --- | --- | --- | --- |
| 特等 | 底面全頁 | 十元 | 五十四元 | 一百元 |
| 上等 | 正文前全頁 | 八元 | 四十三元 | 八十元 |
| 普通 | 正文後全頁 | 六元 | 三十二元 | 六十元 |

注意——所稱全頁即中國式之一單面外國式之一配奇如登半頁照表減半算

# 外埠用郵票代洋寄社者注意

一 須油紙襯好

二 須固封掛號

三 以五釐郵票爲限

四 一百另五分代洋一元

# 零購本社發行書報章程

一　如欲購本社書報者可直接開明書目連銀寄至「浙江紹興城中紹興醫藥學報社」收

一　書價若干按加一成以作寄書郵費

一　書價與郵費可用郵局匯兌其章程問就近郵局便知

一　郵匯不通之處請購（五厘至三分爲止）之郵票以一百零五分作大洋一元核定封入函中掛號寄下（郵票須用油紙夾襯）

一　一人購書報上五元者可將書價以九折核寄上十元者以八折核計零購無扣（購舊報及代售各書不在此例）

一　一人預定當年月報之上五份者可將報價以九折核計上十份者以八折核計

# 粹華杏仁精

◀各埠大藥房均有發售▶

**功能**　潤肺，散寒，降氣，行痰，潤燥，止咳，解肌熱，除風濕，

**主治**　痰喘，氣急，咳嗽，痰湧，痰飲，癲癇，肺閉，哮喘，時行，頭痛，上焦風熱，老年久咳，外感傷風，鼻塞流涕，肺癆初起，小兒痰厥，婦女肝氣，肥人多痰，大便秘結，

**服法**　每次服五滴至十滴，和以開水，隔四小時服一次，

**價格**　每瓶大洋四角，外埠倘無分售之處　函購即寄　寄費外加　郵票九五代價

上海英大馬路望平街對面親仁里口

粹華製藥廠總發行所謹啓

中華民國郵政局特准掛號認為新聞紙類

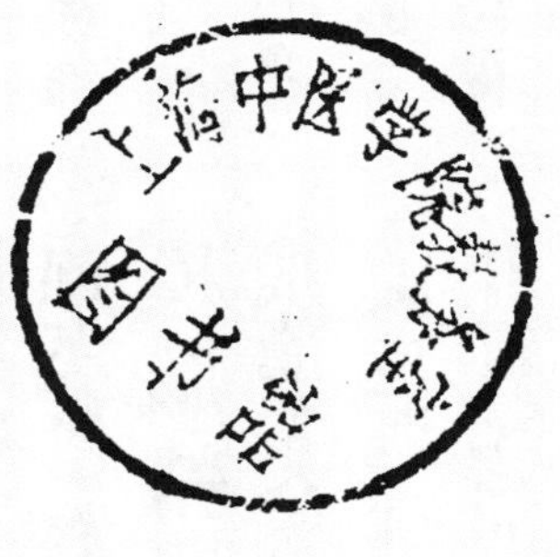

# 紹興醫藥學報

第十二卷第八號

# 紹興縣西橋南首和濟藥局發行常備要藥及書目

消暑七液丹 每方三分四　立消痱子粉 每袋二分　滲濕四苓丹 每方二分

萬應午時茶 每方一分　查麯平胃散 每方分六　痧氣開關散 每瓶五分

急救雷公散 每瓶一角　霍亂定中酒 每瓶一角　回陽救急丹 每兩二角

急痧眞寶丹 每瓶一角　瘧疾五神丹 每瓶一角　痢疾萬應散 每服四分

喉症保命藥庫 每具一元　沉香百消麯 每方分四　樟腦精酒 每瓶二角

葉氏神犀丹 每顆三角　太乙紫金丹 每顆三角四　飛龍奪命丹 每瓶一角五分六

開閉煉雄丹 每兩八角　立效止痛丸 每瓶三角　厥症返魂丹 每粒三角四

萬應保赤散 每瓶四分　金箔鎮心丹 每瓶三角　肝胃氣痛丸 每瓶二角

鴉片癮戒除法 二册三角　增訂醫醫病書 二册五角　猴症膏丸說明 一册一角

先醒齋廣筆記 四册一元　喉痧證治要略 一册六分　臨證醫案筆記 六册一元二

彩色精圖中西彙參辨舌指南出版 曹炳章編撰分訂六厚册布套一函用上等連史紙石印每部定價洋二元正七折實洋一元四角外埠加郵費一角一分連掛號在內其內容要目已詳本年紹興醫藥學報第六期曹君緒言中此書皆有關於中西醫診斷上實驗之必要凡我同志皆不可不備此書也書已發行購請從速 紹興醫藥學報社亦有代售

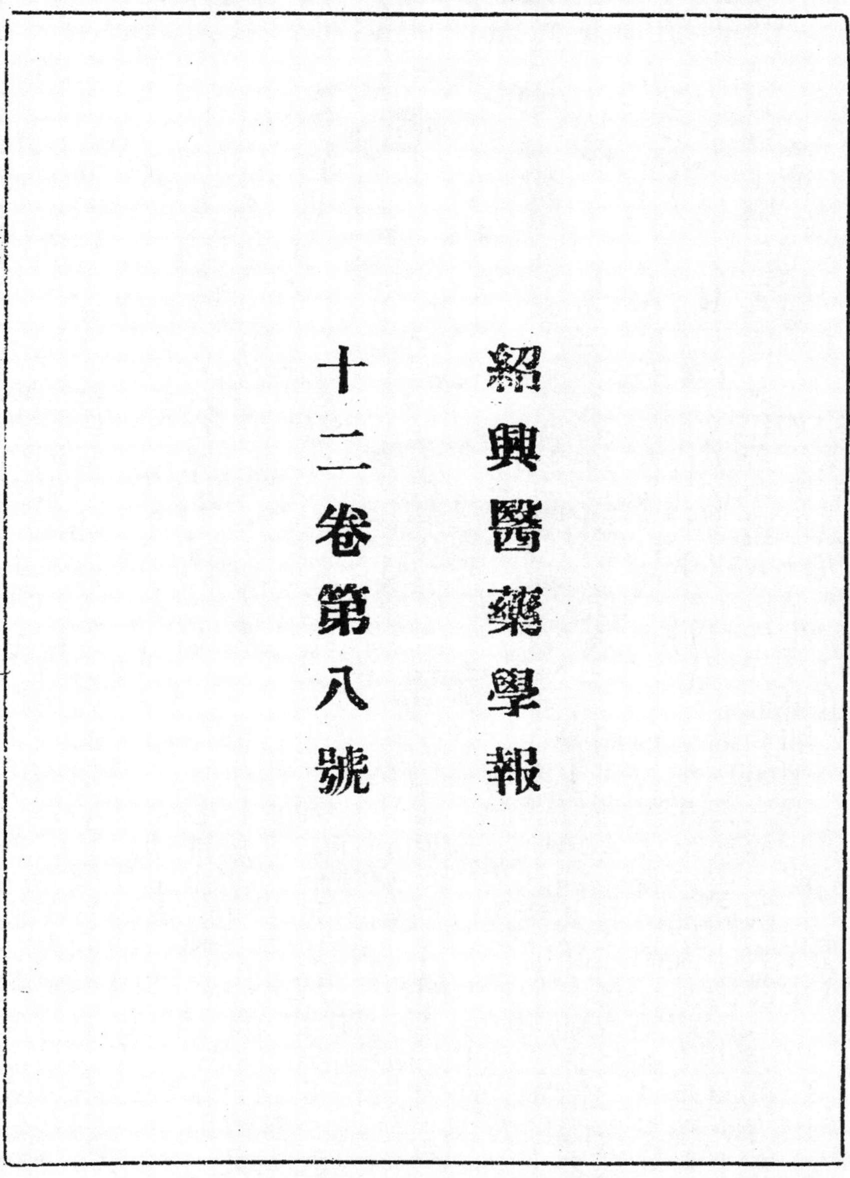
紹興醫藥學報
十二卷第八號

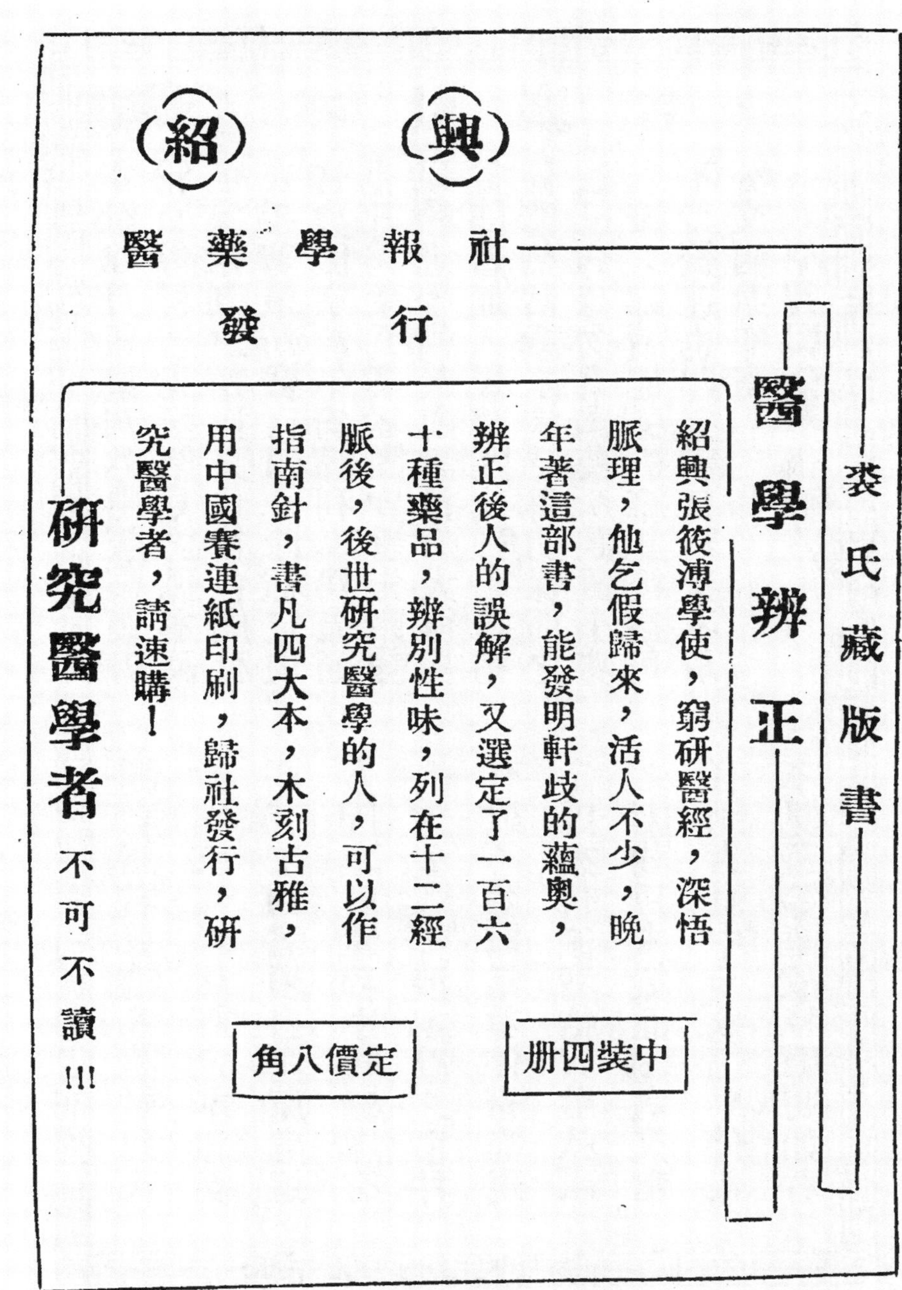
裘氏藏版書
醫學辨正
紹興張筱溥學使，窮研醫經，深悟脈理，他乞假歸來，活人不少，晚年著這部書，能發明軒歧的蘊奧，辨正後人的誤解，又選定了一百六十種藥品，辨別性味，列在十二經脈後，後世研究醫學的人，可以作指南針，書凡四大本，木刻古雅，用中國賽連紙印刷，歸社發行，研究醫學者，請速購！
研究醫學者不可不讀!!!
中裝四册
定價八角
紹興醫藥學報社
發行

# 本社廣告

本社除月報星刊外出版醫藥書籍百餘種皆世所罕見之孤本及名家未刊之精稿又代售各處社友手著最新醫書四十餘種定價皆廉因宗旨不爲謀利專爲流通也凡醫藥爲業者固宜爭先購閱以輸進學術於臨證治病大得裨益即普通人民購閱此種書籍稍備醫藥常識未病時得明保衛之法已病時勿爲醫藥所誤費小功宏較之購讀他種書籍其損益可不待贅述也印有書目奉送不取分文函索即寄

紹興醫藥學報社啓

閱者諸君公鑑凡諸君向代派處或代售店訂定本報至期有未到者須自向原處追索因本社章程中代派處有人欠欠人不涉本社之事幷有欵不照繳當須停寄等規定近來代派者結欠社款謂多因閱戶未繳而閱者又常有函告社中云欵已早付報不見發等語故特聲明如右

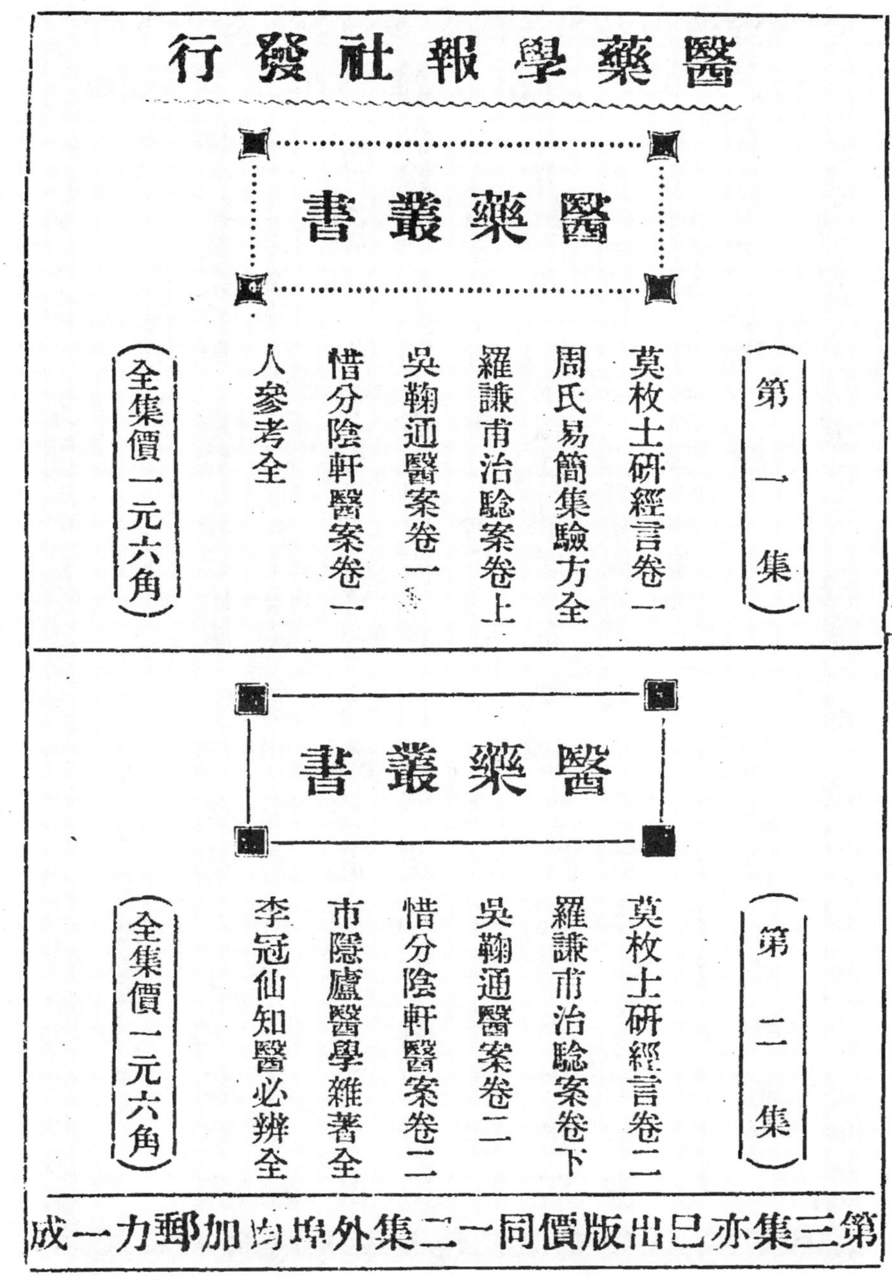
醫藥學報社發行
醫藥叢書
第一集
莫枚士研經言卷一
周氏易簡集驗方全
羅謙甫治驗案卷上
吳鞠通醫案卷一
惜分陰軒醫案卷一
人參考全
全集價一元六角
醫藥叢書
第二集
莫枚士研經言卷二
羅謙甫治驗案卷下
吳鞠通醫案卷二
惜分陰軒醫案卷二
市隱廬醫學雜著全
李冠仙知醫必辨全
全集價一元六角
第三集亦已出版價同一二集外埠均加郵力一成

# 紹興醫藥學報第十二卷第八號（原百三十六期）目次

# 吾醫藥界同道願得一有利之副業乎

▲請代售皮膚百病之唯一靈藥

皮膚之病夥矣如疥癬癩瘡等之種種疾患推其原因無一非皮膚缺乏成分微菌繁殖其間之所致其爲患也初則搔癢難忍皮膚燥裂繼則腐爛腫痛膿水淋瀝不但作事不便行動爲難抑且令人易於憎惡春夏之間傳染更易星星之火足致燎原本醫院發明之皮膚萬靈膏已二十餘年銷路甚廣成效卓著有收濕解毒之獨長殺蟲滅菌之專能凡皮膚諸病搽之卽除誠保護皮膚之健將也現在各省皆有經理代售者願各醫生各藥店及患皮膚諸病者講試之定價每盒實洋三角外埠函購郵票可以代洋另加寄費一成如各地醫生藥房商號願大數批發代售者自當卽班函知奉告代售章程

總發行所紹興北海橋裘氏醫院

## 婦科內外症之治法

鎭江楊燧熙

鎭江駱駝嶺陳姓婦體質不足多愁善病患痔及管瘡白帶過勞即增多焉夜寐多夢夢皆亡故之親戚近則膽怯懼甚甦時四肢無力診脈小滑數重按少神舌質紅少苔此見症之情形也用方列左

大生地　四　錢　川丹皮　一錢半　元武版　五　錢（先煎）

炙甘草　一　錢　杭白芍　三　錢　清阿膠　一錢半（先煎）

女貞子　三　錢　眞珠母　八　錢　炙鼈甲　四　錢

旱蓮草　三　錢　左牡蠣　七　錢　懷山藥　三　錢

白歸身　一　錢　硃茯神　二　錢　藕　片　二　兩（先煎）

大貝母　二　錢　燈　心　一　分

又丸方內服退管兼育心神

象牙屑　五　錢　炮甲片　五　錢　大濂珠　三　錢

琉璃片　五　錢　生甘草　五　錢

右爲細末煉蜜爲丸如桐子大每日開水送服一錢

又末藥方外用退管

亞砒酸　一錢　陳升藥　一錢　硼　砂　一錢　熟石膏　一錢

右藥共爲細末將患處洗凈上以少許用膏藥貼之每日洗搽二次則瘡口卽漸大其管漸出

熙按人之體弱弱必瘦瘦人血虧多火肥人氣虛多濕至多愁則傷肺肺傷矣支府爲之不固六淫易感以致善病如室中窗戶開張風邪直入故經以邪之所湊其氣必虛至患痔及管瘡者乃陽分之濁與鬱熱鬱濕逗留凝於魄門營衛失序少運行排泄之功則腸管生以分枝爲痔也管瘡者諸瘡痛癢皆屬心火火鬱血結使然成

管者由施手術切開之際其口開小外面如痲裡可容瓜內膿內毒不從外泄卽泄矣泄而不暢久久凝蓄遂成管也白帶過勞卽增係肝腎不充(女人以肝爲先天)八脈之中衝任督帶乏鎭攝權衡之所致也夜寐多夢者陽入於陰則寤陰入於陽則寐人臥則血歸於肝肝藏魂肺藏魄魂魄不守於舍則夢已亡之親戚經以陰甚則夢水陽甚則夢火至膽怯四肢乏力者肝脾氣血交虧肝與胆相爲表裡膽汁爲熱消耗脾主四肢虛則皆失其職故懼甚也擬養心肝之陰以益脾肺腎之氣八脈之中培衝任督帶而安魂定魄化痔彌管以治白帶立方圖之是否有道政之務使患者勿生多愁心懼怯心七情心欲速心佐以藥餌調治方可樂叙天年否則病勢增重愼之愼之此方服有數十劑其加減法隨氣陰心神而處治如盤走珠活潑潑地調理不足三月而康健如初矣

## 近治險證驗案五則

鹽山張錫純

奉天小西邊門外聯合烟捲公司劉際昌年二十餘冬月感冒傷寒延醫服藥大熱已退仍未脫然時而發熱時而出汗時而咳嗽寢至晝夜咳嗽不止其人素有因餓勞傷醫者慮其勞傷發動投以滋補之劑加凉潤之藥初服見輕久服則不但無效病轉增劇遷延兩月日就羸瘦其脈數至七至弦硬有力右部尤甚知其外感之邪熱猶伏藏於內其脈不爲洪實而見弦硬且數至七至者實外感兼內傷之脈舊病與外邪之伏熱並發也問其大便乾燥遂用生石膏玄參各兩半俾煎湯服之連服數劑諸病皆輕減隔兩日未服藥病又如舊再診其脈似又較前有力知其病根已深非輕劑所能治療遂改用白虎加人參湯一劑重用生石膏四兩又用生山藥一兩以代粳米(拙著衷中參西錄第六卷載用此方治愈外感兼內傷之醫案甚夥)煎湯一大盌分三次溫服下連服三劑熱嗽稍愈汗仍不止遂於原方中加生龍骨生牡蠣各八錢服三劑而汗止再診其脈仍然有力熱與嗽仍不甚輕減大便亦未

滑瀉遂去方中龍骨牡蠣將三劑並作一劑煎湯三大盌連連溫服之限一晝夜服盡如此服藥三劑自覺內熱已清嗽亦大減大便日行兩次因此停藥數日又漸發熱且覺下焦之熱甚盛小便不利又用生石膏三兩滑石知母天冬生山藥各一兩煎湯一大盌分三次溫服下連服兩劑小便遂利而仍覺有餘熱又改用從前第二日方服一劑連服七八日熱始全消此證共用生石膏約十斤蓋因從前誤服滋補之藥將外邪錮閉甚堅故若是之難治也

奉天講武堂赫姓单官之子年四五歲感冒風溫醫治失宜七八日間喘逆大作痰聲漉漉目似不瞬危至極點醫者皆諉爲不治其脉象浮滑有力投以小劑小青龍湯麻黄桂枝尖五味子各一錢清半夏二錢生杭芍三錢干薑七分細辛六分又加杏仁（去皮尖）川貝各二錢生石膏一兩煎湯一大茶鍾分兩次溫灌下喘愈强半其痰猶壅盛肌膚灼熱大便數日未行遂用蔞仁生石膏各二兩赭石一兩煎湯兩

茶鍾徐徐溫灌之盡劑而愈

奉天大南關劉璽珊四歲之幼女於孟夏時胸腹之間出白痧若干宣即不見周身壯熱精神昏憒且又泄瀉此乃至危之候也爲疏方生山藥滑石各八錢連翹生杭芍各三錢蟬退甘草各二錢真羚羊角一錢（另煎兌服此藥可煎至數次按此方卽拙著衷中參西錄第五卷滋陰宣解湯加羚羊角）煎湯一鍾半分三次溫灌下其白痧復出精神頓爽瀉亦遂止繼又服表毒清火之品兩劑全愈

奉天大北關染房舖薛某年三十餘因出疹回裡毒氣攻心遂覺其心如被人緊握劇時號呼不已周身亂戰其脈緊而有力與以急救回生丹一錢（方載拙著衷中參西錄曾登於本社庚申月報第十卷六號）須臾周身汗出心頓舒暢其脈變爲洪滑遂重用生石膏二兩花粉一兩連翹三錢蟬退甘草各二錢以清熱表毒外出一劑全愈

奉天白塔寺旁懷姓某年三十餘少腹時時切疼大便日下數次狀若爛炙不便時亦常覺下墜心中煩燥不能飲食每日延醫服藥病轉增劇其脉弦而微數重按有力知其腸中蘊有實熱其切疼而下如爛炙者腸中已腐爛也爲疏方用金銀花一兩生杭芍六錢粉甘草三錢旱三七末三錢鴉膽子（俗名鴨蛋子去皮揀成實者六十粒）右藥五味先將三七鴉膽子用白糖水送服一半（鴉膽子須囫圇服）再將餘藥煎湯服過四五點鐘又將所餘之三七鴉膽子如前送服卽將湯藥煎渣再服（此方載於拙著衷中參西錄弟三卷名解毒生化丹）一劑腹疼卽止脉亦緩和所便者亦見糞色次數亦減繼用生懷山藥一兩白頭翁生杭芍各四錢秦皮生地榆各三錢甘草二錢此六味煎服又旱三七細末三錢鴉膽子（去皮揀成實者六十粒）此二味用白糖水用服其服法皆如前方（此方載衷中參西錄第三卷名通變白頭翁湯）連服兩劑病遂全愈

# 黃疸治驗案

和縣高思潛

某君嗜酒因感風寒而成疸蓋因風寒外束濕熱不得發泄所致醫不知金匱中有麻黃連軺赤小豆湯一法而以硝黃各兩許下之而症變矣全身呈暗淡之黃色外又添食慾全無手足逆冷小便雖黃而長大便溏泄頭眩心下悸喜唾吐白沫不渴等症予診其脉呈遲象視其舌被白滑苔因曰「寒涼攻伐過甚致戕脾胃之陽水液無以化聚爲溜飲陰邪充斥迷漫于腸胃之間平時膽分泌膽汁於十二指腸以助消化者至是乃爲寒濕之水飲所阻勢既不得入腸亦不能還膽遂由肝臟之淋巴管滲入血液與血液相混合遂呈其色素於全身此所以黃愈加甚也」病人因予說中肯遂請疏方予曰「此不必急急治其黃也治其本則黃自退」因用費伯雄茵陳朮附湯去附子加梔子治之服一劑唾吐已止再一劑食慾略振三劑未見進退因惑於人言服別醫山萸熟地藥一劑病又加劇且臍上刺痛時時腸鳴予合苓

桂朮甘二陳作複劑投之並加遠志三錢冀其吐也下午七點服盡一劑夜將半胸中煩燥不可言狀此藥與病當起瞑眩佳象也病家不知惶恐萬狀天將明煩極而吐出極其清澈稀而且稠之水約有三盌吐後即眠至午而醒予重診之脉有數象舌白苔漸黃手足已回溫餘症並除曰「寒濕已去當專治其黃矣」與以茵陳二錢梔子二錢黃連五分枯芩一錢丹皮一錢赤芍一錢赤苓一錢白通草七分米仁四錢二妙丸三錢蘆根一兩煎水服三劑黃盡退以此案觀之古人「陽黃寒之過甚則變陰黃陰黃熱之過甚則變陽黃」之說實屬的確不誣故錄出之以供參攷

## 瘴瘧治驗案

前八

前年八月初予外祖母患瘴瘧間日一作巳四五作矣最後之一次極其險惡大渴引飲泄初黃後綠之水讝語不休平生嗜佛睡中時作諷經念佛之狀熱度最高時約在四十度以上且有循衣摸床之象因延一醫者與之合議切其脈搏數極數尺

極軟而寸有洪形望其舌已乾且萎矣議用存陰撤熱法方用沙參三錢鮮石斛先煎一錢五分肥知母一錢五分連心麥冬二錢鮮生地二錢元參二錢竹葉心二錢朴花一錢鬱金一錢綠萼梅一錢糯稻根鬚一握煎湯代水予曰『此病因肺氣不化熱勢內燔上逼心宮下走大腸煎熬津液陰氣將絕白虎實屬對症似宜加生膏一兩以撤其炎炎之熱』醫曰『不然石膏經外人化驗全無功效另服阿斯必林七厘卽足以散其熱矣』其實石膏爲退熱聖藥自神農發明以後相沿至今蓋已四千餘年矣中間如繆仲醇余師愚輩並以善用石膏著名石膏之功益以昭著謂石膏猛烈不可輕用者則有之至於無效之說未之前聞也今某醫之言如此蓋亦迷信外人之說耳予知某醫固執遂暗中取生石膏約有二兩搗極碎入藥煎之服後熱漸退神志復清第二日清晨余獨診之案曰『脈數而軟並有代形舌邊絳而中苔黃煩渴引飲虛羸少氣此餘熱內蘊津液未充擬從復脈法立方佐以竹葉石膏

以清泄餘熱拓養胃腎之陰庶乎血液得以清凉白血球之抵抗力得以增加而痳拉利亞菌將不能存在也」方用北沙參三錢鮮生地二錢大麥冬二錢鮮竹葉十五片生石膏八錢鮮生斛二錢枇杷葉二錢生苡米四錢生扁豆二錢陳木瓜一錢生甘草一錢先服一劑第二劑加陳倉米半合先煑米熟湯成去米納諸藥距瘧期四五小時頻頻呷之當日爲瘧期遂不復作因再服兩劑以善其後焉余性不喜存案且此某亦無錄存必要因有關於石膏治效故撥冗寫之

## 知古齋醫案（續）

甘棠徐韻英

朱右　質本肝熱脾濕由前年嗣孫之時倏聞爭吵之聲因之驚嚇驚則傷肝肝陽擾動濕痰奄忽奇形疊見夫熱得濕而彌熾濕得熱而鴟張脾主四肢肝主筋絡風淫末節痰隨氣升龐安常曰人身無倒上之痰因乎風也故而行於四肢則肢冷汗出行於經絡則寒熱往來內擾心營則心顫恍惚上攻巔頂則頭眩目花延

今三載有奇每遘驚恐輒發全係濕痰爲患肝風鼓動使然動甚防厥速調爲要

西當歸　粉甘草　炒白朮　軟白薇　旋覆花（包）　川桂枝　細木通

製南星　雙鈎藤　煅磁石（先煎）　杭白芍　硃茯苓　代赭石（先煎）

炒枳實　薑棗

顏右　身熱咳嗽自汗多眠睡語言難出喉中有痰聲症屬風溫重病昨服辛凉藥餌身熱已解惟息鼾眠睡仍然舌苔薄黃邊微絳脈浮緩自汗並不渴飲煩躁證勢若此全是風邪痰熱蘊蓄肺胃蒙閉清陽勢有傳營灼津之象大局堪慮勉方盡力然否候政

戈製半夏（和服）　六爪橘紅　瓜蔞皮　杭白芍　薑汁炒川連

象貝母　粉甘草　整麥冬　炒黃芩　陳胆星（和服）　川桂枝

萊菔汁（和服）　捲心竹葉

復診　諸證已愈惟自汗瀕瀕似寐非寐用牡蠣龍骨浮麥等以斂其汗越二日而復然此曷故歟諦思仲景云營衛不諧復發其汗太陽病發汗遂漏不止之旨此必久汗亡滋陰無益仿仲景法治之再觀進退

附子片　茯苓　大五爪（鹽水炒）　浮小麥　川桂枝　粉草　川貝母

紅棗　杭白芍　薑半夏

樂按汗多亡陽必四肢冷甚則遍身冰冷大汗如珠此女並不肢冷故生疑意然用滋陰斂汗而不效此係陽浮無疑故桂枝加附子湯一帖而瘳豈讀湯頭歌之輩所能夢見哉家師用桂枝附子治漏不止者百十餘人大半他醫不識者因循就診遂皆一劑而愈樂聞村夫談某汗如雨下身若冰然如此者二日延族醫談某乃用半夏瀉心不效蓋本與亡陽無涉故不能返回逃出之陽竟至汗絕而死

顧右　素質肝熱脾濕停飲之體近因經後感寒誤食冷物以致腹痛攻竄拒按時

而板硬亦或脘中阻脹心忡頭眩目花筋惕肉瞤間有微寒微熱自汗經停五旬病經兩辦愚見斷非是孕全係濕痰水飲與瘀搏結所致飲之爲病變幻多端無微不至入肝爲痛入脾爲脹犯胃爲嘔凌心則怔忡挾肝陽上擾則頭眩目花溢於皮膚經絡則筋惕肉瞤甚則寒熱自汗豈有是孕纔經一月而能動躍有形之理乎況苔淡黃板膩顯是痰苔脈象細滑細爲陽傷滑爲有飲愚見妄測仍祈高明斧政　樂按此證壬戌三月十四日診始由顏某診治用養血歸脾湯不效洎延鄭某云是孕而藥反用三稜莪朮檳榔青皮沈香破血耗氣之品可笑庸之至矣辛酉秋孫某令姊產後亦患斯證經家師治愈

硃茯苓　硃茯神　淡附片　醋半夏　天仙藤　廣橘皮　土炒冬朮

川桂枝　川朴花　五靈脂　廣橘絡　炙甘草　老蘇梗　土炒白芍

製沒藥　薑棗　（未完）

## 遺精再論

鎮江楊燧熙

遺精一患前於紹報第十一卷第十二號僕已敷陳概梗略言端倪蓋雖詳明致病之原而未詳治療之法惟恐使人滋疑亦屬論者憾事是以一再討論之耳按人身前陰有二竅一溺竅一精竅是也欲解溺者則溺竅啓而精竅閉欲泄精時則精竅啓而溺竅閉外雖一竅內實兩竅也是故前陰兩竅乃司啓閉之橐鑰施泄之關鍵焉譬若咽喉氣管與食管同其彷彿已蓋入之遺精大都夢寐中而泄醒則覺之俗所謂夢遺是也其有不夢而遺名曰滑精又當別論矣經曰不夢而遺者心腎之傷爲患夢而遺者相火之强爲害又曰厥陰絡於陰器蓋陰器者宗筋之所係也厥陰主筋故諸筋皆統屬於肝也腎爲少陰主司精肝爲厥陰主疏泄夫陰器乃泄精之竅倘相火相感則成夢而精遺矣若思欲不已精已客於陰器至臥故成夢而泄夫精之藏蓄在腎精之發泄在心腎之聽命於心者心腎相通也心之聽命于腎者腎

爲相火心爲君火君相有連帶之關係又云相火爲臣心火爲君君臣輔佐則四境安君臣背逆則鋒燧起是故遺精一患責在心腎心欲清而相火不平腎欲靜而心火不寧二火相煽消爍眞陰則是情慾於中意淫於外精搖於內則斯患成矣其治法略詳若由肝腎二臟自得者獨治肝腎若陰陽離決水火不溝通者則既濟之陰陽不相抱負者則因而和之陽虛者補其氣陰虛者益其血陽强者益其陰蓋火有正治反治從治隔治隨其攸利以審治也其有俗謂夜夢鬼交而遺其精者宜溫膽湯去陳夏加人參遠志蓮肉炒棗仁丹皮知柏等品或服鳳髓丹秘眞丸均有效驗有因色慾不遂臥卽夢交發爲遺精者須服珍珠粉丸大有功効有因飯酒厚味痰濕而致者此脾胃清濁混淆濕熱所乘腎雖藏精其精本於脾胃飲食生化而輸送於腎故先宜服二朮二陳湯加黃柏蓮心等劑俾清升濁降脾胃健君相平則遺滑自止矣此外花柳及壯年精滿自溢以及熱病後心悸夢泄等臨證權衡是又存乎

其人矣

## 遺精論三　　前人

按前陰外一內二二者精管溺管是也司精管者心肝腎也司溺管者心脾與小腸肺與膀胱也遺泄之症須分有夢無夢無夢治腎腎虛陰虧或氣虛不固或夜寐之時下體衣被過多之故有夢治心原肝旺陽强君相不平夫精之制司在腎精之主宰在心精之蓄泄聽命於心心爲君火腎爲相火君火上搖相火下應精傷無以化氣氣虛無以化神精氣神爲人之三寶保守者則健損傷者(卽貪淫好色)則夭故經以陰精上供其人壽問令陰姹不交每多妄夢精關不固感觸而遺也倘久延不治或治未合法則毛髮枯槁肌膚不潤骨髓空虛諸症蜂起若一味止澀金鎖固精等無益反害也良由心有所慕意有所樂欲想方興未遂所致蓋心有愛則神不歸意有想則志不定心藏神腎藏志脾藏意志意不和遂致三經痞隔此心腎不交之

本末也必肝司疏泄腎得閉藏陰平陽秘君相歸窟則心腎交通媒合黃婆以交嬰姹何夢遺之有哉

## 風寒風熱辨論

鎭江楊燧熙

治症之法千緒萬頭表裏溫寒貴乎能辨病極寒而投以清凉之品則厥疾弗瘳病極溫而進以薑桂之劑則其藥勿效善治病者必察其病之所自來分其寒熱表裏焉然後可以收效於萬一也卽南方之人體質較弱且風柔和北方風氣剛勁風寒之症北多南少風熱之症南多北少風爲病之長故避風如避劍然體質強健氣血完固何感冒之有哉是爲病者必腠理不密元氣大虛（經以邪之所湊其氣必虛）肌表如窗戶之開張邪乘虛隙虛者便是容邪之所也然有風寒風熱（或風濕風風暑風燥風涼風溫風火風痰等之別）治有辛溫辛涼之分風寒者太陽受之師以仲聖桂枝風熱者太陰受之師以鞠通桑菊桑菊者護陰也桂枝者護陽也陰陽

兩大法門何世人每有南轅而北轍哉風者善行而數變有四時八節之風風神曰屏翳人非此不能生物非此不能長風非害人也若無此則天地幾乎息矣然風之恩極大而害亦廣故慮邪賊風乃因月建之虛爲變人當避之有時吾儕當研究風之體用而於斯病無不效如桴鼓矣至桂枝九味羌活參蘇大小柴胡等治風寒症也倘風之不兼寒而兼者當以柴菊銀翹爲主旨卽經以風淫於內治以辛涼佐以甘苦爲治風熱之祖方也何也風者屬木辛涼屬金金能制木之故然症雖泛常人易滋惑特爲揭出告諸同志臨證之研究焉

## 夏月伏陰在內涼藥宜愼用說

儀徵盧育和

醫豈易爲哉不知天時不可以爲醫不知陰陽尤不可以爲醫夫陰陽之義誠微矣冬至一陽生陽氣全伏於內而羣陰在外陽在內故冬月之井水暖陰在外故冬月之地坼河氷夏至一陰生陰氣全伏於內而六陽在外陰在內故夏月之井中水冷

陽在外故夏月之熱氣炎蒸人爲一小天地天地之陰陽然人身中之陰陽亦何獨不然所以一交夏令人身之陽氣盡浮於外而陰氣全伏于內五臟之氣有陰而無陽滿腔之中純是陰寒用事斯時也當絕慾以保腎節食以養脾愼起居以護營衛蓋以腎爲生命之根脾屬中氣爲陰陽之樞紐營衛又爲外邪所入之門戶苟不善於衛生或恣食生冷以傷脾致患腹痛便瀉或貪風露宿以取快致患霍亂吐利或不遠房事以傷腎致剗元陽之根醫家臨床須審其病因以施治之如因生冷傷脾而爲腹痛便瀉者脈必沉遲苔必白滑當以大順胃苓之類溫而化之如因貪風露宿而爲寒中霍亂者四肢必冷脈象沉伏或重按全無當以四逆理中之類溫而補之如因縱慾傷腎而爲氣促煩悶者設面赤身熱恐眞陽暴脫當用白通通脈之類以溫而固之善夫唐立三攝生雜話曰人但知冬不藏精者致病而不知夏不藏精者更甚焉高士宗中暑論曰夏月天氣雖暑地下則寒人身丹田之氣亦若是也故

夏月之病當溫補者十之八九宜涼瀉者十之二三二公之言誠爲見道綜觀以上所論則夏月之病頗雜較三時之害尤甚況伏陰在內邪從臟氣所化而爲寒症者居多衞生家可不防患於未然司命者奚可泥中暑以爲治乎

## 霍亂標本寒熱辨

盧育和

霍亂者猝然嘔吐而利揮霍撩亂也責之中焦濕盛滯其升降之機清濁亂於腸胃而成考素問六元正紀大論曰太陰所至爲中滿霍亂可知霍亂病在太陰而標本亦在太陰夫太陰濕土本濕而標陰標本同氣故太陰從本不言從中者以中見之燥金遇土則燥從濕化也故腹痛吐利者是因本濕標陰之寒氣若見口渴始涉中見之燥氣此霍亂之標本不可不辨者也其每發於夏秋之間者正以濕土司令與君相二火相合則濕又從熱化爲病若其人中陽素虛復襲凉飲冷則濕盡從寒化爲病矣故仲景曰寒多不欲飲水者理中湯主之熱多欲飲水者五苓散主之此一

爲陽邪盛一爲陰邪盛也又曰病發熱頭痛惡寒吐利名曰霍亂此霍亂兼風寒外感也石頑老人曰身熱煩渴喘悶氣粗吐利躁擾此霍亂之內夾暑穢也至若屬寒則大便稀水而不臭穢小便清長渴喜飲屬熱則便瀉臭惡吐出酸穢小便黃赤渴欲冷飲屬寒則肢冷如冰屬熱則四肢雖冷而指尖獨溫此霍亂之寒熱不可不辨者也又有火極似水似寒實熱如肢冷脈伏指甲唇面皆靑口渴飲冷小便短赤者是也又有陰盛格陽似熱實寒如下利清穀小便色白脈浮大而不任按口渴而不欲嚥身熱煩躁而赤如朱者是也總之霍亂之標本全太陰霍亂之寒熱則由於氣化學者當明六氣之標本更辨寒熱之眞僞庶可以治斯症也乎

## 與彭秋賓門人論類中治法

常熟張汝偉

肝陰不足肝陽有餘肝主木藏血藏魂惟肝陰之不足而血乃失其運行之常魂遂不得安其舍惟肝陽之有餘而風乃遂肆逆之虐痰因挾之而上湧推原其故由於

先天不足先天者腎也水也水虧不能生木而肝失其養所以眼前昏黑猝然倒地不知人事此雖一時風陽之動而延久即成爲類中之根然及今圖治痰也風也固爲治標之至要柔肝養肝尤爲此病之標準服此方後三月之發可以圖本倘得來舍診治察脉審苔可爲善後之膏方强筋壯骨培養將來之基礎鄙人所至望也

刺蒺藜 四錢 眞珠母 一兩 羚羊角 一錢（先煎一個鐘頭）

陳膽星 一錢 新會紅 一錢 九孔石决明 一兩

黄菊花 五錢 白菊花 五錢 䕡製半夏 三錢

煨天麻 一錢 甘枸杞 三錢 九節菖蒲 一錢

生白芍 三錢 夏枯草 三錢 磁硃丸 三錢（包）

服十劑羚羊服二劑去之加炒丹皮三錢

## 伏溫之必由少陰而達論

前人

陸九芝陽明篇之治溫熱一以傷寒之症例治與歷來治溫之書不同自來論溫熱者莫精於內經而內經言冬不藏精春必病溫夫溫病之由於不藏精精非藏於腎乎伏氣之伏於少陰概可想見況冬令主水膀胱主寒水腎亦主水以腎者至陰也至陰者盛水也肺者太陰也少陰者冬脈也故其本在腎其末在肺試問寒邪屬水乎屬火乎使寒邪而屬水也則物以類聚氣以味引自必入腎若以伏氣為伏於陽明陽明氣血俱盛之腑邪客之則熱其有冬伏之寒邪伏於陽明至春而發者乎進而言之卽伏溫伏於胃陰冬令水能尅土不至燥化則萬無胃中有邪而仍能飲食如常也傷寒陽明篇之有葛根湯必與太陽合病治之觀仲景傷寒論太陽病項背强几几無汗惡風者葛根湯主之此葛根湯原以合桂枝麻黃二方而兩解之為傷寒太陽傳陽明經之主方非可以治溫病因葛根性雖甘凉能升胃氣而發汗溫病則因先天之精虛而得全賴胃氣下行若再升之愈傷其氣而熱反留戀柯韻伯為

傷寒大家反復言葛根能亡津液汪訒菴爲一代醫宗論葛根黃芩黃連湯爲斷太陽之陽明之主方而并言葛根之生津是本草所誤蓋必受害於葛根深也夫溫邪與傷寒所不同者一傳經一不傳經耳溫邪內伏熱化無形之氣而生升此肺所以爲必入之路因肺爲腎母子病及母也故不見少陰之症而但見少陰之脈一則曰尺膚熱甚再則曰陰陽俱浮者形容伏氣之脈可爲盡矣因兩尺之脈主腎也少陰有伏邪尺膚故熱甚且伏邪必挾新感而發肺主一身之表腠理毫毛其應故亦身熱頭痛亦有微惡寒而脈見陰陽俱浮也此時即用辛涼輕劑疏解表邪而清內熱本可即愈惟是傷寒家見身熱惡寒之表症不辨傷寒溫熱妄用辛溫發汗以虛其太陽之表而熱乃留戀不出際其時仍重用辛涼化解猶可冀其內化而再用葛根芩連之淸陽明藥眞眞胃陽下陷者用之固亦可愈特精液素虧之人往往上則見譫語發狂以溫邪將陷入心包內則熱伏於裏而見便溏不止愈提而愈泄者矣(一

謂之次女患下利不止頻投葛根黃連法而反唇焦齒垢下利不止而死可見葛根並不能生津更不能升胃陽之一證）故余讀陸氏之陽明篇完全以傷寒爲溫病以傷寒法治溫熱也倘如陸氏以傷寒病之陽明證可爲溫熱邪至陽明無所復傳則傷寒一日太陽二日陽明三日少陽又何以自圓其說乎以陽明症可以作溫病見少陽症及三陰症將謂爲傷寒乎抑謂爲溫熱乎抑另作一篇另立一證乎由前之說則陽明之症明是自太陽傳來之傷寒由後之說邪至陽明既不復傳何以復有少陽三陰之見症故陸氏此篇用以治傷寒則可用以治溫熱則終覺未安也葉氏有鑒於此跳出傷寒圈子劃淸傷寒溫病界限傷寒表宜辛溫裏宜苦寒溫病初起宜辛凉入裡宜甘寒傷寒邪從外入能少進一步卽少一步未受邪之地故宜外解入裡又有下不嫌遲之說誠以自表而入者陽氣已傷不可再傷其陰矣溫病邪從內出能少表一分卽少一分未受邪之地故宜輕宣入裡又有急下存陰之說誠

以自內而出者陰氣已傷早下卽所以保陰也然則溫病之邪竟不及陽明乎亦非也夫腎者胃之關也肺又與胃相應故溫病犯肺者必及胃特溫病是傷胃之陰故宜甘寒生津以養其陰傷寒是傷胃之陽故宜升發苦泄以折其邪其分辨之處傷寒必兼太陽之表證如項背强几几或惡風或惡寒是也溫病必兼少陰之裏症如口氣面晦滯夜寐不安等症是也總之神而明之傷寒之法亦可以治溫病貫而通之卽溫病之法亦何嘗不可治傷寒特謂溫病之非伏於少陰則萬不可也著書家補偏救弊俱是閱歷之談王孟英治溫病石膏用數斤犀角用數兩之多而起九死於一生彼遇傷寒之症何嘗不用麻桂升葛哉惟以其不同之處而求其所以然之理此學問之方有進焉非余好辨亦非詆陸氏之說爲必不可用特各存其說而互用之所謂擇其善者而從之豈不快哉倘執一不化試問溫病條辨溫熱經緯二書之何以風行宇內而家置一篇乎果此說而不通矣則何以宗其治者如蘗案如四

家案如三家案都有神效乎而陸氏之書通行者甚鮮也

## 痧症後之走馬牙疳

和縣高思潛

痧後下利，原非險症．葉香巖云：「痧後痢雖五色，亦自無妨．」蓋痧爲火毒，以通爲順，所以痧喜見泄瀉；痢雖爲半通半澀之象，但猶有可通之機，此時因勢而利導之，卽豁然愈矣．苟不以淸凉泄邪爲務，而從事於澀以止之；則邪被補住，不得下行，勢必上攻．斯走馬牙疳之所由起也．

痧後之走馬牙疳，爲人造之症，故屬不治．古人所謂「天作孽，猶可違；自作孽，不可活，」者也．

必欲於無可挽回之中，僥倖萬一，則以淸胃泄火之藥蕩其內，以消毒防腐之藥敷其外，或可希冀．雖然，病勢至此，危險已極，斯法也，亦不過勉盡人事，以聽天命，聊備一方而已．

## 白痦治療法草稿

闕名

白痦之發由於內蘊濕熱外受溫邪春冬皆有不獨夏秋也揆其原因必挾濕熱化蒸氣分不清蓋濕必阻氣熱亦傷氣濕既化熱薰蒸肺胃其邪自胃達肺由肺出表從汗而泄則粒似細粟色如水晶故東南濕熱之地最多白痦西北風燥之區每盛斑疹考古醫書祇有斑疹而無白痦惟葉香巖之溫熱論始得論及其次唐笠山之吳醫彙講吳坤安之感證寶筏理論精詳而方藥未備也大江以南地卑氣濕雖四時皆有白痦之候每至夏秋暑穢薰蒸之際多於春冬也初起但覺身熱不已面色晦滯舌苔膩濁此係濕熱之狀有諸內則形諸外也且濕乃重濁之邪熱爲薰蒸之氣先傷氣分最易化熱故胸腹煩悶脈大而緩嘔惡便溏乃邪佈三焦氣化失清之證痦未見點當宗通泄三焦立法以半夏茯苓流通中脘杏仁蔞皮宣豁上焦通草豆卷滲利下焦黃連枳實泄滿陳皮竹茹利氣俾三焦氣機得宜則濕熱之邪藉以

分消自無白痦之理若脈數舌赤苔少脘悶不食白痦已現隨汗出沒經旬仍熱此津液已枯邪猶未化斯時忌補忌疎宜以杏仁川貝枇杷葉清肺氣麥冬霍斛穀芽養胃氣佩蘭藿香化濁氣豆卷通草泄濕氣合輕清之品以宣餘邪如痦現煩熱咳嗽痰黏神昏譫語汗多舌赤脈數而滑乃氣液兩傷痰蒙淸陽之故耳依前法去佩蘭藿香豆卷加西洋參鮮菖蒲鮮生地白茯神大生津液宣竅安神爲法痦形已多大熱口渴時作鄭聲脈大無力係氣虛液耗元神不克自持當用益氣養陰立法以參芪甘草益氣液牡蠣地芍固營液麥冬石斛祛虛熱佩蘭荷葉化餘邪以冀陰陽並固不致延爲虛脫勿謂痦猶未盡禁用固補而投疎泄以致誤人又有痦出汗多脈虛無神四肢逆冷乃陽氣外脫之象神情恍惚夢寐驚惕心腎失交神難守舍此內外將脫陰陽並越斯死生交關之候急宜芪朮甘附補氣歸芍以養血麥冬五味斂液龍骨牡蠣遠志棗仁鎭神使精氣神不致越脫是爲挽回造化之機也

## 三焦論

葛介人

甚矣哉醫之難爲也予自學醫以來迄今六載餘矣自去歲負笈遊越入裘吉生先生門下先生藏書甚多聽吾輩隨時檢閱遇讀叔和東垣論三焦皆云有名無形方寸懷疑數日不釋夫天地生物至妙至巧人之構造難知難察古聖別臟腑審經絡必解剖洞悉先有其形而後定名決不敢憑個人私識空定名而無其物也且左腎其腑膀胱右腎命門其腑三焦古人明言之矣中藏經云三焦者人之三元之氣也（中略）形色最赤總護諸陽非無狀而有名者也內經云亥時氣血注於三焦由是觀之叔和東垣烏得謂其無狀蓋三焦有形如膀胱故可以藏有所繫若其無形倘可以藏繫哉既有其形故中藏謂其形色最赤既有形色故內經言亥時氣血得以注之齊逌云齊大饑羣匄相臠割而食有一人皮肉盡而骨脈全者見右腎下有脂膜如手大正與膀胱相對有二所脈自其中出夾脊而上貫腎意此即導引家所謂

夾脊雙關者而不悟脂膜如手大之爲三焦也觀齊遁之言與三元參贊所云兩相投合而三焦之所居不彰彰然明乎然其所以名三焦者指三焦之功用而定也三焦分布人體中有上中下之異方人心湛寂欲念不起則精氣散於三焦在上主出陽氣溫於皮膚分肉之間若霧露之漑故曰上焦如霧佈於中主變化水谷之味其精微上注於肺化而爲血行於經隧以榮五臟周身故曰中焦如漚其下主通利溲便以時傳下出而不納開通閉塞故曰下焦如瀆及其慾一起心火熾然翕撮三焦精氣入命門之府輸瀉而去故叔和東垣謂其有名無狀也奈後之學醫者相承不察訛以傳訛可勝浩歎雖然爲醫如叔和東垣亦可爲之工矣而三焦之論猶有遺議予今日之論三焦豈敢自信耶惟略寫予之心得質諸海內諸君子以爲然否

## 望色知生死（附引）

江都甘棠徐韻英

夫四診以望居先蓋有其病於內必有其色現乎外也較之聞問切三者則夐乎尙

矣然非細心體察不可得其眞詮故越人謂之神而又稱乎上也如肝青肺白心赤脾黃腎黑應天地之五行合四維之色象辨其生尅則知病之輕重疾之安危生死存亡皆能洞悉素問五臟生成論云『色見青如草滋者死黃如枳實者死黑如炲者死赤如血衃者死白如枯骨者死』此皆無生生之氣也故死若『青如翠羽者生赤如雞冠者生黃如蟹腹者生白如豕膏者生黑如烏羽者生』此皆有生生之氣所以不死也又診要經終篇云『太陽……終也……其色白……少陽終者……色先青白乃死矣陽明終者……色黃……少陰終者面黑……太陰終者……面黑……』厥陰未言其色然細推之非白卽青此望色而知其死敗矣又脈要精微論云『夫精明五色者氣之華也赤欲如白裹朱不欲如赭白欲如鵝羽不欲如鹽青欲如蒼碧之澤不欲如藍黃欲如羅裹雄黃不欲如黃土黑欲如重漆色不欲如地蒼五色精微象見矣其壽不久也……』然內經察色之文多矣此不過摘其略耳容當暫而萃之總之

望色一層知輕重決死生其妙大矣此所以居四診之先也吾邑先哲顏公（未識其名）批有外科醫宗金鑑頗有發明誠能補其不逮余欲刊行力未逮焉其書端有相生死一則余讀而羨之不忍釋手故採錄於斯以博諸君一參不無小補云爾

人雖久病不怕瘦削但十指紅潤準頭明朗雖危不死若天家黑山根青竹衣生兩耳髭鬚似鐵條眼光滿射出身死在三朝十日主甲黑棺材紋現朝病暮死年壽赤光多生膿血年壽二宮在鼻準之上山根之下爲疾厄宮若紅赤之色現此位者主生瘡疾精如魚目速死之期氣若烟雲凶災日至色青橫於正面喚作行屍色黑橫於耳前名爲奪命額上眼下曰正面若青氣橫生此位者主有災疾下前爲命門若有黑色侵者有病必難療青遮口角扁鵲難醫黑掩太陽盧醫莫救口爲人之司命若兩角青黑非吉兆病者難治太陽左目也翳掩黑太陽陷乎雙目名翳莫能治若病人有白氣如枯骨者本無生氣又有黑氣若濕灰之色者皆主死病淹目閉有神

無色者生神脫口開天柱傾欹者死華蓋在福堂之間黑色必主災卒天庭在天中之下青色須防瘟疫

## 血液釋

無錫周逢儒

血液二字並稱由來已久今讀靈樞決氣篇曰穀入氣滿淖澤注於骨骨屬屈伸洩澤補益腦髓皮膚潤澤是爲液中焦受氣取汁變化而赤是爲血又曰液脫者骨屬屈伸不利色夭腦髓稍脛痠耳數鳴血脫者色白夭然不澤生理病理皆略異則血與液顯爲二物證之生理學言曰以人血分解之則爲血漿血球二者血漿爲無色透明之液體血球有赤白二種赤血球小白血球大血色紅者以血漿中浮遊無數赤血球故也血色白者白血球增多顯明身體之貧弱也又言血球主送養氣於組織同時由組織取出炭氣血漿則齎乳糜以養組織並收體中之老廢物而輸出之（組織者卽皮膜筋骨之謂）綜觀各說則血漿卽吾國所謂液無疑矣其論血液之

發生亦歸之脾胃小腸等臟與中焦受氣取汁穀入氣滿之血液若合符節（其血漿膏乳糜以養組織卽骨屬屈伸洩澤補益腦髓皮膚潤澤之謂）以其血漿混和故血液並稱於義亦通且不徒血液也如精名精液津名津液凡人體中屬流質者皆可稱液脾胃膽臟所生之汁亦謂之液數者雖不同然以之營養身體之汁液皆與血液有密切之關係如血必賴脾胃小腸消化食物始得成血精則更於血中製成之臟腑遞相變化以養四肢百骸缺一不可如病脫性霍亂者人見其瀉下白汁不知卽人身之液精氣津血皆隨之而下脫之症狀悉備（耳聾目不明汗大泄）生氣停止人卽斃矣故人之液與血若是重大非泛指平常痰涕涎沫而言靈樞所述生理病理證之西說不過詳略之分耳

## 精爲人身之根本說　　前人

本草綱目拾遺載絲瓜未老時離根五六寸剪斷插瓶中一夜注下之水名天蘿水

治雙單蛾又可消痰化痰成水解毒如神兼清內熱治肺癰肺痿更效余嘗試爲之水從藤口滴出用器盛滿烹而飲之水清而冽洵良物也（惟斷後不可再澆穢水）南瓜之藤亦然（水尤多云治咳嗽）其枝葉剪斷後即形萎謝以失根本灌溉之故也（其根入地尺許）植物學謂根者植物莖幹最下部吸收養分之處而未推闡其所以能吸收之理余推想植物臨風日而活潑生趣者恃根之下吸養分而上灌枝葉而花而菓菓中之水由根吸灌最爲清潔不論何種植物中斷之必有水分溢出或泌出脂分而凝固此植物根荄具天然生理失此養分漸次枯槁證之於人何獨不然四肢百骸屈伸從令者亦藉根本爲之維持也余讀內經本神篇曰初生之來謂之精兩精相搏謂之神決氣篇曰兩神相搏合而成形常先身生是爲精經脈篇曰人始生先成精精成而腦髓生金匱眞言論曰夫精者身之本也劉河間曰精生氣氣生神神能御形精爲神氣之本觀此數說則維持人身之根本在精無疑矣其

八脈十二經即人身之莖榦也五臟六腑則人身根本生精運化之器也精者火之原氣之主故唐氏容川以水火氣血立論而責重則在脾爲後天以生精腎爲先天以藏精精氣神爲人身之三寶非西醫以白紅血輪鈣鐵等質推測臟腑拘於跡象言耳

## 續學廬隨筆

俞鑑泉稿

眼不閱幾百卷書足不行數千里路一行作醫寄跡市中醫餘之暇作無聊之酬應自笑俗塵三斗草草勞人雖有醫林之見聞亦無閒記之楮墨若老生常談司空見慣即錄存之適爲識者之一哂然於平時所聞見留諸腦筋中尙可作談助者亦或有之常欲記錄之有志未果也近日承紹興醫藥學報社贈來景景醫話一冊展讀之餘觀感興起情難自已爰擬將生平之所知者隨筆誌之不揣鄙陋請登報中之醫話集腋欄中呵我凍指搜我枯腸隨錄隨登自一二則以至十百則如有可觀再

倏將來集刊成帙以分贈親友作記念品否則附醫報之驥尾以寫中心之藏否則形予之淺以爲拋磚引玉計想亦無不可者因表其名曰續學廬隨筆貴社其許我乎

予昔見某善書曰只見市售肥兒丸與肥兒八珍膏不聞售肥爹丸足知世多愛子少愛親者讀其語未免動於中近閱醫報第十一卷第二號有張山雷先生書陸九芝養老書後一篇言老年忌偏用溫補語甚精當謂集靈膏一貫煎二方亦皆流動活潑高年服食之良法愚以謂是可加集靈膏以別名爲養老膏作一肥兒丸之對語且根據陸氏養老書之名義張氏之品評請粹華製藥公司再以此方加減盡善製養老膏出售當亦可者王孟英謂此方若秉帶下遺精者宜去牛膝加川柏大便易滑者亦去牛膝加生米仁愚以牛膝具有降性雖無遺滑等症如入補劑亦須透蒸方附益肝腎之功用近知藥肆因牛膝經蒸過色劣均或炒用生用均非所宜如

老年補養利腰脊可酌加杜狗脊溫腎陽可加菟絲子或加龜鹿膠別如杞子山藥均可加入消痰可佐薑夏川貝疏滯流氣廣皮佛手代代花等均可用之也

吾虞前清孝廉張月江先生赴京會試同鄉田氏官於京聘先生爲西席主人贈以阿膠以冰糖紹酒烊化每晨冲服一羹匙月餘胃納漸餒久之更覺胃納不馨每飯不盈盌乃延醫調治藥無效果有老醫某素有盛名以高年頤養不復應診不得已援伊知友請求乃登門求治老醫細探病源詢以病前所食有何補物張以阿膠對老醫曰是膠積也汝食時膠必稍凉是物本膩凉則更難消化治法惟飲高粱酒可解先生對以不善飲醫曰是惟每晨空腹服汾酒一小杯庶可融化積滯藥無益也爰如法以試果然每飲酒一次每日下積滯一次服之竟月滯漸減胃氣全復此症如不逢此老研究更何法以治之所謂治病必求其本也

友人錢君以肺衛陽虛頗畏風寒乃購鹿膠四元至冬底春初覺臥中或臥起時背

際酬痛大於掌錢本商界年將知命常自嘆未老體衰背痛若此賴人敲擊何堪外出營生本有遺精症至二月初精大遺一次更自嘆病重乃竟以精大遺後骨痛不復作爰問予詢其理由予知其鹿膠之蘊熱伏於督脈幸而遺泄伏熱自精管而出否則爲背疽爲別症後患不堪設想豈知伏積未淨於夏末患瘧後左鼻孔忽流濁涕濃稠腥穢含有鹿角膠氣所出之涕見空氣數秒鐘卽退始知膠質之伏督脈者由遺精而出伏於陽明絡中者由淸道而來予以淸化而始寬今已三四年濁涕尙時發大都濁氣由此發泄日久脈絡受傷傳爲習慣勢成漏卮嗚呼藥以衞生竟致戕生信靈胎先生之言人多病死無虛死藥之不當害至是哉

張蓮身翁年將七旬起居健康每年服全鹿丸數元習以爲常其郎得意商場頗孝前年冬復寄回鹿角膠數元翁服之胃納亦好去年春自云腰痛向予診治予詢得其由知旣服全鹿丸又服鹿膠視其矍鑠脈亦有力知熱藥爲害蘊伏於腎之外府

乃以胡連知柏等苦寒以淸火以芷胡枳殼等以疏滯獨活狗脊等以引經數劑而愈此證半由於體健能任藥半由予平素耳食治法乃能問而知之見病治病不其殆乎

老友連吟香翁年將古稀云其夫人三十餘歲時患病且成腫脹延市中醫者治之經數醫無效其族人綏堂君者頗知醫翁請其診曰此症屢醫如故乃古董之病必須請有學識知古董病者方能勝任予幼時業師嚴右書先生現年八十餘重遊泮宮精於醫予備函代懇汝自往迎或可見允但吾師喜食肉圓汝可治以佐餐翁如敎持函親迓而嚴老果趣甚閱函後詢曰汝家備有肉圓爲我佐下酒物乎翁唯唯答以有備嚴老喜乃與同舟來家診脈曰此結胸症也宜進小陷胸湯可治又曰腫病本宜忌鹽然忌則不便此症但食微鹹不過鹹可矣如其治而病起至今談及之服其術之精而老眼無花也嚴老崧厦之蔡林人

## 記陳鴻恩乃郎傷寒病死之狀

吳江徐韻英

陳鴻恩乃郎年十四(今歲十五)素質陰傷肝脾不和先天禀賦不充骨蒸形瘦脘有痞塊腹大而黃去秋洪水之時赴戚弔喪感受寒邪稍挾食滯惡寒發熱頭痛無汗周身骨節疼痛邀英診治舌本無苔深紅此乃素質陰傷之故舌心兩傍約有箸闊之薄白苔中心亦無脈浮而細浮爲在表之邪細爲本脈予以辛溫解表化滯之劑然陰分如此而虛溫藥難免無傷陰之患邪雖在表總之藥入於胃故佐養陰之品防其助桀爲虐也因水勢鴟張無舟不能出戶加之家道窘寒未曾購藥與服至七八日間復邀診視乃父謂余云頭瘡出血因其孩素有禿瘡之患血從瘡孔而出甚腥甚熱余曰此紅汗也仲景云傷寒脈浮緊不發汗因致衄者麻黃湯主之然衄從鼻出未聞自頭瘡而出今從此出何也諦思良久因思太陽之脉上行巔頂今由得病以來點汗全無邪氣無由而出是以迫血上行從瘡而出矣仲景云太陽病脈

滑緊發熱身無汗自衄者愈今熱勢仍然舌苔轉白爲黄脈象浮細而數是邪不從血而解反入於太陽之裡化而爲熱結於心下按之則痛成爲結胸之證血出不止徒傷其陰又增下利稀紅水汚穢不堪此熱邪迫於大腸也時欲睡眠少陰之證又見蓋太陽與少陰爲表裡今邪不傳陽明而欲傳於少陰證勢甚殆余見淺淺盍邀高明治之乎遂予小陷胸湯加味又未服次日買棹至眞武廟口口口（姑隱其姓名）處診云濕溫證藥用藿香蘇葉省頭草蠶沙蟬衣滑石川朴蔻仁肉桂吳萸生薑等命服兩劑陳返棹歸始服頭煎舌乾而强煩躁不安復邀余視檢其方不禁拍案大呼曰殆矣若再服是促其死耳余未疏方因前二方俱未服故爾加之玄冥阻門無舟購藥奈何乃父亦不得已坐觀成敗嗚呼非天命耶至兩星期鴻恩詣舍告曰今日身有微汗第眠眼不睜呼之不應不知此汗若何先生乃爲主也請視之余隨去診其脈八至以上曰壞脈也視其舌則牙關緊閉不開神識昏迷人事不省耳

聾目盲齒如枯骨聞伊祖母云前日大腹攪痛痛則四肢搐搦喊聲如羊形狀極慘今已不痛余曰令孫之證邪傳少陰煎熬津液陰分素傷血出不止是傷之又傷矣此正洄溪先生所謂亡陰之證也金匱云亡陰血虛虛則陽無所附汗出者乃陽氣外亡也目盲耳聾者精氣脫也經云精脫者耳聾氣脫者目不明齒如枯骨者腎中之眞精漸盡之象也蓋人身之精乃氣血所化今氣血兩亡所存者祇有精耳受邪熱之煎熬安有不枯涸哉譬如燈明明者何油也油少則昏油盡則熄今神昏者正若此也靈樞熱病篇云目不明熱不已者死蓋精氣已被熱爍而熱猶不已則精氣竭矣故死在前少腹攪痛者余細推其由良由腎水枯涸肝木無生生之氣蓋乙癸同源腎爲肝母肝無生氣則木鴟張故而攪痛搐搦攷少陰無攪痛之證且痛則搐搦經謂肝在聲爲呼在變動爲握握者搐搦之謂也是則肝痛無疑種種絕象雖有盧扁重逢難以救矣速整後事是時在下午之間待申酉二時則氣絕而亡何則蓋

人身之氣運行不息張令韶謂無病之人由陰而陽病則由陽而陰然則有病則正氣不運行乎吾意人雖病而正氣運行不息若正氣不運則危殆矣邪氣與正氣扞格則病篤矣今腎氣已絕華元化謂腎爲性命之根也根本絕則枝葉安能榮哉故他臟之氣運行至申時値膀胱氣旺膀胱已絕無氣以旺酉時至腎亦然則他臟之氣散散則口鼻之息斷矣故吾謂中西必死也果然千慮一得筆誌于此祈　高明敎正幷前用兩法雖未服不知可在矩矱之內乎英乳臭小兒醯鷄之見倘蒙指導則幸甚矣

## 商培醫話

古黟天抑

仲景麻黃湯中兼用桂枝厥義何居世人罕喻新建喻嘉言氏創爲監督之說謂麻黃性氣猛烈必得桂枝監之庶歸和緩其說奇特不但庸俗震服即高明如王晉三淹博如汪訒庵亦皆翕然宗之獨會稽章虛谷氏於所編醫門棒喝中著論力闢其

非關之誠是矣但謂仲聖製方原理係因麻黄氣味俱薄只能入衛不能入營故特用桂枝之色赤入營者以爲之輔導則其失與喻氏均蓋仲景療治傷寒立方處方雖極錯綜變化之妙然試攷其麻桂二劑之功用則凡醫界中人無一不能率爾而對曰桂枝以治風傷衛麻黄以治寒傷營夫既桂枝主治風傷衛麻黄主治寒傷營則必桂枝當然衛家藥麻黄當然營家藥有不待於多言而後解者乃今反謂麻黄只能入衛桂枝色赤入營則試一思仲景當日何不直以麻黄主治風傷衛桂枝主治寒傷營而必顛倒悖謬以只能入衛之麻黄以治寒傷營而以色赤入營之桂枝以治風傷衛乎且以只能入衛之麻黄以治寒傷營則既謂爲須藉輔導於色赤入營之桂枝矣何以色赤入營之桂枝以治風傷衛却又不聞須藉輔導於只能入衛之麻黄乎若謂麻黄只能入衛不能入營而桂枝却既能入營又兼入衛所以用麻黄治寒傷營必藉輔導於桂枝而以桂枝治風傷衛却可藉其自力以直達初無須

乎求輔於麻黃然則當其桂麻合用時何所恃而不慮此兼入衛分之桂枝將隨專能入衛之麻黃以同入於衛分乎愚按本草麻黃雖爲手太陰經之藥品而實兼入手少陰故其性雖入衛亦善走營而審按仲景製方之原理却只專取其入營而不用其兼入衛觀彼獨取麻黃先煎去沫可見除味舍氣之作用略與附子瀉心湯中之附子濃煎同其神妙只是麻黃既經先煎去沫味雖厚矣而氣則已薄只能收其入營之功而早失其入衛之能故特稍佐桂枝以疏衛分使營液化汗得以直透肌表而不致遺關門逐賊之譏此乃仲景製劑之神機而不可以尋常窺測者余既佩服章氏識見卓越能闢喻氏之謬而又惜其未能深明仲景製方之機杼故特論之如右非敢與古人較短長也

讀書餘暇輒取古人陳言而論列之蓋亦商量舊學培養新知之意經時既久積若干條彙而存之命曰商培醫話夙諗　貴報提倡醫學特錄一條呈請　指教

# 醫學衷中參西錄醫方歌括

姚江李啓沅編

第一卷

虛勞門（共十一方）

資生湯

生山藥一兩　玄參五錢　生雞內金二錢（搗碎）

於朮三錢　牛蒡子三錢（炒搗）（熱甚者加生地黃五六錢）

【歌括】資生湯用生山藥　於朮玄參雞內金　兼用牛蒡生地效

嗽痰癆瘵血枯斟

十全育眞湯

野台參　四錢　生黃耆　四錢　生山藥　四錢
知　母　四錢　生牡蠣　四錢（搗細）　生龍骨　四錢（搗細）
玄　參　四錢　丹　參　二錢　三　稜　錢半
莪　朮　錢半

【歌括】十全育眞是奇方　台黨丹玄知母襄　耆藥蠣龍皆生用　稜莪消瘀補相當

醴泉飲

生山藥　一兩　人　參　四錢　玄　參　四錢
大生地　五錢　生赭石　三錢（軋細）　牛蒡子　三錢（炒搗）
天　冬　四錢　甘　草　二錢

【歌括】醴泉飲子重山藥　赭石人參生地從　甘草天冬爲潤肺

玄參蒡子熱勞宗

一味薯蕷飲

生山藥　四兩　一味煮汁兩大盌徐徐溫飲代茶

【歌括】單煎山藥飲平和　利濕滋陰補力多　莫道前人鮮妙用

薯丸金匱是先河

參麥湯

人　參　三錢　乾麥冬　四錢（帶心）　生山藥　六錢

清半夏　二錢　牛蒡子　三錢（炒搗）　蘇　子　二錢（炒搗）

生杭芍　三錢　甘　草　錢半

【歌括】參麥湯中參麥冬　牛蒡山藥芍甘從　再加清夏兼蘇子

肺損陰虧可奏功

珠玉二寶粥

生山藥　二兩　生薏米　二兩　柿霜餅　八錢

【歌括】珠玉二寶粥名彰　山藥薏仁復柿霜　脾肺二臟損又嗽

陰虛諸證服堪常

沃雪湯

生山藥　一兩半　牛蒡子　四錢（炒搗）　柿霜餅　六錢（冲服）

【歌括】沃雪湯醫腎肺傷　生山藥與炒牛蒡　柿霜熬餅湯冲服

喘發腎難納氣方

水晶桃

核桃仁　一斤　柿霜餅　一斤

【歌括】水晶桃用核桃仁　熟共柿霜復化蒸　任意食之治咳嗽

既濟湯 膝腰酸痛腎虛稱

大熟地 一兩 生山藥 六錢 萸 肉 一兩（去淨核）

茯 苓 三錢 生龍骨 六錢（搗細） 生牡蠣 六錢（搗細）

生杭芍 三錢 烏附子 一錢

【歌括】既濟湯治陰陽脫 熟地山藥幷萸肉 龍骨牡蠣白芍生 茯苓烏附重劑酌

來復湯

野台參 四錢 生龍骨 一兩（搗細） 萸 肉 二兩（去淨核）

生杭芍 六錢 生牡蠣 一兩（搗細） 甘 草 二錢（蜜炙）

【歌括】來復湯中萸肉誇 台參杭芍炙甘加 牡蠣龍肉濃煎服

寒熱往來大汗嘉

鎮攝湯

野臺參　五錢　生赭石　五錢（軋細）　萸肉　五錢（去凈核）

生芡實　五錢　生山藥　五錢　清半夏　二錢

茯苓　二錢

【歌括】鎮攝湯中台黨參　芡萸赭積夏苓任　治非實症但胸滿

衝氣上干胃泄陰

第二卷

喘息門（共四方）

參赭鎮氣湯

野臺參　四錢　生赭石　六錢（軋細）　萸肉　六錢（去凈核）

生芡實　五錢　生龍骨　六錢（搗細）　生牡蠣　六錢（搗細）

生山藥　五錢　生杭芍　四錢　蘇　子　二錢（炒搗）

【歌括】參赭鎮氣用山萸　赭石臺參龍牡俱　蕷芍芡仁蘇子入

陰陽虛脫症危需　養三鐵七成赭石　補血鎮衝效若桴

薯蕷納氣湯

生山藥　一兩　牛蒡子　二錢（炒搗）　萸　肉　五錢（去凈核）

生杭芍　四錢　蘇　子　二錢（炒搗）　柿霜餅　四錢（沖服）

大熟地　五錢　甘　草　二錢（蜜炙）　生龍骨　五錢（搗細）

【歌括】薯蕷納氣湯山藥　熟地山萸復柿霜　龍骨蒡蘇甘芍輔

陰虛逆氣喘傷良

滋培湯

生山藥　一兩　於朮　三錢（炒）　陳廣皮　二錢
生杭芍　三錢　牛蒡子　二錢（炒搗）　生赭石　三錢（軋細）
玄參　三錢　炙甘草　二錢

【歌括】滋培湯滋脾胃臟　陳皮於朮及牛蒡　重賚山藥玄參合
赭石芍甘爲嗽傷

敦復湯

野臺參　四錢　烏附子　三錢　核桃仁　三錢
生山藥　五錢　補骨脂　四錢（炒搗）　萸肉　四錢（去凈核）
茯苓　錢半　生雞內金　錢半（搗細）

【歌括】敦復湯中臺黨參　骨脂山藥核桃苓　山萸烏附雞金協
相火衰微寒瀉斟

心病門（共二方）

定心湯

龍眼肉　一兩　　酸棗仁　五錢（炒搗）　萸　肉　五錢（去淨核）

柏子仁　四錢（炒搗）　生龍骨　四錢（搗細）　生牡蠣　四錢（搗細）

生明乳香　一錢　　生明沒藥　一錢　心因熱怔忡者酌加生地數錢

【歌括】定心重用桂圓匡　萸肉棗仁栢子襄　龍牡乳香幷沒藥

怔忡氣陷症須詳（怔忡而脈沉滯無力者爲大氣下陷用

升陷湯方詳下）　或加生地兼清血　視熱重輕酌用良

安魂湯

龍眼肉　六錢　　酸棗仁　四錢（炒搗）　生龍骨　五錢（搗末）

清半夏　三錢　　生牡蠣　五錢（搗末）　生赭石　四錢（軋細）

茯苓片　三錢

【歌括】安魂湯中龍眼肉　棗仁龍牡茯苓煎　再加清夏幷赭石
痰飲悸驚幷不眠

肺病門（共五方）

黃耆膏

生黃耆　四錢　生石膏　四錢（搗細）　鮮茅根　剉碎四錢乾用二錢
淨蜂蜜　一兩　粉甘草　二錢（細末）　生山藥　三錢（細末）
（調膏次序別有深意法詳原書茲姑不贅）

【歌括】黃耆膏中六味編　石膏甘草茅根鮮　黃耆山藥後先入
蜂蜜調膏勞嗽蠲

清金益氣湯

生黄耆　三錢　生地黄　五錢　川貝母　二錢（去心）
知　母　三錢　牛蒡子　三錢（炒搗）　粉甘草　三錢
玄　參　三錢　沙　參　三錢
【歌括】清金益氣用黄耆　生地玄參知母隨　蒡子沙參貝母草
熱勞痰嗽氣虚宜

清金解毒湯

生明乳香　三錢　粉甘草　三錢　生黄耆　三錢
生明沒藥　三錢　玄　參　三錢　沙　參　三錢
川貝母　三錢　知　母　三錢　牛蒡子　三錢（炒搗）
三　七　二錢（搗細藥汁送服）　將成肺癰者去黄耆加銀花三錢
【歌括】清金解毒肺傷方　沒藥乳香耆草蒡　三七沙玄知貝母

血膿結核吐腥嘗　若將成癰黃耆去　加入銀花解毒良

安肺寧嗽丸

嫩桑葉　一兩　兒茶　一兩　蓬砂　一兩　蘇子　一兩

粉甘草　一兩　五味研末蜜煉作丸重三錢早晚各服一丸開水送下

【歌括】安肺寧嗽丸妙誇　嫩桑葉復加兒茶　蓬砂蘇子粉甘草

蜜煉大丸肺癰嘉

清涼華蓋飲

甘草　六錢　生明沒藥　四錢（不去油）　丹參　四錢

知母　四錢　病劇加三七二錢脈虛者酌加人參天冬各數錢

【歌括】清涼華蓋肺癰方　沒藥丹參知母嘗　妙在重賫甘草力

生金補肺法新創　脈虛臺黨天冬益　病劇又加三七良

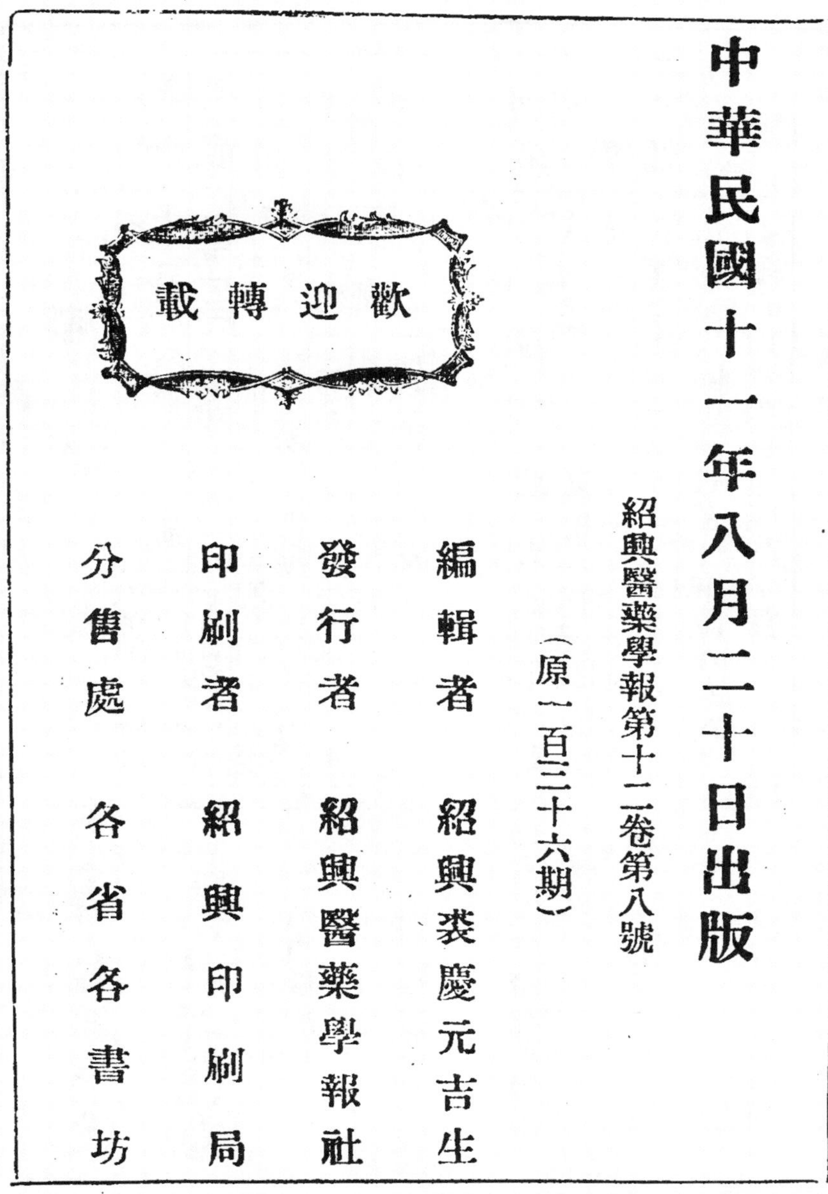

中華民國十一年八月二十日出版
紹興醫藥學報第十二卷第八號
（原一百三十六期）
編輯者　紹興裘慶元吉生
發行者　紹興醫藥學報社
印刷者　紹興印刷局
分售處　各省各書坊

歡迎轉載

## 報價表

| 新報 | 全年 | 半年 | 一月 |
| --- | --- | --- | --- |
| 冊數 | 十二冊 | 六冊 | 一冊 |
| 定價 | 一元二 | 六角半 | 一角二 |

代派或一人獨定十份者八折五十份七折郵票抵洋九扣算空函恕復

| 舊報 | 一至十三期 | 十四至十七期 | 十八至四十四期 | 四十五至百十六期 |
| --- | --- | --- | --- | --- |
| 定價 | 五角 | 三角 | 八角 | 每期一角 |

| 郵費 | 中國 | 日本台灣 | 南洋各埠 |
| --- | --- | --- | --- |
| | 加一成 | 加二成 | 加三成 |

## 廣告價表

| 等第 | 地位 | 一期 | 六期 | 十二期 |
| --- | --- | --- | --- | --- |
| 特等 | 底面全頁 | 十元 | 五十四元 | 一百元 |
| 上等 | 正文前全頁 | 八元 | 四十三元 | 八十元 |
| 普通 | 正文後全頁 | 六元 | 三十二元 | 六十元 |
| 注意 | 所稱全頁即中國式之一單面外國式之一配奇如登半頁照表減半算 | | | |

## 外埠用郵票代洋寄社者注意

一 須油紙襯好

二 須固封掛號

三 以五釐郵票爲限

四 一百另五分代洋一元

# 零購本社發行書報章程

一　如欲購本社書報者可直接開明書目連銀寄至「浙江紹興城中紹興醫藥學報社」收

一　書價若干按加一成以作寄書郵費

一　書價與郵費可用郵局匯兌其章程問就近郵局便知

一　郵滙不通之處請購（五厘至三分爲止）之郵票以一百零五分作大洋一元核定封入函中掛號寄下（郵票須用油紙夾襯）

一　一人購書報上五元者可將書價以九折核寄上十元者以八折核計零購無扣（購舊報及代售各書不在此例）

一　一人預定當年月報之上五份者可將報價以九折核計上十份者以八折核計

# 上海粹華製藥廠各種新藥

※**粹華杏仁精**　每瓶四角

選擇國產上等杏仁用化學製成極純正之精液藥力宏偉奏效迅捷雖服五滴即能療治多年久咳誠為治痰聖藥

※**清血片**　每瓶六角

功能清潔血液殺滅微菌有推陳致新之效使血液流行有增加紅血輪之功為花柳症之善後良藥

※**伏虎丹**　每瓶八角

平定霍亂之神藥有殺滅虎疫菌之特效雖入危途亦能起死回生因其功能殺滅細菌
保護腸胃　止吐瀉　平轉筋　除腹痛
斂漏汗　升清降濁　起死回生

※**粹華治疫五水滴**　每瓶一角

此水用中藥貴重原料參以西法製成精華是以功效迥異尋常活人無算業已有口皆碑雖極危險之症一瓶入口即能立奏奇功且吐瀉交作時胸腹絞痛服後不僅吐瀉立止而藥水至胸胸痛即止至腹腹痛即止誠空前之奇藥也

※**楊枝露**　每瓶五角

為衛生飲料功能消暑・清熱・辟疫・避穢・舒肝・悅脾・醒胃・養腦・清心・涼肺・解鬱・破悶・利濕熱・療痰嗽・爽精神・除煩渴・清血毒・和營衛・小兒疰夏・肝陽頭暈・

※**疳積聖藥**　每瓶六角

此藥功能健脾和胃調氣下積除濕退熱殺蟲散癖雖已屬疳癆重症日服二次服至數瓶亦能疳消積散恢復健康

※**外感傷風咳嗽水**　每瓶四角

功能疏解表邪宣通肺氣清利頭目

※**杜磨燕窩粉**　每瓶兩元

功能潤肺清金化痰止嗽服時利便傀贈尤宜

總發行所　上海南京路親仁里口
經售處　各埠大藥房及國貨商店

中華民國郵政局特准掛號認爲新聞紙類

# 紹興醫藥學報

第十二卷第九號

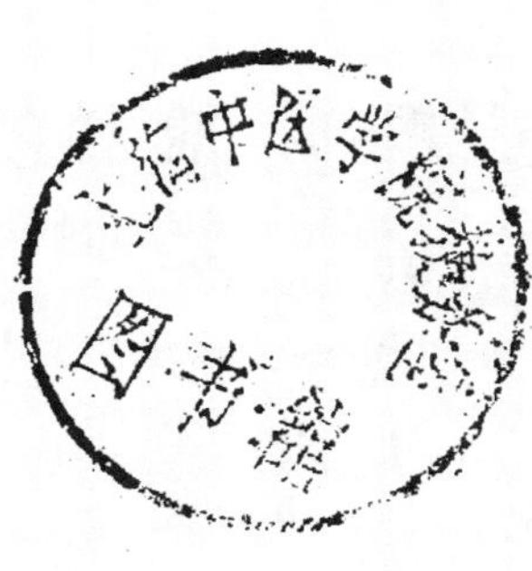

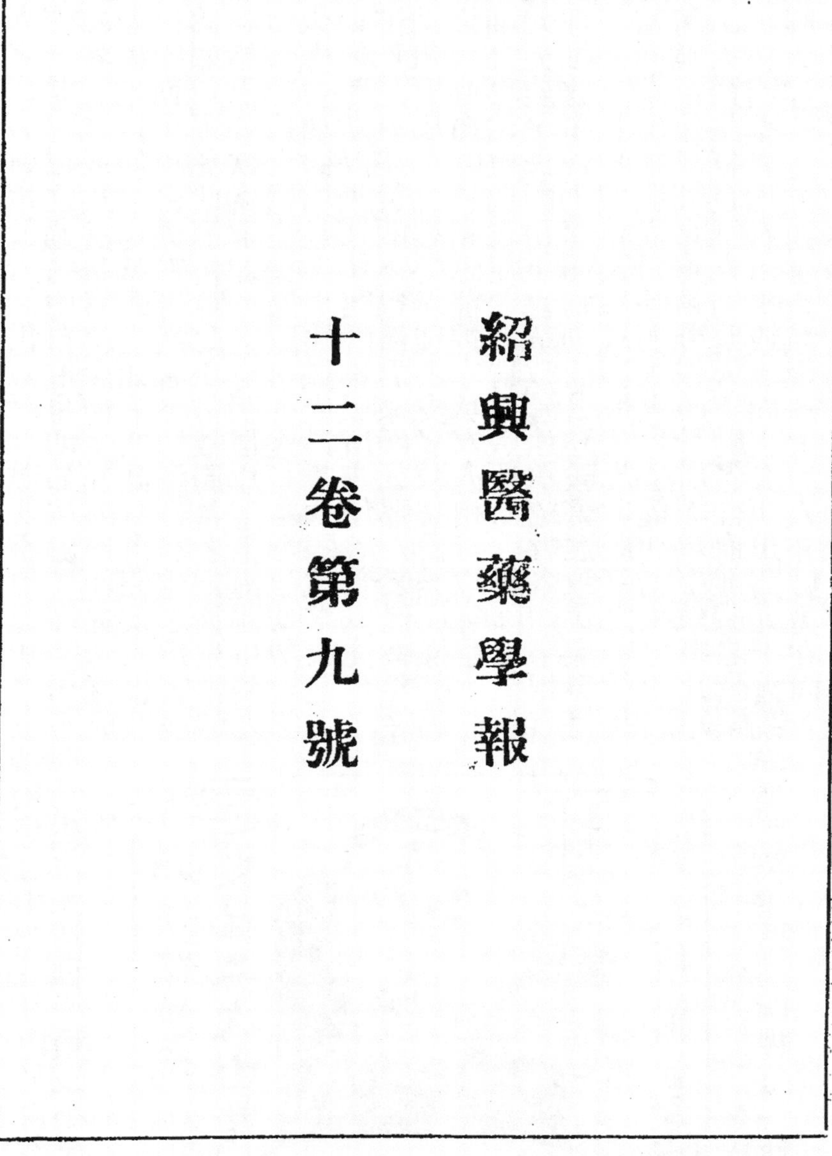

紹興醫藥學報

十二卷第九號

華人之疾病雖出於天然但防漸杜微要不難免卻之也蓋疾病之由來往往出於自不謹愼乃是自己之過咎由自取也卽如居處不潔隣居不明衛生之法污穢堆積致小兒夭殤者有之或爲父母者絕少衛生知識使小兒污穢成爲習慣則自幼多病軟弱成知天然此實自召疾病也茲特爲排印衛生小書係警告閱者應知逐日尋常之危害並告爲如何可免此等危險此小書敝局名之曰衛生常識閱報諸君如欲索取卽須寄一明信片至上海四川路九十六號韋廉士醫生藥局原班郵送一本可也切勿觀望坐失機會如欲增進衛生知識或自覺軟弱欲求健安之樂則以下所錄浙江紹興縣推收所主任潘伯文先生之證書正是有益於閣下也潘君來函云鄙人於己酉年在舊湖州府屬之烏程縣辦理度支緣政務紛繁而操勞過度以致心血虧耗頓患怔忡幸承友人相同以貴醫生紅色補丸專治血虛弱之症遂卽購服數瓶而精神陡張氣體復元矣旋至民國初年改革政體迭承紹縣各知事相邀辦理推收事件乃事屬初創而公務較繁遂致舊症復發力不能支且步履維艱幾成癱瘓爰思前服紅丸奏效甚速當向藥房購服而舊恙頓失又復痊健如初現已年屆七旬竟常服無間自覺精神較勝於前誠爲靈效無比韋廉士大醫生紅色補丸乃是天下馳名補血健腦之聖藥

凡經售西藥者均有出售或直向上海四川路九十六號韋廉士醫生藥局函購每一瓶中國大洋一元五角每六瓶中國大洋八元郵力在內

浙江紹興潘伯
文君二次由韋
廉士醫生紅色
補丸得獲全愈

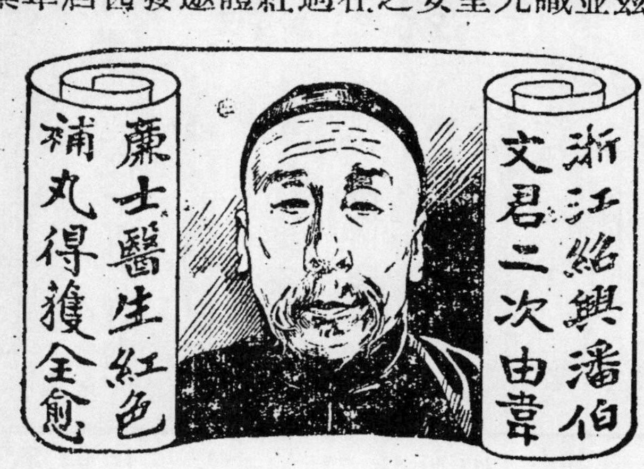

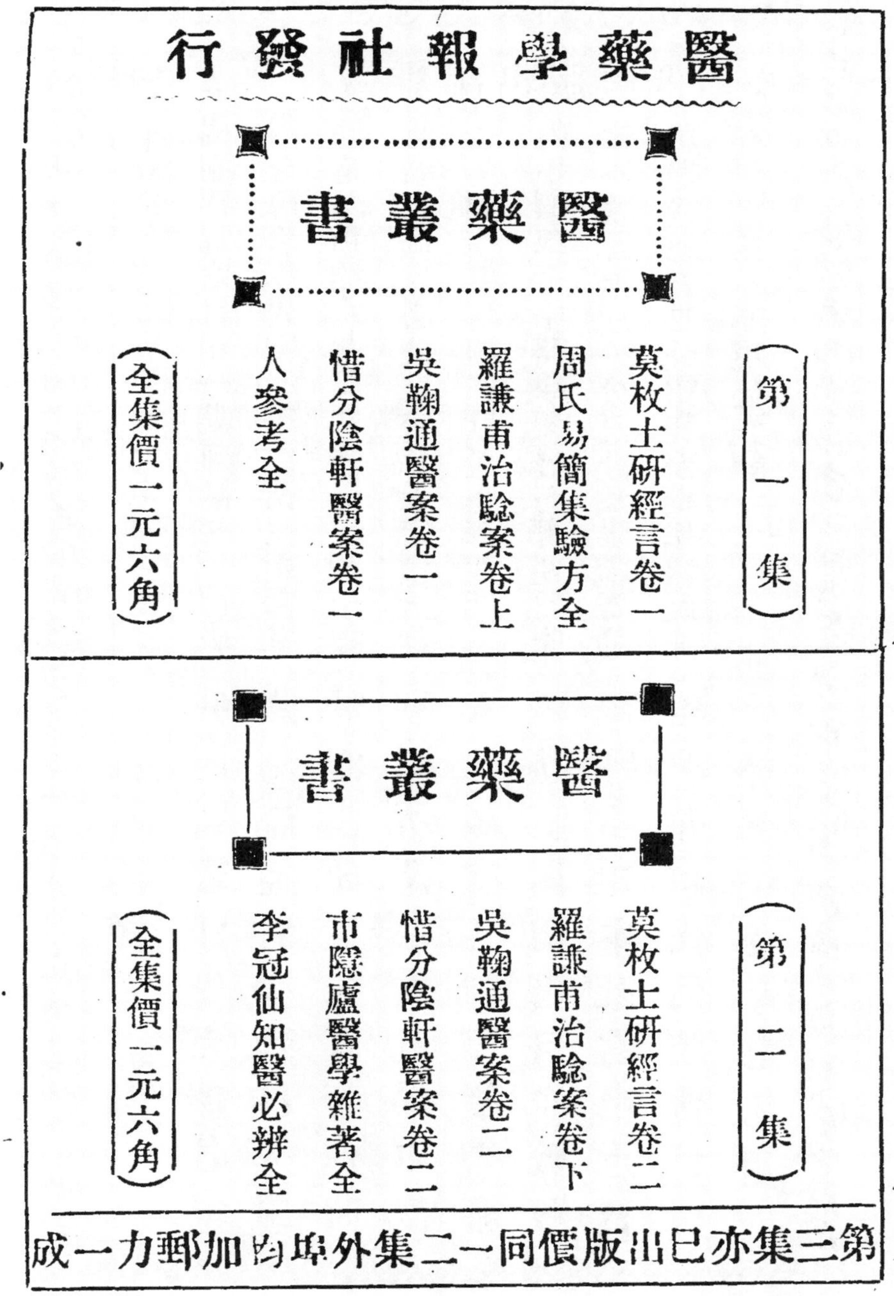
醫藥學報社發行
醫藥叢書
第一集
莫枚士研經言卷一
周氏易簡集驗方全
羅謙甫治驗案卷上
吳鞠通醫案卷一
惜分陰軒醫案卷一
人參考全
全集價一元六角
醫藥叢書
第二集
莫枚士研經言卷二
羅謙甫治驗案卷下
吳鞠通醫案卷二
惜分陰軒醫案卷二
市隱廬醫學雜著全
李冠仙知醫必辨全
全集價一元六角
第三集亦已出版價同一二集外埠均加郵力一成

## 上海中醫雜誌出版廣告

本會集合同志專以研究中國醫藥發揚國粹爲宗旨第一期雜誌現已出版內分專箸學說醫案筆記衛生談釋疑錄諸門類約六七萬言發明歧黃學理爲醫家病家必閱之書每册定價大洋二角如蒙惠購請寄欵至上海西門城內中醫學會中醫學報發行部便當寄奉不誤郵票以一分三分爲限購寄通用寄費郵資二分紹興醫藥學報社亦有代售第一期現已到紹

## 海內外藏書家鑒

我國醫書汗牛充棟各家藏刻流通者少致日久歸於湮沒此豈先人著作時初願所及耶本社竭力搜求凡藏有各種醫藥書籍者務祈開明書目卷數版本等示知本社當出重資相求并可代爲流傳發行

紹興醫藥學報社啓

# 紹興醫藥學報第十二卷第九號（原百三十七期）目次

# 吾醫藥界同道願得一有利之副業乎

▲請代售皮膚百病之唯一靈藥

皮膚之病夥矣如疥癬癩瘡等之種種疾患推其原因無一非皮膚缺乏成分黴菌繁殖其間之所致其爲患也初則搔癢難忍皮膚燥裂繼則腐爛腫痛膿水淋瀝不但作事不便行動爲難抑且令人易於憎惡春夏之間傳染更易星星之火足致燎原本醫院發明之皮膚萬靈膏已二十餘年銷路甚廣成效卓著有收濕解毒之獨長殺蟲滅菌之專能凡皮膚諸病搽之即除誠保護皮膚之健將也現在各省皆有經理代售者願各醫生各藥店及患皮膚諸病者講試之定價每盒實洋三角外埠函購郵票可以代洋另加寄費一成如各地醫生藥房商號願大數批發代售者自當即班函知奉告代售章程

紹總發行所興北橋海裘氏醫院

# 辯駁高思潛五行的批判之大謬

王肖舫

夫人身小天地具有陰陽五行之氣化肇自岐黃問答上下五千年名賢輩出著作充棟均無絲毫疑義近來西醫充斥醫界後學強半喜新厭舊歷年醫報中屢有提倡廢棄陰陽五行之議疊經各省同道之辨駁由此息喙醒悟者實繁有徒獨有高思潛君性情好異其廢棄五行之心不死今於月報第三號又有五行的批判支離謬語幸六號月報中各省醫家不忍其終老於迷途復有五行的駁議無論該文是否鄙人之作原係忠告善道教爾成人詎料高君忠言逆耳始終不悟竟於月報第七號刊稿反疑爲絕交肆口謾駡噫人必自侮然後人侮之（原文冬烘守舊奴性根深等句）實高君自招辱耳態度趨於和平者固如是乎自損人格何咎於人況學術研究例應直指缺點方可收廣益之效果高君對於鄙人既因該文而生疑心只得再將五行氣化對於人身之關係須臾不可離處詳爲解說以開高君之靈竅

引歸正道而伊是否回頭向善覩其造化何如耳

西醫重實驗喜用器械診斷法以剖解手術見長其於外科各項療法固勝中醫一籌對於七情各病具有五行氣化之剝復生尅之偏重各奧理者非伊所能試觀丁氏醫學叢書載某西人患嘔症甚劇嘗徧西藥無效後服小半夏湯覆杯而愈遂認小半夏湯爲鎮嘔劑無論何種嘔症卽以該藥爲唯一療法西醫之膚淺可想而知據化學實驗石膏無治療之價値只可供製造模型之用疊經張錫純君發明石膏確有辛涼之實效蓋辛味屬氣易於消失故經化學之作用卽不能存在由此觀之五味之說實能成立高君五味的批判仍當一筆抹倒

高君所談五色乃是太陽光帶之作用借光學以批判醫學上五行氣化所生之五色比擬不敎早爲蔣璧山君說破指出謬點判以食人牙慧及誤會之罪證明五色之說實能成立余亦不必再爲絜聒重加罪名

五行分屬五臟因氣化生尅而變幻確有至理存在例如心屬火之氣化一經受熱則紅漲於外四肢發燒遙而望之知爲熱病然陰陽虛實必須診斷於脈若浮沈俱實乃是陽熱當以寒凉直折倘沉取無力或上盛下虛乃是水虛火盛陰不配陽而紅漲於面例當壯水水足則陽潛經云大虛有盛候是也又或本是火熱爲病而四肢厥冷而目青黃其中陰陽對待之盈虛五行氣化之消長如鐘錶機器互相聯絡同理確有不可思議者一經恢復則氣機流利生尅復其常度經云大實有羸狀是也至於五行生尅參互錯綜此是亢乃害承乃制有過不及具有盈虛消長之至理又何嘗滑稽也須知中醫重氣化恒用理想診斷法對於七情各病每因理思而得五行氣化之生尅其所以剝復之眞象此非西醫僅能化驗實質所可得其要領者（餘可仿此類推）要知五行分屬五臟原是五臟具有五行之氣化絕非五臟具有五行之實質此理早爲蔣璧山君說明勿庸再行細解五行之說實足成立高君五

行的批判仍當一筆抹倒

總之五行氣化之生尅爲醫學上必有之學理西醫恒用器械治療其醫學發明尚淺原不知此我中華醫理深奧治療上著效神奇委因近代家各有學各秘所長日久湮沒遂將數千年醫門絕學散失羣言淆亂正道不彰如果醫門有幸高君悔過及早發揚國粹制西醫之短擷其所長補國醫之缺將此一份心血腦汁歸於有用爲我國醫界發一綫曙光處此邪說橫行之時免得造謠惑衆舍正路而入廠叢余所望於高君者甚厚嗚呼忘祖國而媚外人高君自詡爲泰西之功臣矣殊不知棄數千年國粹而不提倡之發揚之不特仲景之罪人實亦四海之公敵將來繼鄙人而起攻擊者無量數嘻先生休矣想是和縣通醫者有限養成一種狂悖性質自信太過附近同道或不屑與較遂眼空四海愚而自用猶之鄭牛蘇狗知其一不知其二無足怪者先生對於五行氣化之實理如未明瞭請函達鄙人處則知無不言自

有相當之答覆苟執迷不悟則糞牆朽木吾不知其可矣

## 論陰陽之眞理并覆侃如思潛二君

臨海蔣璧山

侃如君將鄙人文內凡陰陽二字俱以氣血二字易之就此文論之理解固尙明晰但所以能主開闔之義確係陰陽兩字之詮解於氣血兩字尙隔一層蓋氣血者物質也陰陽者物質之性情也開闔者性情之作用也凡天地間之形形色色接於耳而觸於目者旣有物質必有性情皆於醫學上有所關合倘徒言物質不知性情則物與物異質與質殊即其作用之效能亦每物自異每質自殊且效於甲者不必其效於乙能於前者不必其能于後異不知其所以異殊不知其所以殊但使人目迷心亂智盡術窮轉歎此症無治療之善法此藥無完全之實用殊不知其未識陰陽兩字之有以致之乎例如中風火之邪者其症狀必發熱必發現於頭部或人身之左軀必劇於晝日必畏見火與日光其脈必浮數其所治療之藥劑必用寒凉也中

寒濕之邪者其症狀必惡寒必發現於足部或人身之右畔必劇於日晚或夜間必畏寒冷之空氣其脈必遲緊其所治療之藥劑必用溫熱也如遵侃如思潛二君避除陰陽之旨其敘述病理及療法必另多費解而其所以然相應相求之原理仍不可得而知之焉殊不知風與火陽邪也發熱陽邪之發現也頭部與身左陽之位也晝日陽之時也火與日光陽之光也陽盛必陰衰陰衰故不容再見陽光也浮而數陽脈也寒涼之劑所以扶陰以制陽也寒與濕陰邪也惡寒陰邪之發現也足部與身右陰之位也晚夜陰之時也寒涼之空氣陰之氣也陰盛必陽衰陽衰故不容再見陰氣也遲與緊陰脈也溫熱之劑所以扶陽以抑陰也至於陽邪有時而入於陰則必脈見沈數舌上無苔陰邪有時而出於陽則必脉見浮緩舌有白苔邪氣變幻症狀雖各不同而能認定陰陽兩字則病機療法自有界線之可尋蹊竅之可入也是故陽屬之物質必自具有陽屬之性情陰屬之物質必自具有陰屬之性情陽與

陽必相類而相引陰與陰必從好而從同故知陰陽之眞理則不必檢查細菌而病理自有眞確之診斷不必化分原質而藥物自有氣味之可憑鄙人前謂陰陽五行之理爲中國醫學上精髓靈魂之所在者此也方今西學膨脹勢難遏抑凡有心保存國粹者應當採取西法以翼助中醫之不及則可若徒醉心歐化以自廢除陰陽五行之眞理則斷不可也

思潛君對於鄙人第三則之答覆尙有疑義蓋鄙人所言者道其常探其本也思潛君所言由於不清潔惹黴菌腐蝕所致者道其變齊其末也不然何解於童顏白髮大力負重之老人一生不知衛生爲何物而反齒牙保全曾無疼痛枯落之患者蓋其腎氣完固所得於天者厚也又不然更何解於洗寃錄所云踢傷腎囊致死者其上下牙齒皆脫落是可知齒與腎之相關非徒屬於理想而無實驗者也

## 論陰陽五行之精義

臨海蔣璧山

凡天下之物有實質必有性情有性情必有作用此不易之定理也實質者何物類之本體是也性情者何陰陽之動靜是也作用者何五行之生尅是也中醫學之發明物理必先研究物體之如何構造及生長收採之時令暨發生之地點即可藉知其性情之爲陰爲陽并可以推測其五行作用之爲生爲尅此中醫理想之根據點實有精義之足取且確有奇效之可徵非徒託諸空言而已也例如物質之本體爲花爲葉爲小枝則屬陽輕清而升浮爲實爲根爲大幹則屬陰重濁而沉降爲仁爲核屬陰而走裡爲殼爲皮屬陽而走表枯燥輕虛草屬陽而入氣分潤澤多脂草屬陰而入血分生發早而向東南者屬陽而興奮晝拆甲而夜閉合者屬陰而收斂且生於高原者多屬陽而氣熱生於下隰者多屬陰而性寒再審其溫熱涼寒平之五氣酸苦甘辛鹹之五味氣勝者爲陽味勝者爲陰五氣之中又以溫熱爲陽中之陽寒涼爲陽中之陰五味之中又以辛甘爲陰中之陽酸鹹爲陰中之陰氣味俱陽者

入氣而升發氣味俱陰者入血而沉寒氣陽而味陰者入下焦肝腎而溫通氣陰而味陽者入上焦肺胃而清潤此物體之性情確有陰陽可分之精義也生於春者屬木而入肝生於夏者屬火而入心生於秋者屬金而入肺生於冬者屬水而入腎木之性旺於春其氣溫其味酸其臭臊凡物質禀木性（指春生氣溫味酸色蒼臭臊者言下倣此）而偏陽者（如氣勝於味之類再兼本體時令地點言之下倣此）皆入肝胆經之氣分偏陰者（如味勝於氣之類）皆入肝胆經之血分火之性旺於夏其氣熱其味苦其色赤其臭焦凡物質禀火性而偏陽者皆入心小腸經之氣分偏陰者皆入心小腸經之血分土之性旺於夏季其氣平（前人謂平氣屬金鄙人獨以平氣屬土觀本經凡平氣之藥皆入脾胃二經且五行中於金有平與微寒二氣於土獨缺如非五行分屬之旨也）其味甘（屬陰）淡（屬陽）其色黃其臭香凡物質禀土性而偏陽者皆入脾胃經之氣分偏陰者皆入脾胃經之血分金之性旺於

秋其氣凉（本經言微寒）其味辛其色白其臭腥其物質稟金性而偏陽者皆入肺大腸經之氣分偏陰者皆入肺大腸經之血分水之性旺於冬其氣寒其味鹹其色黑其臭腐凡物質稟水性而偏陽者皆入腎膀胱經之氣分偏陰者皆入腎膀胱經之血分此物體之性情作用確有陰陽五行可分之精義也肝虛者補肝之外更宜補腎（如肝陽虛用附子鹿茸蓯蓉之類肝陰虛用熟地枸杞子龜板之類）水生木也心虛者補心之外更宜補肝（如心陽虛用五味龍骨之類心陰虛用酸棗仁柏子仁之類）木生火也脾虛者補脾之外更宜補心（如脾陽虛用桔紅桂心之類脾陰虛用石蓮子茶葉之類）火生土也肺虛者補肺之外更宜補脾（如肺陽虛用黃耆黨參之類肺陰虛用麥冬石斛之類）土生金也腎虛者補腎之外更宜補肺（如腎陽虛用人參附子之類腎陰虛用山藥淫羊藿之類）金生水也肝氣厥逆者宜平之以辛（如生薑半夏木香之類）金尅木也心火上炎者宜制之以鹹寒（

如犀角生地小便之類）水尅火也脾土壅滯者宜疏之以酸（如木瓜山査烏梅之類）木尅土也肺氣喘促者宜降之以苦（如桔梗杏仁葶藶之類）火尅金也腎水上泛者宜鎭之以甘淡（如白朮茯苓澤瀉之類）土尅水也木氣太過勢必侮土泄之以苦（如白芍龍胆草川楝子之類）苦爲火味使木生火以生土可化其尅土之凶也火氣太過勢必刑金泄之以甘淡 如生地黄麥冬琥珀之類）甘淡爲土味使火生土以生金可化其尅金之威也土氣太過勢必壅水泄之以辛（如生薑細辛半夏之類）辛爲金味使土生金以生水可化其尅水之情也金氣太過勢必伐木泄之以鹹（如羚羊角龜板秋石之類）鹹爲水味使金生水以生木可化其尅木之權也水氣太過勢必乘火泄之以酸（如牛膝桑葚山萸肉之類）酸爲木味使水生木以生火可化其尅火之暴也此五行之作用確有生尅之精義也醫學中有此陰陽五行之精義倘或遇藥物書所未收入之品皆可觸類旁通藉可收良好之結

果今古名人醫案中恒載有用未經驗之藥品而收效每多奇絕者職是故也若歐西則無此直捷微妙之精義焉自發明化分之學術以來凡一切物質須先攷查其成分係何種之原素然後實驗其作用之所在就表面上觀之似乎中學爲粗而西學爲精殊不知西醫之知識僅在於實驗以後若未經實驗以前執此物質以問性情之如何不知也指此原素以問作用之如何不知也况物質一經化分其爲陰性重濁之原素可保其完全存在若爲陽性微薄之原素類多消失而無餘故中西同一物質而作用恒多殊異者爲此故也卽所論鎭咳劑興奮劑鎭吐劑鎭痙劑利尿劑亦在於經過實驗後而知之至於所以然能如是之原理則無得而知之者况所謂强壯劑解熱劑收斂劑生殖器劑祇知混蒙統治而不能分別寒熱虛實表裡氣血諸界線是皆不識陰陽五行之精義之過也從西醫之學僅僅於作用上略知混蒙統治皮毛粗淺之方法而已至於物類之本體上全不研究更何論於性情之陰

陽乎鄙人擬撰中西症治對照表將中西症論治法雙方並列則中西醫所以優劣之點更瞭如指掌矣當今之世人多艷羡西醫器械之精良手術之奇巧藥品之純粹殊不知中醫能神明陰陽五行之妙用則得心應手觸處皆通器械手術無所用之藥品雖純既非原質無從研究且已失本來完全之氣味必不能與原質同功中醫界近有倣造提鍊之創議者殊無必要之理由吾非守舊派故與新學爲難不過謂西法粗疎實不如陰陽五行之說較爲完密已耳

## 忠告同業

紹興謝又新

救人一命勝造七級浮屠此佛氏家言所以喻人命之重而救之不可須臾緩也夫醫生負濟世之義務操司命之大權者也生死肉白非異人任彼患病者既慕吾之名出資求治則吾宜悉心治療加意處方使其脫離疾苦一以報求治之誠一續其將斷之命儻亦所謂救人一命者歟彼不然者自高身價於診資則錙銖必較於立

方則藥石妄投彼不死於病而死於所以治病之醫者寃哉嗚呼誰無父母誰無夫妻坐令北邙死別問之於心安乎否乎納手自思必有徬徨中夜而踧踖不安者吾故敢大聲疾呼告同業曰平日宜焚膏繼晷參究醫學臨診宜仔細問切力救病人庶幾民免夭札登壽域以永年疾不發生却病夫之毒詎不獨民之幸抑且國之幸也寄語同人幸勿河漢

醫事雜評終

## 血症實驗療法

諸城王肖舫

血病名目繁多治法甚夥總以氣逆爲第一主要原因淸熱凉血原是治標之法余年弱冠以後因家務糾纒憂忿病血或以越鞠丸開鬱或以地黃湯凉血或以六味丸滋陰均能暫愈皆未除根此時醫學膚淺將生命付於他人年復一年或發或止每逢交節（換氣候）即覺惡寒毛孔振慄而起栗不數日即發或嘔或嗆或咯或咳或吐或現痰中血絲不等更醫十餘人服藥數車自以爲不能競存矣後卽於病輕時檢閱方書得三法而痊愈血病甚時頻服四生丸當茶飲血病輕時（或咳或咯及痰中血絲）每日飲童小便數次或飲白茅根湯（單方）數次及血病將愈時善後之法每日飲人乳數盌於是三月餘病全愈至今健壯倍於昔時略述學醫之基礎以誌不忘

四生丸方　生地一兩　生側柏葉二兩　生荷葉兩半　生艾葉五錢　共搗

爛爲丸如雞子大晾乾每用一丸煎飲不拘時

童小便　降逆氣凉血而無停瘀爲血病第一聖藥

白茅根　清絡熱袪痰中血絲爲血病後路聖藥

人乳　補陰益血以有情補有情爲血病善後第一藥

【附白】此數方乃余自病血症親試之方特述顛末以供同病者之自療法幸勿以簡單而忽之謂予不信一試便知其非常效果也

## 胡天宗先生治愈膀肛出氣病論　鎮江劉吉人

安徽歙縣　胡天宗先生曾治愈張姓男子一人病後危篤膀肛出氣奄奄待斃諸醫束手　先生見其下焦虛冷周身亦不甚熱六脈細小而遲舌苔淡白而知係病後陽氣不足則陽氣無所依附之候因用桂附參朮巴戟天補骨脂倭硫黃等品服後一帖身溫二帖出氣不甚三帖全愈調理四五帖康復如常矣　先生平素經學

淵深診脈論症必有根據此症蓋由內經氣溫氣熱治以溫熱强其內守必同其氣數句經文而來故能治人所不能治之症也後學徒知 先生治愈此症而不知先生辨症之胆識經學之豐富皆超人一等者也

## 時疫治驗壬戌閏五月稿

餘姚康維恂

天時失序人事怱忙香烟雪茄不絕於口竹戰不絕於手房幃不遠於身情慾常擾於心則五志陽升化風化熱稍感暑濕鮮有不病哉若作寒治（傷寒）鮮有不輕病轉重重病變危哉敝處鄰右徐姓寒熱口渴有汗熱不解胸痞不大便頭疼溲赤而少舉家惶惶邀恂治之隨帶藥庫內藏臥龍丹濟生丸及楊製時疫奪命散神效除痛散等診其脈滑數有力視其舌質赤苔白有紅星恂曰內傷外感交病因體熱陰傷（素不注重衛生）感觸暑濕（後夏至爲病暑暑必兼濕）用薄荷錢半 六一散三錢 赤芍錢半 炒黃芩錢半 大浙貝三錢 竹茹二錢 方通草錢半 山

梔錢半　荷葉三錢　杷葉三錢　爲內服方至頭疼用外治法以楊製時疫奪命散嗅入鼻內隨時定痛移時得汗熱清後以清肺調胃蠲除痰熱而化餘邪以育陰分如此出入不數劑而康健如初矣按醫者貴乎識症如老吏斷案眞實則投方其效如鼓之應桴每見世醫一見發熱未得深究陰陽六氣中何氣七情中何傷概以柴葛羌防蒼樸陳夏倘風寒一汗可解否則焉有不僨事哉吾儕臨症如臨大敵切勿爲疑兵所惑也按時疫奪命散之功效見紹興醫報第十一卷第十號斯散內容見紹報星刊第九號凡遇時疫不拘初中末三期及霍亂中暑中寒等（虛症勿用倘牙關緊閉兩手不握固者虛也倘牙關緊束兩拳握固者實也）有斬關奪鎖之功起陷閉閉之力病在氣分嗅入氣可舒展病在血分嗅入血即通暢以致發熱者易於從汗而泄也此藥孕婦不忌考臥龍丹孕婦忌之何也因方中芥嫌辛升皂乃辛散與今人之體質及伏熱者不甚合拍市井藥鋪燈草灰每[illegible]少用方內之開陽

花辛溫大毒人酒飲過量能殺人近日即昏甚則生翳藥市每加此品而減犀黃存心薄者每貴品少用賤品加增而失立方之宗旨嗟乎藥肆惟利是圖哀哀病夫何堪至元寸冰片僞貨甚多即是非僞寒症合宜熱症用之實足熱腦不若時疫奪命散有清腦袪邪之效也

恂素業眼科於內科一道毫無所識惟近隣親友之有暴病而不及求醫者間或促予往診之予想人孰無情有可療治之處寧可坐視安危乎惟其然後治療必命延請內科醫士知我者幸毋疑我也

## 小兒頭面紅腫治驗

鎭江楊燧熙

庚申歲閏四子甫數月患頭面腫顯色紅由頭部先起便結溲黃而少面赤唇乾身熱三日氣粗苔薄白舌有硃點三關筋紋紅色邀數友診治有云感冒有云痧疹有云胎火有云驚風鄙意小兒純陽之體熱症多於寒症伊母無知慣性多穿多蓋暗

受其熱而不知覺致有既往症頭部生火服有凊涼得效然恐爐烟雖熄灰火尚存懦度見症情形乃陽明胃熱（陽明之脈迎於面）厥陰肝一火（厥陰之脈行於頭）借風溫而發營熱不平胎毒甚重進桑菊銀翹白虎等湯加味出入爲方二劑後便行黑硬熱退戀頑又二帖小其劑諸症漸平惟頭面之顆粒結痂已變焦硬成片未退有穢臭味外以苦寒清解鹹寒軟堅之藥粉菜油調塗一日二次數日後痂落臭除倘投升散熱故不退陰液其何以堪也

## 冬溫挾濕釀痰化燥治驗

崇明刁質明

大生二廠西南施邦安年四十五歲辛酉仲冬月初九患感形寒頭疼骨節不舒脘悶神倦至初十日自以爲寒痧遂用搜風法搜之至夜間大熱神昏譫語乾嘔十一日早晨即來邀予診治病證煩勞傷陽肝性横逆伏溫內蘊太陰久必釀痰今被冬溫引動肺胃氣機不得宣達痰蒙清陽九竅不利始寒後熱神糊妄語口燥渴飲心

煩汗少骨節筋掣不舒乾嘔便澹並作脉象左弦右滑數舌苔中絳少津病情如此恐非吉兆之侯以清宣熄風降逆化痰爲法以俟明師裁政幸甚

霍山斛　三錢　鮮生地　三錢　廣橘紅　錢半

廣橘絡　錢半　淡竹葉　一錢　竹茹　三錢

剖麥冬　三錢　鮮菖蒲　錢半　南薄荷　六分

絲通草　五分　雲茯神　錢半　雲茯苓　錢半

雙鈎籐　二錢　穭豆衣　三錢　水煎服　另研中戈夏末二分冲服

至晚膳時又請孫志康診視案云感受時令冬溫襲肺發熱咳嗽轉變溫熱深入陽明刦傷津液舌絳而燥且神昏亂語症屬非輕變險之憂勉擬清熱生津辛凉解表之品

西洋參　三錢　京元參　四錢　蘇薄荷　二錢半

淡豆豉 四錢 剖麥冬 四錢 金銀花 三錢

净蟬衣 二錢 炒瓜蔞 四錢 細生地 四錢

大連翹 三錢 嫩前胡 三錢 牛蒡子 四錢(炒)

鮮菖蒲 三錢 天花粉 三錢 廣橘絡 三錢 水煎服

次日仍請孫志康診云脉症兩參比前稍平前議清熱生津稍得小效症勢仍危慎之慎之再投前法加減主之

西洋參 二錢 西黨參 一錢 京元參 三錢

嫩雙鈎 三錢 金銀花 二錢 提麥冬 三錢(辰砂拌)

白茯神 三錢 天花粉 三錢 滁菊花 錢半

細生地 三錢 大連翹 三錢 陽春砂 一錢

光杏仁 三錢 萊豆皮 三錢 廣橘絡 二錢

桔通草 一錢 水煎

十四日仍邀孫志康診云脉症兩參較前稍鬆惟有舌絳傷津回而復傷殊非輕淺仍以清熱保津加減主之轉機裁俟

鮮石斛 三錢 鮮生地 四錢 淡竹葉 錢半

菉豆衣 四錢 連翹殻 三錢 提麥冬 五錢

淡豆豉 三錢 白桔通 一錢 天花粉 四錢

人參葉 二錢 煨石羔 五錢 鮮蘆根 一兩（去節） 水煎

連請孫醫士三次雖有效力而病不減輕至十五日復來邀予診治脈象左弦急右滑大舌苔薄黃尖絳津液未復咳嗽痰黏骨骱痠疼時有潮熱微汗譫語脘悶氣短連投滋清透泄勢不肯緩病原冬温挾濕釀痰化燥氣力乏而未能宣化表散則津液已虧攻裏則內無積滯且正氣已虛深爲可畏議以清肅肺氣佐以和胃化痰利

水爲治未識名家以爲何如

南沙參　一錢　北沙參　一錢　穞豆衣　三錢

川尖貝　二錢　川絲通　六分　鮮金釵　三錢

雲茯苓　一錢　雲茯神　一錢　鮮菖蒲　錢半

嫩雙鈎　二錢　賴橘紅　錢半　賴橘絡　錢半

淡竹葉　一錢　生甘草　五分　鮮竹茹　四錢

申戈夏　三分（另研極細分二次冲）　煎服

十六日憑脈論症較前稍鬆但神煩咳嗽頭脹耳聾汗出遍體溫邪雖能達表溫邪蘊伏中焦釀痰化燥氣機因之不利前哲云正不勝邪津液耗損之俟仍宗前法小其制俾蘊伏之邪退得一分便存一分正氣庶幾漸漸向愈也　前方去申戈夏加白蒺藜三錢枇杷葉（刷去毛）二片煎

十七日溫邪大勢已定惟肺胃氣液未復脈形細緩按之猶數舌膩津少仍有咳嗽痰稀煩熱之象係伏邪鬱久未得淸爽擬進生津養液化濕爲主

西洋參　錢半　鮮生地　三錢　川尖貝　一錢

川絲通　五分　霍石斛　三錢　抱茯神　三錢

生杭芍　二錢　淡竹葉　一錢　提麥冬　三錢

雙鈎籐　二錢　生薏仁　三錢　生穀芽　三錢　煎服二劑

廿日脈息已和舌上津回神疲力倦咳嗽仍未全愈以培元安神和胃法

西黨參　二錢　剖麥冬　三錢　生苡仁　三錢

水炙草　五分　抱茯神　三錢　細尖貝　二錢

化橘紅　錢半　生穀芽　三錢　竹　茹　三錢　煎服二劑

廿四日脈現緩大舌苔中紅邊白咳嗽心煩納食不易運化係病後虛陽未息肺氣

不能制節脾氣運行殊難之故耳

南沙參　一錢　北沙參　一錢　細川貝　一錢

廣橘紅　錢半　廣橘絡　錢半　生熟穀芽　四錢

川梗通　五分　雲茯神　一錢　白蒺藜　三錢

生苡仁　三分　水炙草　六分　竹茹　三錢

枇杷葉　三錢（刷去毛生用）服二劑

廿八日病象全退治以淸養

西洋參　八分　炒奎芍　三錢　細生地　三錢

廣木香　八分　净橘絡　錢半　雲茯神　一錢

白毛橘紅　半錢　生苡仁　三錢　水炙草　五分

生熟穀芽　四錢　服二劑全愈

錄出以望海內名家研究或有錯誤務須明以教我則爲感激無涯矣

## 爛喉治驗　　前人

朱媛　太陰溫毒氣機不能衛外形寒煩熱脈浮舌薄咽喉白點紅痛頭運汗少先擬辛涼輕宣爲治

荆芥穗　一錢　象貝母　二錢　白桔梗　三分

霜桑葉　一錢　焦梔皮　三錢　南薄荷　一錢

大連翹　二錢　粉丹皮　錢半　生甘草　五分

淡竹葉　一錢　菉豆衣　三錢　川梗通　五分　清水煎服

再診　微有汗出寒熱已止惟喉已腐爛小舌下墜脈數舌黃溫毒之邪已入陽明化火上升之象治擬清陽明熱毒爲要

生石羔　三錢　大連翹　二錢　潤元參　三錢

蘇薄荷　六分　霍山斛　二錢　鮮生地　三錢

菉豆衣　三錢　象貝母　二錢　二寶花　三錢

剖麥冬　三錢　淡竹葉　一錢　生甘草　八分　水煎

三診　脈沉細數舌苔薄黃前方清陽明熱毒症象有增無減喉腐極盛手術去腐遂流血不止且腮旁亦腫四肢厥冷天癸臨期係溫毒內鬱陽明毒陷血分君相之火直沖清道氣熱則血結故壅滯不散也葉香巖云熱閉在內肢體反不發熱切不可以溫解調血引火之法當用三黃散外敷吹以珠黃散內則仍用清胃解毒略佐凉血加重與服可望轉機之理

生石羔　六分　大連翹　三錢　潤參元　三錢

蘇薄荷　錢半　粉丹皮　三錢　鮮蘆根　一尺(去節)

二寶花　三錢　菉豆衣　三錢　川尖貝　二錢

鮮生地　五錢　淡竹葉　一錢　煎服

四診　前方之腮腫已消而喉爛仍然肢體回溫脈仍細數舌苔仍黄已有佳兆擬方仍清陽明解毒爲法　前方去蘆根加霍山斛三錢煎服

五診　諸恙已安惟喉腐不減小舌腫大亦腐此肺胃火毒熾盛當守原法加絲通草六分焦梔皮三錢煎服

六診　連投清火解毒而咽喉小舌與牙齒之腐爛未除上腭已現紅象牙關微緊脈來細數而浮舌苔薄黄尖絳係肝胃風火交煽痰氣壅滯致毒腐不消也換吹錫類散擬進清化熄風爲主

滁菊花　二錢　潤元參　三錢　大連翹　二錢

二寶花　三錢　白蒺藜　三錢　京川貝　二錢

菉豆衣　三錢　鮮生地　三錢　南薄荷　一錢

霍山斛　二錢　廣橘白　二錢　生甘草　八分　煎飲

七診　服清化熄風獲效牙齗之腐腫未清牙關未鬆蒂丁內旁仍腐扁挑腺黏膜色紫堅硬係毒血凝結當清血毒以利咽爲法

西歸尾　三錢　大連翹　二錢　細尖貝　二錢

玉桔梗　六分　京赤芍　三錢　烏元參　三錢

南薄荷　八分　絲通草　五分　金銀花　三錢

剖麥冬　三錢　白蒺藜　三錢　生甘草　八分

土茯苓　八錢　煎湯代水

八診　進清血毒以利咽牙關已鬆惟咽喉腐猶未清紫色轉紅頗有佳兆仍用前方去白蒺藜桔梗加霍斛二錢細地三錢仍以土茯苓八錢煎湯代水

九診　脈象已和苔色潤澤咽喉白碎未清症已漸入佳境但痛勢不減仍不能納

食天癸已止此乃氣虚未能勝毒血分未和擬仿顧氏四妙法佐以熄風解毒爲主

生有芪　四錢　細生地　三錢　白蒺藜　三錢
淡竹葉　一錢　全當歸　三錢　二寶花　三錢
蘇薄荷　六分　生甘草　六分　生白芍　三錢
潤元參　三錢　菉豆衣　三錢　水煎服

十診　投顧氏四妙佐以熄風解毒痛象已止諸恙咸安喉間之腐碎猶未全除肺胃血絡餘毒未净再投清毒爲法

金銀花　三錢　潤元參　三錢　淨橘絡　二錢
粉丹皮　二錢　大連翹　二錢　西赤芍　三錢
白蒺藜　三錢　生甘草　八分　菉豆衣　三錢

川尖貝 二錢　白雲苓 三錢　土茯苓 六錢　煎湯代水並服

十一診　喉腐已清肢體困倦納食不思係脾胃氣虛之故以銀花四君湯培土清毒以善其後

按此症經治十一日幸得病家堅信可以成功否者決難治愈

## 臨證筆記

欿然軒主八

樂（讀岳）今年甫弱冠自幼誦習書詩屠維協洽易輟棄乎儒而攻醫受業同鄉博士春江即是吾師始授越人古籍繼得仲景微辭靈素精深奧竅循循引誘釋疑無如天資椎魯耳提終若愚癡夫醫生人學術殺人何貴於斯常讀庸醫貶語不禁拍案噫嘻小子未敢問世多因頰味靡遺終日勤求古訓以期稍得根基今將浪治數案錄呈紹社劂剞海內　醫壇博雅務乞吹毛求疵切勿知非吝玉莫能暗裡嘲嗤　諸公明以教我庶幾脫却帶窺哈哈　鼎惠五內銘之

江都甘棠徐　樂召南别署韻英識

陳右三十八歲　書云大腹脾之部位當臍腎與衝任小腹者肝經之分野也今少腹右部脹痛甚則繞臍上攻揆此情形良由房後招寒寒傷衝任與腎（房後之事病者隱忍予聞憐人之語古人云寧醫十男子不醫一婦人信不誣也）某君進當歸四逆湯合烏梅丸痛止而脹未除蓋肝病善痛脾病善脹肝脾腎爲足之三陰緣其氣化相通部位相進少陰受病未有不累及肝脾者也且而任脈屬肝衝脉屬腎帶脈屬脾三經貫通痛巳而脹靡除者驅肝經之邪而未治其脾與腎也今滿腹脹滿脾土受戕夕加夜甚邪在陰分食旨不甘胃陽受剝渴喜熱飲症屬陰寒得後與氣脹痛乃衰氣不流利顯然無疑舌苔白厚滿脉佈象沉伏而微兼之素盛多痰乘機泄發心盧頭暈筋惕肉瞤金匱云瀝瀝有聲謂之痰飲間或腸鳴卽此故也然痰飲標病治當從本仲景曰腹滿時減復如故此爲寒當與溫

藥仿而行之佐以溫中行氣之品合否仍希　高明點鐵

潞黨參　錢半　家韭子　三錢　炮乾薑　八分

白茯苓　二錢　安南桂　一錢　粉甘草　五分

川厚朴　五分　煨木香　錢半　淡附片　八分

廣陳皮　錢半　土炒白朮　二錢　煨草果仁　一錢

生　薑　三片

次診　脈象已起脹痛減半惟口中苦澀此乃虛火上炎炎上作苦原方薑桂附改五分加木通三錢保和丸三錢(包入煎)導火下行健脾消食一劑而瘳服後方

善後

三診　諸恙皆平脹痛均已惟食旨未甘欲便不得皆由脾虛胃弱健運未恢氣滯未暢故也脉息已和舌苔白膩尚有積滯未消擬加減思食丸加味進之務宜節

飲食愼起居相與藥餌並功庶幾康壯指日若不知節衛最難肅清愼之愼之

宣木瓜　二錢　熟麥芽　三錢　萊菔子　二錢（研）
炒枳殼　三錢　雲茯苓　錢半　盤烏梅　一個（拍碎）
潞黨參　錢半　炮乾薑　四分　范志麯　三錢
粉甘草　五分　焦白朮　錢半　砂蔻衣　各五分
荷葉包飯一團

## 知古齋醫案（續）

甘棠徐韻英

高左　素有小溲渾濁或黃或赤或作或輟已經多月近來食旨不甘精神疲憊中輸呆鈍色滯足浮延今一月前服化濁宣導藥餌都是法程均未獲效今診舌苔灰白而板滿布中央少津脈象左弦軟右尺沉部不靜症情若此涼燥難投加之年高七旬有餘大局實屬可慮勉擬溫涼補瀉兼施試其進退然否候

政裁酌

桂附水煮熟地　山萸肉　澤瀉　川牛膝　荷葉包飯（煨）

淮山藥　白茯苓　丹皮　車前子（包）　香砂六君丸（包入煎）

川黃栢　川萆薢

某左　肝腎不足水不涵肝以致左腹有動氣左側時覺出火時而怯寒左側係肝木必由之路肝虛使然且間有遺滑肝主疏泄腎虛失其閉藏之權加之心中入夜煩擾不寐此乃水火不濟心腎不交所致證歷多載病根已痼陰陽兩傷中宮又挾濕痰水飲時咳時吐清水黏痰病情繁歧擬方兼治緩圖可也

油肉桂　砂仁水炒熟地　煆龍骨（先煎）　益智仁　浮小麥　淮山藥

茯苓神　煆牡蠣（先煎）　炙甘草　山萸肉　建澤瀉　遠志肉（炙）

縮砂仁（後下）　（未完）

嘔吐門（共二方）

鎮逆湯

青　黛　二錢　生赭石　六錢（軋細）　清半夏　三錢

生杭芍　四錢　龍膽草　三錢　吳茱萸　一錢

生　薑　二錢　野台參　三錢

【歌括】鎮逆湯中重赭石　吳萸青黛芍薑加　台參龍膽幷清夏

嘔吐胆衝胃逆嘉

薯蕷半夏粥

生山藥　一兩（軋細）　清半夏　一兩　將半夏淘凈礬味煎取清湯去

渣入山藥末再煎和白砂糖食之若上焦有熱以柿霜代砂糖凉者送服乾

薑細末錢許

【歌括】薯蕷半夏粥功良　半夏淘清取汁湯　山藥粉調成粥服
安衝降胃益津長

消渴門（一方）

玉液湯

生山藥　一兩　生黃耆　五錢　知母　六錢
葛根　錢半　甘草　二錢（蜜炙）　五味子　三錢
天花粉　三錢

【歌括】玉液湯中生山藥　黃耆知母葛根襄　五味炙草天花粉
斂腎升元消渴方

癃閉門（共九方）

宣陽湯

野台參　四錢　　威靈仙　錢半

寸麥冬　六錢（帶心）　　地膚子　一錢

【歌括】宣陽湯醫陽氣損　黨參輔以麥冬心　威靈行滯地膚導

小便宣通力可任

濟陰湯

懷熟地　一兩　　生龜板　五錢（搗碎）

生杭芍　五錢　　地膚子　一錢

【歌括】濟陰湯治溲艱方　熟地滋陰龜板襄　芍藥地膚爲導引

潤濡陰分法稱良　陰陽二湯輪流服　氣血兩虛妙義彰

白茅根湯

白茅根　一斤（掘取鮮者去凈皮與節間小根細切）　絲瓜瓤　一具

二味用水四大盌慢火煎日夜連服多次若畏其性凉酌加鮮薑皮同煎

【歌括】白茅根湯治水踵　絲瓜絡同茅根煎　陰虛濕熱陽難化
或益薑皮奏效全

溫通湯

小茴香　一兩（炒搗）　椒目　八錢（炒搗）　威靈仙　三錢

【歌括】溫通湯用小茴香　椒目靈仙煎汁嘗　溺閉下焦受寒結
或宜加味實虛詳

加味苓桂朮甘湯

於朮　三錢　桂枝尖　二錢　茯苓片　二錢　甘草　一錢
乾薑　三錢　人參　三錢　烏附子　二錢　威靈仙　錢半
（若眞火衰微太甚者用此湯送服生硫磺末四五厘）

【歌括】加味苓桂朮甘湯　人參烏附草乾薑　桂枝苓朮威靈共
水腫脈寒溺閉方　甘草藕苓能調節　若衰眞火送硫磺

寒瀉湯

滑石　一兩　生杭芍　一兩　知母　八錢　黃柏　八錢

【歌括】寒瀉湯中用滑石　知母生芍與黃柏　下焦實熱膀胱腫
溺管難通此方酌

升麻黃耆湯

生黃耆　五錢　當歸　四錢　升麻　二錢　柴胡　二錢

【歌括】升麻黃耆湯殊功　歸柴四味症虛崇　升提氣化兼滋血
產婦轉胞癃閉通

雜脛湯

生鷄內金　四錢（去凈瓦石糟粕搗碎）　生杭芍　三錢　於朮　三錢

柴　胡　二錢　廣陳皮　二錢　生　薑　三錢

【歌括】　雞胵湯用生鷄金　柴胡朮芍廣皮陳　生薑諸般治氣皷　陽鬱脾虛此法遵

# 𦚢胵茅根湯

生鷄內金　五錢（去凈瓦石糟粕軋細）　生於朮（分量用時斟酌）

鮮茅根　二兩（剉細）　（先煎茅根湯數鍾用一鍾半加生薑五片煎鷄內金末至半鍾時再添茅根湯一鍾七八沸後澄取清湯服之所餘之渣仍用茅根湯煎服日進一劑早晚二次分服小便多後遂漸減鷄內金加生於朮隨病斟酌俾補破之力適合病體）

【歌括】　𦚢胵茅根湯法周　鷄金於朮後先投　生薑少許和茅汁

水𦢊氣臟均當瘳

第三卷

黃癉門（一方）

審定金匱黃癉門硝石礬石散方

硝石礬石等分爲散大麥粥汁和服方寸七（約一錢日三服）

【歌括】硝礬石散金匱方　大麥粥和等分嘗　礬係皂礬䖏用煅

助腸導便治癉黃

淋濁門（共十三方）

理血湯

生山藥　一兩　生龍骨　六錢（搗細）　生牡蠣　六錢（搗細）

生杭芍　三錢　海螵蛸　四錢（搗細）　茜　草　二兩

白頭翁　三錢　眞阿膠　三錢（不用炒）

溺血者加龍膽草三錢大便下血者卽阿膠加龍眼肉五錢

【歌括】　理血湯中生山藥　白頭龍牡芍阿膠　茜草海蛸化瘀滯

血淋溺血熱因消　或因肝熱加龍膽　糞血除膠龍眼邀

膏淋湯

生山藥　一兩　生龍骨　六錢（搗細）　生牡蠣　六錢（搗細）

生芡實　六錢　大生地　六錢（切片）　潞黨參　三錢

生杭芍　三錢

【歌括】　膏淋湯用山藥生　芡仁生地黨參幷　牡蠣龍骨同杭芍

淋病黏稠溷濁清

氣淋湯

生黄耆　五錢　知母　四錢　生明乳香　一錢

生杭芍　三錢　柴胡　二錢　生明沒藥　一錢

【歌括】氣淋湯用生黄耆　知母柴胡杭芍隨　沒藥乳香通氣血

滋陰升補氣淋施

勞淋湯

生山藥　一兩　生芡仁　三錢　知母　三錢

生杭芍　三錢　眞阿膠　三錢（不用炒）

【歌括】勞淋湯亦用山藥　阿膠知母芡仁拈　再加白芍治淋痛

内熱陰虧相火炎　問何淋症重山藥　固腎滋陰利攝兼

砂淋湯

生鷄内金　一兩（揀色黄者去淨糟粕瓦石）　生黄耆　八錢

知母　八錢　生杭芍　六錢　蓬砂　六錢

硝石　五錢　朴硝　五錢

共軋細蜜煉爲丸桐子大食前開水送服三錢日兩次

【歌括】砂淋丸内鷄金凈　黃耆知母及蓬砂　朴硝杭芍并硝石

化礫融金補氣嘉

寒淋湯

生山藥　一兩　小茴香　四錢（炒搗）　當歸　三錢

生杭芍　二錢　椒目　二錢（炒搗）

【歌括】寒淋湯内山藥高　小茴杭芍當歸椒　五淋多熱此偏冷

寢食畏凉便痛消

秘眞丹

五倍子　一兩（去淨虫糞）　粉甘草　八錢

二味軋細每服一錢竹葉湯送下日再服

【歌括】秘眞丹是淋餘藥　白濁遺精固氣投　五倍子同甘草末

另煎竹葉湯呑瘳

毒淋湯

金銀花　六錢　牛蒡子　二錢（炒搗）　海金沙　三錢

石　葦　二錢　三　七　二錢（搗細）　甘草梢　二錢

生杭芍　三錢　鴨蛋子　三十粒（去皮）（卽苦參子一名鴉膽子）

先服三七末鴨蛋子開水送次服餘藥煎

【歌括】毒淋湯治花柳毒　銀花石葦海金沙　牛蒡三七草稍芍

鴉胆先呑消毒誇

鮮小薊根湯

鮮小薊　一兩（洗净剉細）

【歌括】　鮮小薊根湯效廣　能醫毒淋兼血淋　日飲三回用兩許　善消血熱毒菌深

硃砂骨湃波丸

骨湃波　十五　硃砂　三錢（研細）（骨湃波係西藥一名拔爾撒謨十瓦合中權二錢六分四釐）將骨湃波與硃砂調和再用熟麥粉與之調和分作九十丸丸成用大盤滿鋪麥粉將丸置盤中旋轉俾麥粉爲其衣骨湃波之油質不外透易於晒乾每日服九丸分三次服下

【歌括】　硃砂骨湃波爲丸　二藥末和熟麥攅　麥粉爲衣日三服　毒菌花柳久淋安

# 中華全國醫藥衛生協會設立姚北醫藥研究社簡章

一本社爲中華全國醫藥衛生協會會員同姚北醫藥兩界照本會章程第二十三條第九項組織故定名爲中華全國醫藥衛生協會設立姚北醫藥研究社

一本社以交換智識輸入新署闡發吾國固有之醫藥學爲宗旨

一本社暫假周巷周祠廂房爲社所

一本社定每日朔日下午爲研究期

一本社經費除由本處會員繳納本會事務所之常年費扣除十分之三充用外不足由各會員公任收支出入寄本會事務所登報報告

一本社研究之範圍不論新舊惟關於醫藥及衛生爲限

一本社研究所得之新發明寄由本會事務所登報佈告及刊單行本

一本社有未易解決之疑問當寄由本會事務所登報徵求全國會員答之

一本社一律平等不事選舉不立社長凡有臨時對付外界辦事之際得以公推代表

一本社由本會產出辦事悉遵本會章程無稟官立案之必要

一本社如添設施診所或補習所須與地方士紳合力籌辦者其章程另訂之

一本社事務所但置常駐會計員一人以總司出入傳達會務

一病家如有疑難病症欲臨時開社研究治法須詳具病狀於三日前交本社事務處請願之

一臨時社之經費由請願人担任之

以上各條粗具大略倘有增損得以隨時修改

## 創辦浙江中醫院緣起（附章程）

血肉之軀不能無病有病則必需乎醫藥我國自炎黄以還倡明醫事代不乏人發

明不可謂不早學術不可謂不精迄今轉形式微者良由國人不知提倡國家以廣拯同胞之疾苦致數千年神聖之學術墜緒幾於不續可歎孰甚嘗考泰西各國醫院林立平均五百人一醫爲最少數今吾杭人烟稠密醫士無多而醫院則尤爲缺乏殊非社會幸福雖近今西醫院日增而西藥廣銷漏巵日甚其於國家經濟損失尤鉅痛貧病之生命無託問愛國之良心何安同人等有鑒於此竭盡棉力集貲創設中醫院業經聯名禀請警廳立案期於保存國粹挽回利權拯濟貧病增進社會幸福此同人等創辦斯院之微意焉茲將簡章列後

【浙江中醫院章程】

第一章　名稱　第一條　本院以中醫爲主體定名爲浙江中醫院　第二章　宗旨　第二條　本院設立宗旨因鑑杭地人烟稠密中醫醫院缺乏是以一方在救濟貧病增進幸福一方在發揚國粹藉策醫藥進步　第三章　董事　第三條

本院集資首創之人皆推爲董事維持本院經費在五十元以上者推爲名譽董事　第四章　職員　第四條　茲將本院各職員分列於左　一　院長一人總理院内一切事務統率各職員　一　總務員一人輔助院長協理院務　一　名譽員無定額凡學術經驗豐富者本院聘爲名譽員　一　醫務主任二人一掌内科一掌外科　一　醫員七人輔助醫務主任擔任各醫務　一　會計員一人總司院内一應出入　一　文牘員一人掌理院内一應文牘起草及編制事宜　一　書記員一人輔助文牘繕寫事宜　一　庶務員一人掌理全院庶務　一　交際員二人掌理全院一應交際事宜　第五章　診例　第五條　送診　上午八時至十時爲送診時間不取分文　第六條　門診　上午十時至十二時爲門診時間收診金小洋二角號金銅元四枚　第七條　出診　下午一時至四時爲出診時間收診金洋一元如有急症隨請隨到診金加倍貧病不計輿金分列於左

上城八角　中城四角　下城八角　湖墅一元　江干一元　第六章　經費

第八條　本院經費概由院董籌集倘有慈善家贊助本院經費者無任歡迎

第七章　病房及看護　第九條　本院設有病扇以備病人養疴　第十條　本院聘有看護士以備看護住院病人（上二條因創辦伊始經費未充當於日後院務發達後設置）　第八章　院址　第十一條　本院設在中皮市巷新五號

第九章　附則　第十二條　本章程有未妥處得隨時呈請警廳修正之

## 中華全國醫藥衛生協會會員錄（十六）

陶承烈字幼山別字楚材年五十一歲浙江紹興陶堰人自幼喜讀素問難經傷寒金匱諸書其餘唐宋以及近代諸名家所有撰著亦多涉獵家貧以致讀爲業暇時亦兼行醫溯自光緒己丑業醫至今已三十四年矣中間惟癸巳甲午從袍川朱丹林先生學醫乙未至戊戌在富盛繼和堂施診己亥至辛丑移寓皋埠庚戌辛亥應

道墟誠濟施醫局之聘壬子癸丑單日寓道墟養生堂雙日回陶堰本宅庚申應本鄉仁濟施醫局之聘自問離羣索居終嫌孤陋屢欲一入醫會以廣見聞終以俗務羈絆未克如願深爲歉然今已於壬戌初夏報名中華全國醫藥衛生協會特呈履歷如上

蔣君豪字文俊浙江餘姚人現年二十有七心本樂善且好研究中西醫藥遇有疑似之點每苦思力索必待明晰而後已現曾發行祖傳秘製四日兩頭丸行銷以來頗著奇效稱頌之聲有口皆碑今晤眼科醫士康維恂君偶聚談間述及　貴會係中華全國醫藥二界所創辦爲吾國醫藥界之新紀元蔣君聆之竊以爲問難有自爰謹加入　貴會冀與諸　賢明研究藥物討論醫事斯亦保存國粹挽回利權之一助時在

中華民國十一年夏末同邑伯靜邵清陽撰述

## 覆高思潛君函

臨海蔣璧山

思潛先生道鑒閱今年一號紹報獲觀瑤函藉悉　先生海量汪洋聞反對之論轉起歡迎殊堪欽佩　先生言脫離陰陽五行之範圍僅限於批評學說之一門則鄙人不無誤會但陰陽五行之理　先生必欲廢除殊爲不可鄙人素性率直不知忌諱敢遵尊命再縷陳之　先生慮西醫充斥之時即中法滅亡之候勢所必至大可寒心然中國醫學之所以退步者非由於迷信陰陽五行之深實由於研究陰陽五行之淺也近日每縣行醫者不下數百人求其診斷有把握治療有良效者每縣不過數人已耳然此數人者必其於陰陽五行之理較深於彼數百人者也假如中醫皆如此數人則西醫必無充斥之一日可斷然者乃學醫者不思深造祇欲淺嘗而輒止濫竽以充數遍地皆如此數百之人則日拒西醫之至而不可得矣西醫所長之處在解剖在化驗在顯微鏡諸器具而已倘爲解剖所不得見化驗所不可知顯

微鏡所不能顯者所以今已西醫尚有未曾明瞭之報告蓋由於不識陰陽五行之理故也況西醫之在中國其庸下者亦甚不少即其最佳者所醫之症大概屬於軀體形質一方面至於虛勞內風大氣脫陷氣虛浮腫等內症則不如中醫遠甚大抵中醫所長在氣化西醫所長在形質氣化之理微妙而難知非依據陰陽五行則說理不明形質之物粗淺而易見自發明剖解化驗而考查益確閱三號紹報大論謂內經之書對於生理病理病機治法諸端至可寶貴鄙人亦謂病理病機治法諸端爲中醫國粹之所在非西醫所能道其隻字此中醫所以遠勝西醫之原點也且中國人於陰陽五行之理其用至廣不獨醫學爲然舉凡卜筮星命相理地理奇門遁甲太乙皇極天文占驗諸術數無不本於陰陽之動靜順逆五行之生尅制化得其道者可以預斷吉兇前知禍福無不應驗如響此皆吾人所習知而飫聞者可知陰陽五行之爲物非盡脫空而全無用也閱星刊一百零五號大論有葬師與醫師一

篇極詆陰陽五行之不可信殊不知葬師之弊在習其僞書未得其眞訣醫師之弊在習其粗淺未得其精深所恨葬師之書率皆向壁僞造本無徵信故百之九十七八皆僞書若果得其百之二三眞正之訣預言禍福無不立驗其餘庸碌諸葬師實由於學問經驗之未至非由於陰陽五行之誤信也　君言鄙論對於陰陽之義較有發揮而於五行則少道及鄙人限於篇幅言陰陽處較詳言五行處較簡其實每節俱雙方兼顧未嘗或遺其一也　先生旣命將陰陽五行詳加推闡鄙人乃著論數篇於後詳言陰陽五行之理猥塵左右是否有當乞候批判答覆爲荷順請

道安

## 致李啓沅君書

鹽山張錫純

啓沅先生偉鑒拙著衷中參西錄蒙格外垂靑逾量推獎且多賚　淸神每方作爲歌括感愧交集莫可名狀南望合十敬謝敬謝但印此書時未嘗親自較對差訛甚

多藥方分量亦差訛數處向曾登報聲明茲恐　先生對於所聲明者未必留意因詳申其處惟望　先生於作歌括之時爲之改正則爲　惠多矣爰將其處條列于左

第三卷通變白虎加人參湯生石膏二兩誤作二錢　盪痰湯生赭石二兩誤作二錢　第四卷振中湯於白朮六錢誤作三錢　又第七卷急救回陽湯有牛赭石研細三錢竟將此藥遺去乞爲添補此敬達即候　著安

鹽山張錫純

## 復李慰農君書

慰農仁兄雅鑒拙著衷中參西錄中冬葵子誠即貴處俗呼餅兒花子蓋此花子嫩時形如小白餅析之約三十餘枚狀如榆莢其向外之邊較榆莢稍厚一名衛足花（北地俗名守足花）一名一丈紅詩經所謂烹葵及菽孔子所謂葵猶能衛其足司馬溫公所謂惟有葵花向日傾者皆此物也古人以之績麻（皮可作麻）以之救荒

（葉可充饑）故爲百菜之長其根古人蓄爲火種（鑽火時代用其根燒作炭灰埋之可十餘日不滅）入藥可治痢其花亦治痢其子善催生（根葉花皆有利產之效）而名爲冬葵子者因此花原有兩種有春日下種至仲夏開花者（奉天多有此種）此可名爲葵而不可名爲冬葵以其未嘗經冬也有季夏下種至明年孟夏開花者其宿根已經冬故可名爲冬葵其所結之子卽冬葵子也（大約自直隸以南皆是此種）至貴友謂卽錦葵則非是錦葵者荍也（詩經視爾如荍）其花一名錢葵（花小如錢）一名荊葵（俗名南守足）莖高不過二三尺許與冬葵迥異其葉作羹勝於冬葵本草未收爲藥品氣味與冬葵相近想亦可作藥用此敬覆

## 復周小農君書

鹽山張錫純

小農仁兄雅鑒弟與胡君本屬知音又重之以我　兄之命其自作五十壽詩敢不敬和所擬之詩已於季夏上旬寄去惟是吐噣非雅難免貽笑於方家耳至管理醫

生條件聞已至奉天聲應未嘗宣布　兄對於此事建議甚佳弟極欽佩此敬復
順頌　著安

再覆周君　　　　閔蒼生

屢讀　大著具見　先生熱忱素抱將於我中華醫學上大有發爲且吾行吾素自少不凡今又出其至誠期期以名家爲勗生雖不敏敢不沉潛努力以副　先生之望生本非佼佼然亦不願同流合汚差堪自信孔曰三損三益墨云染蒼染黄良莠自古難齊然亦在於近朱近墨倫槪責以吾行吾素未免太不諒察　先生引舊曆以責生然彼一時也此一時也前後相距數十年學校之制　先生似未能大明似未可以相提並論也且生之暴劣攻奸原非好事前後兩函中早已詳述無遺在明眼人自能了了至於創校興學非　先生莫屬　先生幸勿自笑　先生如能有暇尚祈時時　賜教以開茅塞則幸甚矣

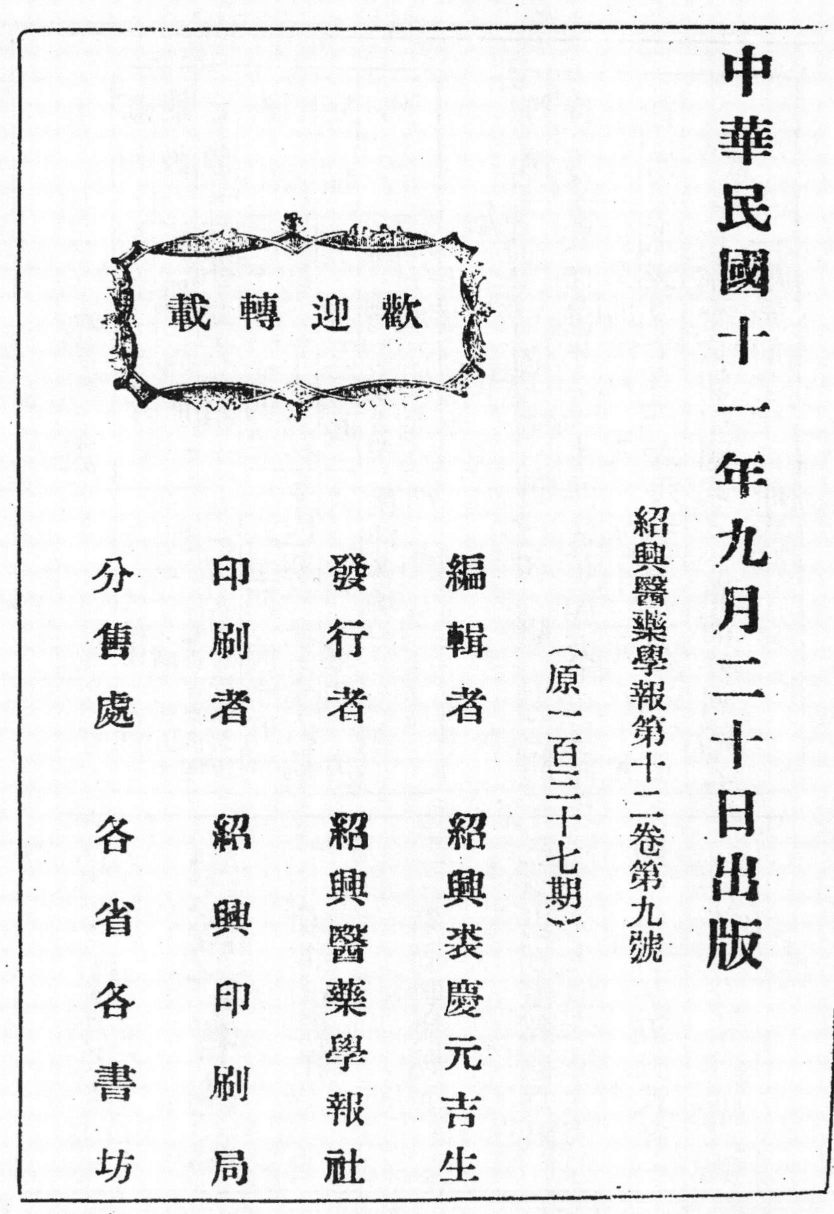

中華民國十一年九月二十日出版
紹興醫藥學報第十二卷第九號
（原一百三十七期）
編輯者 紹興裘慶元吉生
發行者 紹興醫藥學報社
印刷者 紹興印刷局
分售處 各省各書坊

歡迎轉載

## 報價表

| 新報 | 全年 | 半年 | 一月 | 代派或一人獨定十份者八折五十份七折郵票抵洋九扣算空函恕復 |
|---|---|---|---|---|
| 冊數 | 十二冊 | 六冊 | 一冊 | |
| 定價 | 一元二 | 六角半 | 一角二 | |

| 舊報 | 一至十三期 | 十四至十七期 | 十八至四十四期 | 四十五至百十六期 |
|---|---|---|---|---|
| 定價 | 五角 | 三角 | 八角 | 每期一角 |

| 郵費 | 中國 | 日本台灣 | 南洋各埠 |
|---|---|---|---|
| | 加一成 | 加二成 | 加三成 |

## 廣告價表

| 等第 | 地位 | 一期 | 六期 | 十二期 |
|---|---|---|---|---|
| 特等 | 底面全頁 | 十元 | 五十四元 | 一百元 |
| 上等 | 正文前全頁 | 八元 | 四十三元 | 八十元 |
| 普通 | 正文後全頁 | 六元 | 三十二元 | 六十元 |

注意　所稱全頁即中國式之一單面外國式之一配奇如登半頁照表減半算

## 外埠用郵票代洋寄社者注意

一　須油紙襯好

二　須固封掛號

三　以五釐郵票爲限

四　一百另五分代洋一元

# 零購本社發行書報章程

一　如欲購本社書報者可直接開明書目連銀寄至「浙江紹興城中紹興醫藥學報社」收

一　書價若干按加一成以作寄書郵費

一　書價與郵費可用郵局匯兌其章程問就近郵局便知

一　郵滙不通之處請其（五厘至三分爲止）之郵票以一百零五分作大洋一元核定封入函中掛號寄下（郵票須用油紙夾襯）

一　一人購書報上五元者可將書價以九折核寄上十元者以八折核計零購無扣（購舊報及代售各書不在此例）

一　一人預定當年月報之上五份者可將報價以九折核計上十份者以八折核計

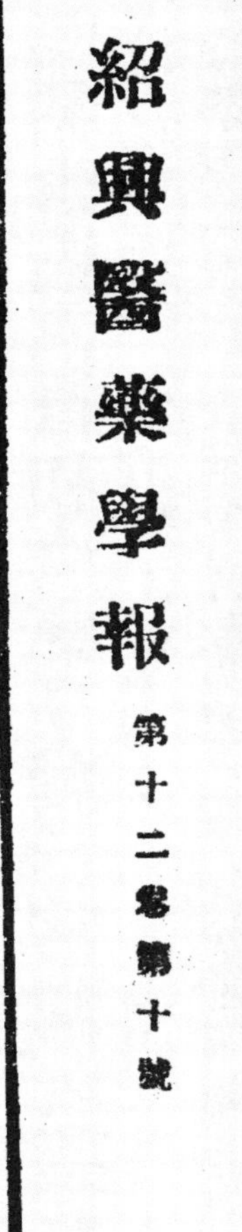


中華民國郵政局特准掛號認爲新聞紙類

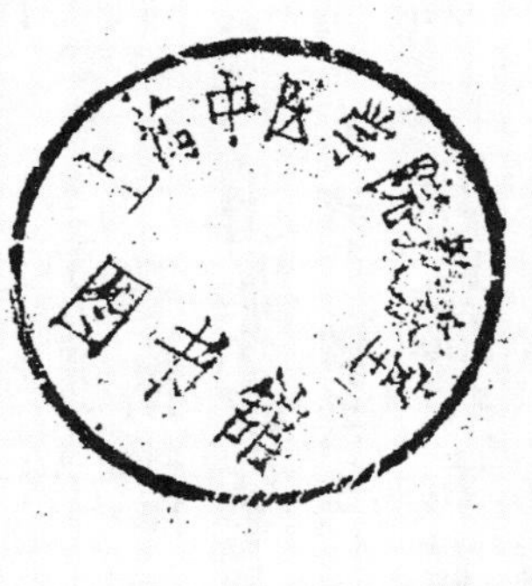

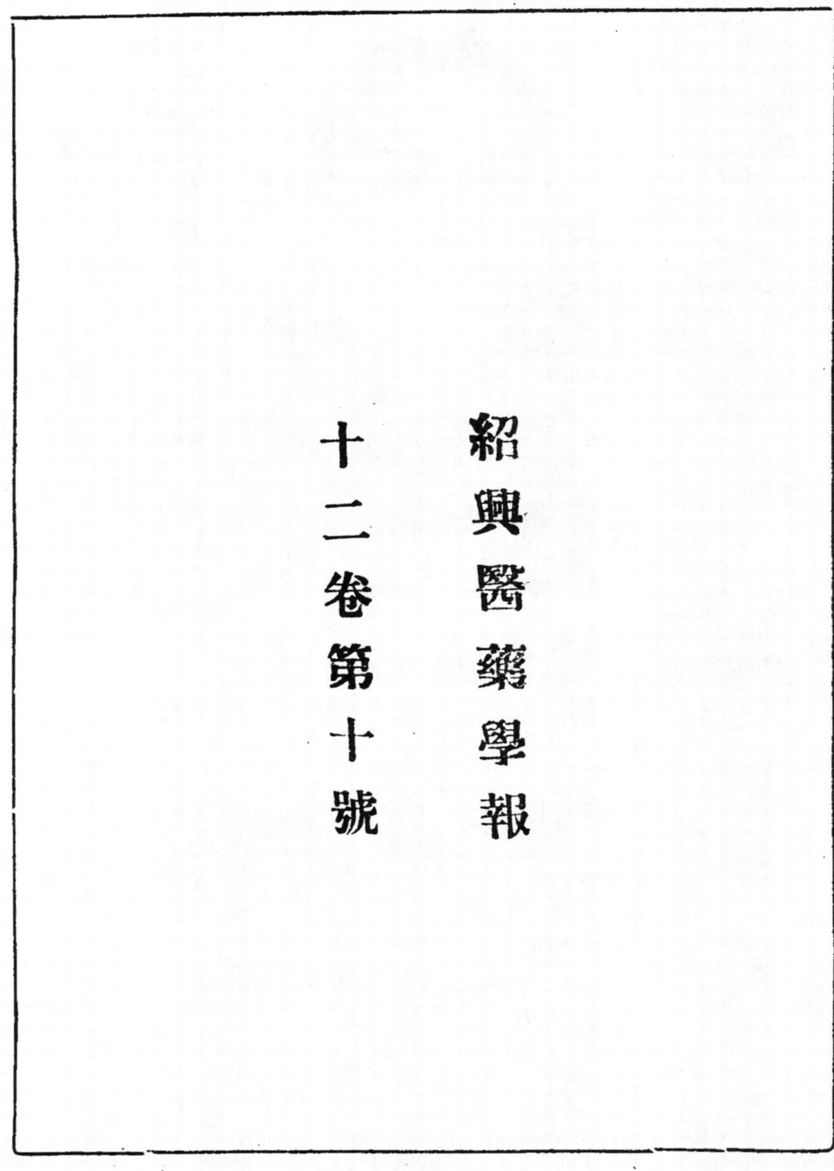

紹興醫藥學報

十二卷第十號

**腰部疼痛肢體日見疲乏之見事每生厭惡及服用韋廉士大醫生紅色補丸調補其氣血始獲強健精神舒爽**

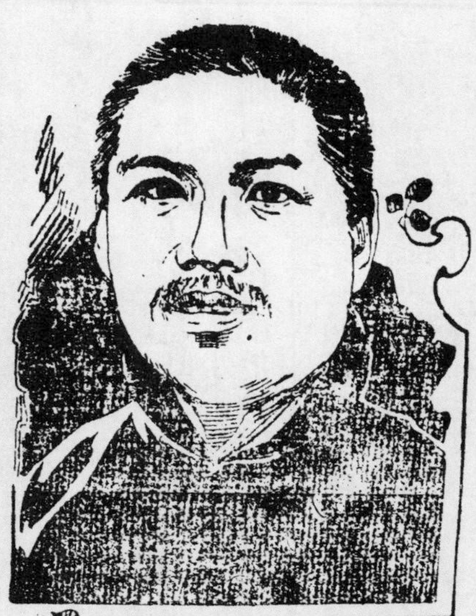

福州童培元

腰部疼痛或背脊酸楚人皆知係腦筋衰殘之病狀最爲顯著者也其餘病狀如胃口呆記憶不敏精神恍惚事過輒忘或遇事厭惡夜間絕少安眠時常醒而不寐及至腦筋疲乏之極則長眠難醒矣腦筋衰殘一至於斯即可知其血液須用調補因血氣衰薄不能養腦是以首貴補血以養腦即令血液鮮紅稠濃有力爲至要也韋廉士大醫生紅色補丸正是補血健腦之聖藥在此三十餘年之中每日所治愈以上所述之患不可勝計矣閣下親自一試便知其實即如福州城內花園弄童培元先生者係福州著名律師也其來函鄙人寓閩任律師多年因公務繁纓漸覺脾胃薄弱飲食少進延久又覺腰部疼痛則體肢日見疲倦見事每生厭惡曾延名醫服藥終不見效幸敝友鄭梅郁君介紹云韋廉士紅色補丸對於腰痛胃弱等症最爲實驗親見治愈多人於是即向西藥房購來一打遵服一閱月即覺精神舒爽飲食增進一打未完百病若失洵夫紅色補丸誠壽世之良藥也同病諸君幸祈注意能使男女身體復原康健有力之韋廉士大醫生紅色補丸凡經售西藥者均有出售或直向上海四川路九十六號韋廉士大醫生藥局函購每一瓶中國大洋一元五角每六瓶中國大洋八元郵力在內

# 趙氏霍亂論

卓錫昭陽趙履鰲海仙著　江都甘棠徐召南韻英錄校

## 總論

霍亂一證每歲有之吐瀉者爲輕不能吐瀉者爲重或取嚏或引吐或外治挑刮或內服痧藥因其病由於熱閉嚏則開其肺氣吐則開其胃氣下則開其脾氣挑刮開其皮毛經絡之氣痧藥開其臟腑之氣總取其通則氣行而熱亦泄矣皆言其病之常也今歲之證與昔不同其病或吐或瀉或吐瀉並見或腹痛者有不痛者吐瀉數次之後卽兩腿抽搐或手足並皆拘攣愈痛愈甚頃刻肌肉並削漸至氣促聲嘶眼窠落陷渴欲飲水周身冷汗如冰六脉漸無或半日卽死或旦發夕死夕發旦死此乃病之變局也若以霍亂治之百難救一細叅病源皆起於三陰今夏陽氣太過且

天久不雨陽浮於外陰盛於內法當溫經通陽以袪寒邪以歸陰火選用之方不外白通湯四逆湯大烏頭煎來復丹眞武湯吳茱萸湯六味回陽飲縮脾飲黃連進退湯烏梅丸生薑瀉心湯以上諸方然必合衆方以相參佐一方以用藥如白通湯爲陰盛於下格陽於上脈伏肢冷面赤戴陽之立法也四逆湯大烏頭煎來復丹爲陰盛於內格陽於外但躁不煩脈伏肢冷之立法也眞武湯取其鎭定北方不使陰寒水勢上泛而蛟龍各宅其位也吳茱萸湯爲吐利手足厥冷煩躁欲死者也六味回陽飲則救陰竭陽危氤氳氣脫也縮脾飲溫暖脾陽治吐瀉煩渴也黃連進退湯烏梅丸則救陰傷口渴煩躁嘔吐下利中脘隔住津液不能上升生薑瀉心陽附子瀉心湯通中焦之陽瀉胸中虛痞之立法也以此數方爲主因證選方多日試驗投以陽藥十可救三誤用陰藥百難救一管窺之見未知當否

南按此論當與王氏霍亂論對勘可見南北人體質之不同也如此堪爲合璧之

【表】吐利頭痛寒熱身疼痛熱多欲飲水屬於陽者五苓散主之

茯苓　錢半　製茅朮　一錢　建澤瀉　二錢　結豬苓　八分

川桂枝　一錢（去粗皮後下）　共研末開水調服煎亦可

【又】吐利身熱煩躁氣麤喘悶或厥逆躁擾屬於夏秋感冒者香茹飲主之

香薷　錢半　扁豆子　三錢　川厚朴　一錢（薑汁炒）　河水煎服

【裡】吐利作渴身無寒熱胸脘滿脹欲瀉便痛得吐反快由鬱結傷脾飲食瓜果過度者胃苓湯主之

製茅朮　錢半　茯苓　三錢　鹽水炒陳皮　錢半

建澤瀉　錢半　豬苓　七分　薑汁炒川樸　一錢

藿香　一錢　製半夏　二錢　甘草　八分

如面赤口渴加川連四分　轉筋加木瓜三錢　河水煎服



注：二、三葉佚。

【虛】吐利肢冷脈微氣乏汗多欲脫或利止復利者四逆湯主之

熟附片　二錢　淡乾薑　二錢　炙甘草　一錢　河水煎服

【實】上吐下利心腹絞痛加味香蘇飲主之

香附米　三錢　北細辛　三分　藿　香　八分　紫　蘇　錢半

川鬱金　錢半　生川樸　七分　甘　草　一錢　降香屑　三分

砂　仁　五分（後下）　鹽水炒陳皮一錢四分　河水煎服

【寒】吐利不渴二便清利不甚臭穢者理中湯主之

東洋參　一錢　於白朮　二錢　炮　薑　一錢

炙甘草　一錢　河水煎服

【熱】吐利渴飲煩躁手足厥逆脈伏唇面指甲皆靑吐出酸水瀉下噩臭便溺黃赤者竹葉石膏湯主之

山先生論脈分剛柔圓遏神氣六字診法最妙剛柔者卽緊牢濡緩之類是也圓乃氣血通調精神貫注何病之有遏爲氣血阻滯不循常度病伏已深高鼓峰亦以脈圓爲病愈此圓之一字深得其神髓者矣然普明子又以胃根神三字爲診病秘訣降及徐氏洄溪作診脈决死生論根內經以胃氣爲本若眞臟脈見是胃氣已絕然有至死而不見者必須參以望聞問三者乃百不失一此說極是今者歐風東漸西醫輸入英人合信氏謂脈爲發血管生於心左下房入肺成總管上下分爲兩截遍行周身無三部可定五臟之理獨取寸口者以脉管在此處最淺故可按而知血行之緩急然愚觀彼論專重在血不知中醫取寸口以明百脉之氣皆上朝於肺之義至論診脈惟用時錶以驗其至數此法固較鼻息爲準然欲察革牢結代之情形魚翔蝦遊之狀態第僅拘脉錶又安能盡神化之妙而得其眞相者哉此脉學不可不研究也



注：十七葉佚。

## 三焦膀胱者腠理毫毛其應解

醒生求是草

內經一書醫家奉爲不祧之祖就其中精言固多謬說亦有不可以盡信也卽如三焦膀胱者腠理毫毛其應以爲毫毛應膀胱腠理應三焦仲景起作傷寒論又引而伸之以膀胱爲足太陽寒水之經主一身之表太陽經受邪用桂枝麻黃等湯使邪從太陽之經而達於毫毛又金匱治裡水主三焦之氣不化以致滲出爲腫用甘草麻黃越婢加朮等方使水從三焦之外而出於腠理今以生理學證之三焦卽內膈膜西醫名曰連綱從內透出在皮裏肉外之夾縫中者名曰腠理腠者皮肉相湊接也理者有文理乃人周身膜綱有縫隙竅道也凡飲入於胃由胃而運至連綱水行連綱下出則爲溺外出則爲汗內經亦云三焦者决瀆之官水道出焉此出字正一指從內腎而出一指從腠理而出互觀中西之說以腠理應三焦其義頗合惟毫毛應膀胱似不相涉矣何則中醫以臟腑立十二經之名詞分配手足又以膀胱一經

爲主表然據西醫云剖驗全體並無十二經之形可見更無膀胱經之主表可徵先哲朱雅南曰經者不過就形層淺深以言之耳內經又曰膀胱者州都之官津液藏焉氣化則能出矣今觀林先耕云膀胱祇容自血內濾出之溺溺爲廢料斷非津液津液充塞全身並不藏於此處且膀胱上口有兩管名曰輸尿管此管自內腎左右斜入溺既斜入不能復返豈有化氣上行外出之理由是以觀可知膀胱居於腹內專主滙集小便而毫毛則生於體外專爲保護表皮一內一外功用各異絕不相侔豈得以毫毛應膀胱乎以愚見而論當以毫毛應肺臟較爲切實何以言之內經云皮毛內合於肺生理學云肺爲呼吸器皮膚之毛孔亦爲一小呼吸器（古時羅馬城賽會以一小兒全身裹以金箔越數小時即斃此因毛孔閉塞呼吸不通而死）愚故以毫毛應肺臟乃有本而來非敢妄逞臆說也總之中醫之書專重理想未免得半失半不若西人之學全從實驗是以彰彰可憑竊願吾國醫家由理想而進諸

實驗成一完全之學術夫如是豈有不超乎西人而上之哉

## 中西醫術之比較

諸城王肖舫

一外科醫術近年來盛稱西醫爲最優以形式論器械之精良手術之完備固屬當然以實際論殊不及中醫之萬一蓋中醫大法首重消托潰斂以三焦分治（詳載月報第十一卷第六期雜著門茲不贅）而西醫法只用洗滌剖割撒布塗抹縫合各法以局部病全身病分治例如初發各病中醫先分陰陽或消或托按三焦擬藥陽症腫痛以汗消之或助其氣血以托之陰症原係陰虧不能配陽則審其偏陰偏陽以滋養之無不藥到病除西醫則不論陰陽輕者暫與塗抹重者即割切之無論其瘡毒未結血液尚未壞也即使局所之毒已結血已壞亦必血肉犬牙相錯施以刀切手術雖恃有麻藥止痛勢必株連好肉中西比較孰優孰劣至于瘡已潰膿中醫則用湯洗法加豬蹄湯以潤皮增液而生肌止痛功效稍緩

愈後肉平無凹西醫亦用洗滌法防腐消毒兼施軟膏塗抹每先施割切腐肉各治未免傷肌倘日久生管中醫用藥化管西醫必須剜割因此廢疾者如敝邑石門練張星台因此斃命者如敝邑商會會長李竹航局紳王榮綬等人惟用中醫法退管化管者皆安然全愈中西比較孰優孰劣至于收口之時西醫則用撤布縫合及塗抹各法中醫則用滲濕生肌各法中法之升煉靈藥不亞於西法之黃碘等只有速效緩效之分耳西醫論外科注重炎症不論陰陽殊不知人身氣血貫注無論局所病全身病皆受臟腑中陰陽剝復五行生尅之影響非皮膚肌肉自能發生炎症而產外科病也中法精細西法粗劣不待智者而知也

一內科醫術西醫法見何病用何藥例如頭痛治頭腰痛治腰只知物質之實驗不知五行之氣化比方肝病而現青色乃氣化之青非物質之青如割而驗之青色只浮於皮上絕非血肉皆青也其即五行之氣化生尅所以剝復之現象原非西

醫實驗物質者所能夢見（其餘四臟仿此）所以近來者竟有不學無術而以物質的五行批判醫門氣化的五行更以日光帶一部分之光學的五行批判醫門氣化的五色附會錯解管見窺天崇西藐中吾所以屢次駁斥例如嘔症西醫只知澀瀉兩法較之中醫鎮納以直折和散以分勢純是審察五行氣化議病議藥者奚啻天壤中西比較優劣立判惟臟腑有形各病西醫剖割手術勝我中醫一籌並剖割各法自漢華陀尙傳於世近代所以失傳者亦由唐宋以來喜平惡險人不樂從而眞傳流散於四夷究之原是我國舊法耳

一眼科醫法西醫純用切割手術以硼砂水泛應各病殊不知眼病皆是受臟腑五行氣化生尅之影響絕非眼自爲病例如怒則現紅絲驚則白睛現藍色喜則光綫散脅憂思瞳神現白色悲則瞳人現薄白如籠紗恐則光綫亂眼無光風火則外生雲翳赤絲必需用藥力開其鬱結調其盛衰內而臟腑之氣化恢復其原狀

則目珠無陰陽盛衰之刺戟自然無病何必切割傷其精血吾家對於眼科業已數世凡遇不辨三光五色之瞽障大症以湯藥調愈者不知凡幾（閱拙著眼科新知識自明）近代恃西醫而治瞎者時常觸於耳鼓由此觀之中西比較優劣判然矣

一接骨療法西醫每用刀鋸割去斷骨接以他獸骨再用許多手術而聯合之然終成廢人不能恢復原狀中醫治法用麥斗丹接骨靈藥及其他簡便方數日即恢復原狀與平日無異中西比較孰優孰劣茲將簡便方開列於後以備不服中醫已中西醫毒者實地試驗至於麥斗丹等方詳載拙著外科新發明不日出版茲不贅

一方　用立秋後野田內小薊俗名七七毛菜擇其受傷梗有窩癰者二三科（即脚踏獸傷其梗生有如球之窩癰者）陰乾瓦上焙乾研細用黃米酒

冲服汗出卽愈

又方　五加皮四兩研細　黑色活雄雞一隻去毛連皮骨血合五加皮搗爛敷患處用布包一週時揭去不可過時再用五加皮五兩切碎用黃酒濃煎盡量飲醉熟睡過一二日卽愈

又方　荊皮四錢　台烏藥三錢　紅花二錢　川芎二錢　五加皮二錢　荊芥一錢　豬苓一錢　青皮一錢　羌活二錢　獨活二錢　黃酒蘇木連鬚葱量加同煎先將斷骨湊好標札妥當只服頭煎發汗將藥渣搗爛敷傷處一炷香時如覺傷處發癢卽速撤去藥渣倘遲傷處必生支骨藥力發作時側耳靜聽傷處有響聲忌涼風葷腥生冷九日

一槍傷療法西醫只用藥水防腐消毒內服退炎等藥以及剖割手術敝邑中醫鍾巧道先生世居諸城縣東北鄉百尺河練小仁和庄善用祝由療法不施針藥只

用咒水治療百發百中丙辰年敝邑民軍獨立受槍傷而求治者完全皆愈敝邑公孫練捐泊莊孫星五先生受槍傷亦爲先生治愈此法施用咒水以後其槍彈即化歸血液與西醫血中有鐵質之講暗合中西比較孰優孰劣

（附白）此稿之作原因和縣高思潛五行的批判附會耳食比擬不倫忘祖國而媚西醫既經駁辨去後尚有餘意特以發揚國粹起見故作中西之比較而略說之此不過稍舉一二例而爲中醫吐氣耳是否有當尚希海內中醫大家明以教我不勝翹盼之至

## 增訂舒溪要藥選說明用法

明春付印可爲傷寒郎中温病郎中互詈解紛

陸晉笙

用藥之誤每誤於病狀相同同一肝風抽搐也而虛甚與熱極異同一肺勞咳嗽也而濕盛與火灼異同一胃虛不食也而陽虧與陰虧異同一腹滯作痛也而寒鬱與熱鬱異以及血有寒瘀熱瘀便有陰秘陽秘諸如此類不勝枚舉何以辨之亦先辨

諸體質而已程芝田等有辨體質者六篇已登諸醫論選之首僕今就六篇而會其通人身不外燥濕寒熱燥濕得中而爲潤寒熱得中而爲溫此無病者也病體約分四種有寒濕有燥熱有濕熱有寒燥辨別之處多端茲撮其大要言之面色唇色舌質舌涎舌苔大便小便數者爲最要面色㿠白或晦黃唇色淡白或帶淡黑舌質淡紅舌涎多苔薄白而潤或淡黑色罩於上大便溏滑色淡黃氣腥小便清長者病體之偏於寒濕也面色乾蒼有光唇色深紅或紫而燥舌質深紅捫之糙舌涎少舌苔色深黃而薄或帶紅大便乾燥色深黃氣臭小便短赤者病體之偏於燥熱也面色深黃潤而有光唇色紅紫而不枯燥舌質紅舌涎多舌苔厚膩而黃或罩深黑色於上大便時溏時結而色深黃氣臭小便黃者病體之偏於濕熱也面色痿白而發乾唇色淡白而枯燥舌質淡紅捫之澁舌涎少舌苔白薄而不潤大便乾結而色淡氣不臭小便清而短少者病體之偏於寒燥也嗽瘧瀉痢風勞臌膈等等之爲病汗渴

痛痺痙暈吐悶等等之爲證祇能察邪之所在屬何臟何腑爲血爲氣是經是絡而不能別寒熱燥濕以其盡能致病也或曰天有五氣人身應之子獨遺風何耶曰風卽氣也寒氣熱氣燥氣濕氣言四者而風包乎中風所以稱百病之長者非謂風邪之獨劇乃謂諸邪盡化氣而乘故曰人在風中猶魚在水中又曰人在氣交之中耳或曰信如子言虛實可不分乎曰辨之者有陰虛陽虛辨氣虛多濕血虛有火辨均載諸醫論選茲姑勿論卽就上列四者言之亦有可辨濕熱者水火相等平則無病太過則病實症也燥熱者陽氣有餘陰液不足偏於陰虛也寒濕者陰液有餘陽氣不足偏於陽虛也寒燥者陰液陽氣兩虛也或曰信如子言表裡何以分乎曰表邪必有發熱惡寒或更頭痛見證本無寒熱而忽患寒熱本不頭痛而忽患頭痛與內傷之時愈時發素有是病者不同知爲外感而欲知所感何邪則仍於上四者辨之天人相應氣自感召體寒者易感寒體熱者易感熱體燥者易感燥體濕者易感濕

內外本相因也更察諸時令更察諸天氣決不有誤或曰然則世何以有病症錯雜如寒包火暑包寒上熱下寒下熱上寒外燥內濕內燥外濕腎寒肝熱木燥土濕者乎曰此其變也僕舉其常知常然後可以知變錯雜爲病者於上所列四端亦必錯雜互見仍可於此不符合者而推詳之不然如四物湯烏梅丸等之溫涼並用清燥湯虎潛丸等之燥潤並用指不勝屈余豈不知之哉初非寒熱混用燥潤混用與夫攻補混用升降混用滑澁混用散歛混用通塞混用者所得而藉口今試取譬以喻之寒熱燥濕猶四方也上列四端猶四隅也孰多孰少猶路之或近或遠也僕惟指點人以大道而已大道之岐復有小道則在人之就證詳求也熱以治寒寒以治熱偏寒偏熱歸之於溫潤以治燥燥以治濕偏燥偏濕歸之於潤歸乎中則病愈也誤藥而四者之中有一者造乎其極途窮路盡病卽休矣是以病皆對待藥亦皆對待有辛溫解表之荊防卽有辛涼解表之前蒡有甘溫重鎭之紫石英卽有甘寒重鎭

之代赭石有凉平肝風之羚角即有溫平肝風之肉桂有治溫疹之蟬衣牛蒡即有治寒疹之檉柳棉紗有膀胱氣寒不化溺閉之肉桂即有膀胱氣熱溺閉不化之知母略舉數條未能縷述此書所增大半兩兩對舉閱之可悟病同而原異藥似而性非庶幾同一肝燥不至以治寒燥之枸杞當歸誤治溫燥同一腎寒不致以治寒濕之附子肉桂誤治寒燥乎成方無恰合病情者依稀仿彿而用之誤盡蒼生此乃選是編之宗旨不然本草夥矣夫何必多此手續哉書爲八小女詠媞原本十四小女詠婺增訂之而僕爲刪定者也　晉笙誌

篇中溫字非溫熱之溫乃溫和之溫亦即內經勞者溫之之溫也濕熱生蟲人爲倮蟲之長相等相煦則陽氣陰液兩足氣中有液液中有氣陰陽在抱也太過偏勝皆爲病猶守律之師倏而爲肆掠之匪視其所爲以變易初非二物於是有濕從熱化而變爲燥熱體質者有熱從濕化而變爲寒濕體質者於是更

有陰損及陽陽損及陰而變爲寒燥體質者篇中義有未盡特補之

## 論空氣

商笙漁笙

書云空氣無微不入鱗族皆食養氣如空氣不能入水則鱗族不生草木土石皆資空氣以成質亦皆空氣所能入凡物入空氣人何獨不然內經至人服天氣而通神明又云天食人以五氣五氣入鼻藏於心肺上使五色修明聲音能彰可知服天氣而通神明者亦不專屬於至人矣西醫謂吸以納生氣吸入之氣輕與養氣化合成水炭與養氣化合成熱及血得養氣而赤皆入空氣之的證也且人受天氣不僅口鼻而然亦並受於毛竅觀於汗出毫孔內氣既可呼出外氣自可吸入常則爲服天氣變則爲感冒亦氣也又云空氣有能變化之性質且變化各物之性動植物必得此性質方能生長如血脉之流通經絡之舒暢乃由空氣而然然人久不得空氣必至鬱悶而死此生長之又藉乎空氣也張子解巽爲風曰陰在內陽在外者不得入

則周旋不舍而爲風谷西士說則陽出於上陰入於下盤旋而爲風葢其說云凡地面空氣受熱則漲漲則輕輕則上升上升之後四旁必有冷氣流進以補其空內經云氣能化水水能化氣而所以化之者皆中氣之轉旋者也夫中氣者卽人身中之空氣也空氣不足不能運化其精微不化則一日受六淫之邪病變多端余嘗見人之病中有見日光而喜者以心氣不足借日光以發揚之亦即養氣不敷用之類也實則空氣不流通之故有空氣則生無空氣則死空氣者人身萬物中之一大關鍵也

讀申報常識持純君「中國人應研究中藥之眞僞」之感想　頑鐵

我國幅員之廣闊土地之豐腴天產藥材遍地皆是不事研究以推銷於國外坐令貨棄於地利源莫闢良可惜也粵自歐風東漸西藥盛行吾國人以其服用便利莫不趨之若鶩反觀中藥則依然故步自封不思改革謂欲求新商業場之立足地不

亦難乎今幸邦人志士有感於斯聯合醫藥界在海上有粹華製藥廠之創設酌古今而損抑融中外於一爐以日求夫進步未始非藥界之曙光也惟上無政府提倡下鮮社會促進以少數人之智力而遽欲分庭於東西藥廠之林談何容易不佞幼承庭訓束髮受書卽以改良中醫中藥爲己任年來縱觀儕輩類多因循苟且不知研究改良爲何物可勝慨歎鄙意謂改良中醫必先改良中藥改良中藥不僅爲醫藥界之責任亦普通社會之責任也醫藥不改良則社會先受其影響是以明哲之士莫不以改良中醫藥爲當務之急也蓋大而關於國計民生小而關於個人之衛生生命所繫乂安可等閒視之誠能乘時覺悟急起直追人人以改良中藥爲己任破除舊見互相商榷則不但持純君之主張設立藥品陳列所編輯新本草爲着手要圖並可希望設立中藥專門學校將新本草編作講義延請富於藥學智識者爲教員用各省道地原料爲標本俾學者目擊耳濡精於鑑別則僞藥無自而進此研

究生藥學之初步也迨生藥學造詣既深乃講究土壤學植物學地理學以及各藥之栽培採選法皆可分門別類逐爲引證庶學者舉一反三有左右逢源之樂然後再請理化專家泰西製藥家及舊藥夥之有經驗者互相討探以印證其平日之學識不存一毫疑義遇有發明良製法宣諸報章藉徵世見更組織醫藥報以供切磋介紹各種新學術於國人廣設中醫院實地練習倘有發明而未敢徵實者先試之於他動物以重人道而免貽誤審查他國所無而爲我國所特長者（如瘋犬咬傷藥以及陰疽流注所服陽和湯之類）可譯成各國文字寄國外著名醫院試用以供世界之需求是不獨國產勃興即國際上亦增光不少彼自鳴科學萬能之醫博士豈敢輕覷我哉吾所以貢獻於粹華者如此吾所以希望於粹華者亦如此該廠不乏有識之士諒不以斯言爲河漢願國人共起圖之總之處今之世中醫家不可無中藥之智識於中藥界亦然庶免醫不知藥藥不知醫之誚兵法云知己知彼百

戰百勝化除中西之界限以他人之長補我之短以我之長補他人之短如此數年奮進則我中醫藥界其庶有豸乎以質持純君於意云何

## 水火陰陽論

甘棠徐韶英

夫乾坤造化之機所賴者水火陰陽也水火者天地有形之發育陰陽者乾坤無跡之化生水火陰陽貴乎相交相合勿可顛沛支離若一相失則生化俱敗氣立孤危而萬物絕其化生矣故火性炎上而宜使之下水性流下而宜使之上陰不足者補陰陽不足者補陽水升火降則坎離交垢陰平陽秘則萬物資生陰陽相合水火相交則生生不已造化無窮矣若水火不交則有偏勝之虞陰陽不合更多隕頹之斃何則觀夫太澇則物不生水之泛也太旱則物枯槁火之燔也向日之草木易榮陰陽協也潛陰之花卉易萎陰陽偏也故孤陰則不生獨陽則不長偏水則澇偏火則枯必濡之以雨露煦之以陽光斯陰陽摩盪水火濟交瀰綸於萬物磅礴於太虛此

天地自然之理也推之人身何莫不然故昔人謂人身一小天地也夫人身之水火陰陽者即營衛氣血也營陰衛陽血陰而氣陽也蓋人之始結胚胎乃男子一點之眞陽與女子之經血爲成胎之本也先結胎盤其象中空猶太極圖○形是時陰陽濛澒水火未分而眞陽化生臍帶上結兩歧猶太極○化生兩儀☯兩歧者腎也腎者陰也猶太極之靜而生陰兩歧中間名曰命門猶太極之動而生陽陽動陰靜水火攸分水者腎也腎應北方坎(☵)水中含一陽之氣乃坎☵卦中之一劃也爲先天之根本生化之神機五常政大論云根於中者命曰神機指此而言也唐容川曰人之初胎在母腹中第一月只是一點元陽之氣以應乾(☰)一有氣卽有液第二月氣又化液以應兌(☱)二主澤液第三月氣澤合化爲熱以應離(☲)三第四月振振而動以應震(☳)四既振動則有呼吸象風氣第五月子隨母氣有呼吸以應巽(☴)五第六月胎水始盛以應坎(☵)六第七月子之腸胃已具以應艮(☶)七

主中土第八月肌肉皆成以應坤(☷)八形體俱全故凡懷孕逾八月生者其子易養不滿八月則子難養今醫遇人體弱以爲先天不足所謂先天卽指胎元而言故爲五臟六腑之根本一身發育之機關也徐靈胎曰陰陽闔闢存乎此呼吸出入係乎此無火而能令百體皆溫無水而能令五臟皆潤故此中水火陰陽其關係豈小焉哉經曰水火者陰陽之徵兆也陰陽者萬物之能始也又曰陰無陽不化陽無陰不守是故陰陽不可須臾離者也經又曰陰在內者陽之守也陽在外者陰之使也蓋陰血無陽氣之行則不能濡養於筋骨灌漑於臟腑所謂氣行則血行氣滯則血凝矣若陽氣無陰血之守則升騰飛泄不能歸窟亡陽之患作夭殛之在頃矣若水火相交生機莫息火不交水則水泛濫爲痰爲飲爲腫爲豚水不交火則火炎莫制津液爍竭臟腑焦枯如此不作黄泉之客則我未之聞也經曰交則生不交則死可不信夫

## 原醫

無錫周逢儒

人生血肉之軀不免爲六淫所刑七情所縛斯有夭枉疾孑之苦故設醫師以濟其偏周官醫師掌醫之政令凡邦之有疾病者疕瘍者造焉則使醫分而治之歲終則稽其醫事以制其食十全爲上十失一次之十失二次之十失三次之十失四爲下定制甚嚴周分四科唐七科宋九科金十科元明十三科遜清十一科醫之見重於世久矣以較今之生理病理解剖組織細菌各學似覺古疏今密醫之一道愈進愈難故爲醫師者宜盡勤求之志願具救民疾苦之心腸方得爲世之良醫否則爲含靈之巨敵以術害人者不並容於世醫學之衰頹彌甚乃今之醫士自開業後即置醫學於不講診治餘暇以飲食遊嬉相徵逐全不以學問爲意其治病能無失乎說文曰醫治病工也不能愈病謂之拙工今外人有越俎代謀喧賓奪主之勢求補救之法莫如合羣修業立醫校以迪後進廣醫報以換智識不必醫廳干涉而我始奮

也不必政府取締而我始勵也醫有相當學術民無夭枉疾子之苦名副其實庶我岐黃之絕學自不爲天下所詬病矣

## 論治病宜用藥不宜用方

陸成一

方卽開列諸藥而成者也何以云宜用藥不宜用方乎曰一藥有一藥之性質功用雖同一表藥同一補藥同一下藥細究之皆微有不同洞明藥性而自能成方曰用藥專用古方曰用方醫家每樂趨簡便或用仲景方或用景岳方或用修園方或用鞠通方或用訒庵集方而於方中某藥何利某藥何弊未能逐味考究但知爲溫爲寒能治某病但知其好處不察其壞處其於所診之病有無關礙能否的當概不復計雖所用係對症之方而有一二味之不相宜者攙入其間服之卽難於見效譬如血熱者宜用丹皮而氣逆卽忌之陰虛者宜用膠地而有痰卽忌之血虛者宜用當歸而便溏卽忌之諸如此類不勝枚舉此藥性之所以必先察其禁忌也古方之所

以必須審爲加減也

## 愼重性命者鑒

陸晉笙

客有問於紓溪老頑曰賢者不諱疾風雨晦明之所襲喜怒哀樂之所傷人生不得免焉至聖尚愼於疾敢本未達不敢嘗之恉請將中西醫孰優孰劣何去何從爲我指迷途老頑曰凡事之能歷久而通行者必具有眞理中西醫之各有所長毋庸贅言然學有精粗卽藝有長短余未嘗習西醫聞人稱其長簡便迅速亦聞人論其短虛實不分也於中醫則寢饋於斯已三十餘年今以所聞於治西醫者言之治西醫者曰西醫尙解剖信而有徵中醫不能知異哉斯言十二經八脈之起止三焦之緩急厚薄臟腑之堅脆大小血液之清濁濃淡大絡孫絡之所貫三百六十俞穴之所在詳載於內經難經甲乙經諸書我國何嘗無解剖學若靈樞岐伯曰八尺之士皮肉在此外可度量切循而得之其死可剖解而視之是剖驗死屍古亦有行之者治

西醫者又曰西醫剖腹割脉中醫無此技異哉斯言俞跗扁鵲華元化者流具有此藝載諸史傳我國何嘗無此術但危險萬狀用之者少因失傳爾治西醫者又曰西人以化學驗物產鑛質用廣他質用狹提其精華製而爲水爲粉爲油能少許勝多許異哉斯言昔神農以赭鞭試百草卽以器化驗其後研究更精但於氣味形色生時產地上察之無須乎器而已知性質功用如地黃補血雞肫消食故法化驗無異是中藥早經化驗古人知形骸之粗跡未足以參神機之變動也於是乎究氣化古人知剖割之危殆害多利少也於是乎改湯液漢魏醫家猶多用礜石砒石鍾乳輕粉火硝朴硝等品後賢知金石性烈於是乎多用草木不得已始用礦質其醫學進步爲何如耶其鄭重生命又何如耶近來製鍊藥品太倉汪楨上海李平書購器設廠用之屢著功效中藥何嘗不如西製耶彼所謂輕氣養氣淡氣炭氣者卽古說之寒氣熱氣濕氣穢氣不過異其名稱耳彼以屢經試驗之峻厲品簡便以治形式相

同之症猶我國走方醫之草藥治病耳其善者亦祇猶單方治病耳有奇效者必有奇禍其貽誤生命目擊耳聞難以縷指迺流俗厭故喜新樂趨便易以兒戲生命何其愚也吾不怪世俗之崇西抑中因其以耳爲目本無醫學智識也我怪夫習歐學者身厠醫界不辨精粗但詡詡自大也我不怪學西醫者崇西抑中因其出主入奴實未嘗明中醫之精粹也吾怪夫習中醫者目眩心搖不給己術未精亦同聲誇耀他人荒己田而不耘也我不怪學中醫者推崇西醫因其涉獵僅在方藥未明天人一致之理爰歆其藝術自甘犧牲也我怪夫偉大人物舉國奉爲圭臬者未能明此中眞相而輕於發言也蔡子民醫學通論叙曰非精研泰西醫學者不能說明醫理非精研泰西藥學者不能說明方劑我請爲之轉一語曰非精研內經醫理者不能知西醫之淺非精研本草藥性者不能知西藥之峻張季直致闔百川書曰中醫主氣化治虛證亦誠有獨至之處其所謂虛專指勞損言乎抑對於外症而泛指內症

乎吾請爲之轉一語曰西醫尙實驗治外症亦偶有獨至之處盖外症有虛實西醫長於治實於陰疽虛症百不治一則亦僅得其半耳以蔡張之賢而立論如斯其學術固舉世推之其醫學果深造耶未能深造而輕於發言不猶蘇東坡之譽聖散子致貽害蘄黃間氏耶一成方之害尙且如此矧舉國盡用呆板峻劑耶世人信於其他學術而幷信其論醫由是設西校立醫院用西藥不且遍延吾國其禍堪設想耶就上列各端論之彼之所誇耀於我國者皆我國所本有而爲古人知厥流弊早早廢棄者也故我國之醫始可名曰醫道彼之醫僅得稱爲醫術請問當今若楊如侯趙蹈仁張壽甫裘吉生何廉臣等諸君其學溝通中西者平心而論我言果屬信口訾議否其診寒熱之表誠巧矣能分表熱乎裡熱乎抑爲陰寒太盛外越之熱乎其診脉表誠巧矣能知浮分數大乃沉分無根乎能知浮中無脈乃沉分牢伏乎其察喉頭子宮之鏡誠巧矣能明因虛而病因實而病乎其聽肺部腹部之筒誠巧矣能

辨火炎作聲風動作聲水激作聲乎器械雖精不足恃也試舉數病以明之最烈者霍亂轉筋西醫名爲虎列拉謂患者腸生灣曲形捍菌分重輕性乾性雹擊性治用消毒灌腸生理鹽液注射處方以多量甘汞阿片等劑寒用嗎啡針樟腦精勃蘭地溫熱奮興藥熱用冰塊冰袋有一定手續其於寒宜溫裡熱宜達外吐瀉止時速宜進補未之明也此症屬熱者輕易治姑勿論最重者爲肝寒非直走肝經之熱附子吳茱萸桂枝細辛木瓜不治吐瀉後氣液並走視其偏虛何在非參朮草歸地芍佐以澁藥仍不治西法補者僅恃鹽液其他無聞也霍亂症如是他症亦復如是其足恃乎西法之最善者莫如牛痘毒淺者無妨毒深者重發前月湘鄉信稱已種牛痘者爲時氣引動復發致成痘疫竟無治法在西醫必曰此疫也不知因乎牛痘泄毒之未盡也不亦大可危哉西醫之最善者又莫如產科而身虛弱者胎近月而動痛甚或下墜不知升補以安之惟用手術以出之每致危殆幸而得免亦所傷實多毋

致蓐勞子致夭殤比比也不又大可危哉然猶曰此理想之虛辭非故事之實驗也請更徵諸報章所紀載無錫沈南軒病腫脹西醫用刼法放水覺鬆三放而不起諸組雲患癩疝西醫割治去睪丸潰爛日甚而死李文華患血瘤西醫割治血如泉而立斃侯星橋患痺瘧西醫以藥水雞汁與之邪陷神昏復臥以桐油紙浸以冷水巾漸淹然而逝唐某得癃閉症西醫通以銀絲尺許尿血大暢浹旬又癃再通之遂小便不禁轉成損症袁紱侯婦經行腹痛用中將湯久之面靑白無榮以利殞尤某患氣鼓西醫於臍下通以管出水如溺復脹復通之創處流血人亦暈去旋斃命然猶曰此傳聞之或誤非親見之多確也請更徵諸平素所閱歷友人顧質卿患項瘤中醫曰皮中隱隱有紅縷不可割塗以消瘀飲以化瘀可縮小而不除根西醫索千金願包治謂可立愈奏刀下而立愈者立死矣此與李文華相同者友人江建霞患外感咳嗽西醫飲以止嗽水留邪于肺延勞而死隣人陳姓婦入西醫院生產未足月

而試痛醫以筒聽之謂胎已隕剖去可保母命及剖出胎能動母未醒竟致兩亡姪孫欽文自學西醫患腸癰其師剖割之再剖而殞何梅之甥某熱病後轉虛納少余曰胃虛西醫亦曰胃虛入院調理許一月全愈日飲以雞汁牛肉汁余聞之曰殆矣虛在胃陰不在胃陽易以猪肉汁鴨汁則善矣未一月熱復熾而歿甯波王某患暑症熱盛汗多西醫帽以冰圍以冰病者汗斂自覺心煩不堪亟擲去轉延余治余以白虎天水合劑加薄荷香薷煎服一劑愈余九女詠馠患膽鬱寒熱往來服金雞納霜加劇腰痛西醫驗其溺聽以筒謂內有毒菌非割決不治余女不肯乃止余自遠道星夜歸飲以自蒸清肝通絡露乃愈愈後再以溺送原西醫驗化則曰無病之溺也請問毒菌復安在乎據我所聞病症藥劑以研究之袁前總統蔡松坡卽爲西藥所誤何當世無考察醒悟者耶嗚呼死者長已矣生者其岌岌乎殆哉今苟並設中西兩醫院於通都大邑年終統計中醫治愈者十得其幾西醫治愈者十得其幾自

較然矣若東瀛於雷允上六神丸則曾禁止入口於中將湯清快丸胃活則政府處聲明專消支那不消本國試思其意何居留學彼國東醫尙思干涉中醫壟斷束縛誅心之論罔利焉耳我不行醫固無所謂同道嫉妒也我亦狥親友請爲病危篤者醫固閱歷有素始不禁大聲疾呼也噫堯舜禹湯文武周召孔孟之道何嘗不善有治法無治人耳請問今日事事效法泰西國已强否民已安否醫其小焉者客聞之若聾若呆昏昏欲睡老頑錯愕而起曰吁

## 邪之所湊其氣必虛論

焦三省

素問評熱病論云邪之所湊其氣必虛夫風寒暑濕燥火外感之六淫也而其中人於皮毛經脈之間必因內傷氣虛邪與虛合病斯作矣苟有邪而氣不虛則又何害之有故邪不能獨傷人也大凡强壯之人外邪不易感冒以其稟賦厚血氣盛腠理密卽遇疾風暴雨邪不能侵也虛羸之人外邪易乘以其稟賦薄血氣弱腠理疎偶

有感冒邪必爲病也此論正氣虛而外邪乃得乘隙而入也明矣肥人多痰飲中虛溼勝也瘦人多鬱火血虛氣強也是則以人之肥瘦而分其氣血之虛實別其中陽中陰之不同此雖非外感而邪之與氣虛相湊其理固一也卽經所謂陰虛者陽必湊之是矣又云中於陰則溜於府此必因陰氣旣虛邪氣乃得乘虛而溜於府也中於陽則溜於經亦必因陽氣旣虛邪氣乃得乘虛而溜於經也以邪之所湊氣先虛也試問氣何以虛曰大怒傷肝則肝氣虛矣大喜傷心則心氣虛矣憂思傷脾則脾氣虛矣悲哀傷肺則肺氣虛矣恐懼傷腎則腎氣虛矣然不特此也凡飢飽勞役起居失常皆足以致虛者也如肝虛則筋膜受之心虛則血脈受之脾虛則肌肉受之肺虛則皮毛受之腎虛則骨髓受之以人身臟腑相聯經絡互通氣虛於內邪得外湊於其所主是明徵也譬如賊寇之攻城因兵士失守而致陷邪氣之侵人亦猶是耳故古方之用參者十居六七誠以邪之所湊必因氣虛所致也

# 敬告用靜坐法可愈難治之症

俞鑑泉

鄙人閱增刊問遺精肝胃氣風氣等症治諸賢所答頗多妙方竊謂此等症候惟靜坐法能補助醫藥所不及平素耳聞以同善社靜坐法而愈種種痼疾甚多鄙人亦曾入社覺身體不無補益故每逢抱此等恙就診者必勸其入社鄙人屢欲將此意登醫報恐世人笑予迷信致遲遲未果夫同善社靜坐法本道家秘典玄修妙旨當此同善社各處都有諸君子何不登其堂聆教玉京瑱環之秘於塵勞餘閒靜養片時棲心於寂遊神於穆恍忽窈冥不亦快哉惟此法宜行之以虛靜恃之以恒久不可預存延年却病成佛作仙之念久而久之自然能增進身心之妙境須知古時談書者豈人人能及第學仙者豈人人能登仙惟一日談書自有一日之益一日學仙自有一日之功近日靜坐法中外均在研究吾國素有其法且與呼吸靜坐與因是子靜坐法更爲美善故樂爲介紹之也

# 人始生先成精精成而腦髓生論

甘棠徐召南

竊思人身七尺之軀從何而育莫不受於父母發於陰陽陰陽者男女之謂也易曰男女媾精萬物化生蓋人身未有之先由父精母血兩相混合化而成形靈樞本神篇云初生之來謂之精謂由精血而生者也又云兩精相搏謂之神兩神相搏合而成形兩精者男女之精也兩神者陰陽交合之氣也合則常先身生是謂精矣蓋精者天一之眞水也在男則化精蟲在女則成癸水故陰陽交合萬物形成男女交合人道化生無不先從精始故靈樞經絡篇云人始生先成精是也精成一月則始胚胚者渾沌初凝之象也二月則始膏膏者凝如膏脂之形也迨夫三月則胞成矣胞者包胎之衣也其象中空濛鴻一氣由精血化生臍帶上結兩端兩端者腎也陰陽應象大論云腎生骨髓蓋髓上於腦則生腦筋運動始萌靈性漸振又云髓生肝肝生筋筋生心心生血血生脾脾生肉肉生肺肺生皮毛皮毛復來生腎由是六腑皆

備故四月形體大成五月男女攸分斯時也筋骨未具毛髮未齊迨六月則筋骨完具七月則毛髮生齊八月臟腑具備九月則受母食之穀氣十月則臟腑齊通納天地之氣於丹田俟時而生矣攷其化生之源則先精而後髓也髓卽精也二而一也髓爲生骨之源精爲成人之本故經絡篇云人始生先成精精成而腦髓生髓生則骨成故又曰骨爲幹幹者建立之本也由是督脈上通於腦爲輸精滲洄之道路灌漑潤澤之陽關也經云腦爲髓海髓充則壽髓薄則夭髓者陰也五常政大論云陰精所奉其人壽良有以也蓋人之身古人謂有二天二天者先後天耳先天者腎也精也卽人身之先藉以生身也後天者脾也穀也乃人生之後賴以養之也凡人之禀賦薄弱者乃先天之薄弱後天之不足也故昔有謂爲三寶者其寶貴槪可想矣英醯鷄管豹之流烏有發明之見聊效拋磚趙瑕安能不續若成引玉常建豈敢忘恩是望　醫壇博雅懇祈運斤成風馨香祝禱沒齒不忘也

# 醫學衷中參西錄醫方歌括補遺

姚江李啓沅編

## 第二卷

隔食門（一方）

參赭培氣湯

潞黨參　六錢　天門冬　四錢　知　母　五錢

清半夏　三錢　當歸身　三錢　生赭石　八錢（軋細）

淡蓯蓉　四錢　柿霜餅　五錢（服藥後含化徐徐咽之）

【歌括】　參赭培氣治隔食　黨參赭石柿天冬　蓯蓉知母歸身夏

通結斂衝降胃功

吐衄門（共十一方）

寒降湯

生赭石　六錢（軋細）、蔞　仁　四錢（炒搗）　牛蒡子　三錢（炒搗）

生杭芍　四錢　竹　茹　三錢　清半夏　三錢　粉甘草　錢半

【歌括】寒降湯中生赭石　蔞仁清夏及牛蒡　竹茹杭芍粉甘草

代古瀉心湯效良　附法等分赭滑末　吐衄因熱服之康

溫降湯

白　朮　三錢　清半夏　三錢　生山藥　六錢

乾　薑　三錢　生杭芍　二錢　生赭石　四錢（軋細）

川厚樸　錢半　生　薑　二錢

【歌括】溫降湯內生山藥　白邪乾薑赭石崇　夏樸生薑并白芍

脈濡吐衄胃寒通

清降湯

生山藥　一兩　生赭石　四錢（軋細）　牛蒡子　二錢（炒搗）
生芡實　五錢　生杭芍　四錢　清半夏　三錢　甘　草　錢半
【歌括】清降湯中積獨崇　芡仁赭石夏甘充　牛蒡杭芍醫狂血
陽亢陰虧汗復冲
保元寒降湯
生山藥　一兩　野台參　三錢　生赭石　八錢（軋細）
知　母　六錢　生杭芍　四錢　牛蒡子　四錢（砂搗）
三　七　二錢（搗細藥湯送服）
【歌括】保元寒降用山藥　赭石台參芍藥投　知母牛蒡三七送
血傷氣脫熱煩瘳
保元清降湯

野臺參　五錢　生山藥　六錢　牛蒡子　二錢（炒搗）

生芡仁　六錢　生杭芍　六錢　甘　草　錢半

生赭石　八錢（軋細）

【歌括】保元清降用臺參　赭石芡仁山藥斟　甘草牛蒡杭白芍

元虛吐衄逆衝任

秘紅丹

川大黄細末　一錢　油肉桂細末　一錢　生赭石細末　六錢

大黄肉桂研末和匀赭石湯送下

【歌括】秘紅丹藥奏功神　油桂大黄細末匀　赭石湯吞資重鎮

胃肝鬱血夢多瞋

二鮮飲

鮮茅根　四兩（切碎）　鮮　藕　四兩（切片）

煑汁常飲若大便滑者茅根宜半減再用生山藥細末調入藥汁煑服之

【歌括】二鮮飲子治虛勞　清解血痰力頗饒　鮮藕茅根煎汁飲

或加山藥涵陰高

三鮮飲

二鮮飲方加鮮小薊根二兩

【歌括】三鮮飲子用相同　鮮小薊根清血祟　加入二鮮煎取汁

症兼虛熱血勞攻

化血丹

花蕊石　三錢（煆存性）　三　七　二錢　血　餘　一錢（煆存性）

【歌括】化血丹賚花蕊石　用偕三七血傷珍　血餘兼有生新力

研末水吞止血神

補絡補管湯

生龍骨　一兩（搗細）　生牡蠣　一兩（搗細）　萸肉　一兩（去净核）

三七　二錢（搗細藥汁送服）　服之血猶不止者可加赭石細末五六錢

【歌括】補絡補管湯義深　牡蠣龍骨絡通任　煎同萸肉送三七

血過或加赭石斟

化瘀理膈丹

三七　二錢　鴨蛋子　四十粒（去皮）（此即苦參子一名鴉胆子）

二味用開水送服日服兩次服鴨蛋子不可嚼破破則味苦難下咽矣

【歌括】化瘀理膈丹堪施　鴨蛋子吞皮去宜　三七末同開水下

膈間短氣化瘀奇

## 致張壽甫先生書

賓啓榮

壽甫道長雅鑑向閱醫學誌報屢覩名論卓卓爲醫界獨闢新境大放光明先生誠醫學之師表也去歲中秋得覩大著衷中參西錄盥手捧讀如獲異珍因試用其方遇心腹疼痛數人投以活絡效靈丹皆隨手奏效又治一婦人十七歲自二七出嫁至今未見行經先因腹疼脇疼求爲診治投以活絡效靈丹立愈繼欲調其月事投以理衝湯三劑月經亦通三日未止猶恐瘀血未盡化改用王清任少腹逐瘀湯亦三劑其人從此月事調順身體強壯又治一婦人年四十三歲素因家務勞心又兼傷心遂患吐血後吐血雖愈而喘嗽殊甚夜不能臥諸醫率用杷葉冬花杏仁紫苑貝母等藥治之其後右邊面頰淡紅腫起嗽喘仍不少愈後僕爲診治先投以王清任少腹逐瘀湯加蘇子沉香二劑繼服參麥湯八劑嗽喘皆愈又治一男子年四十六歲心中發熱作喘已二三年矣屢經醫治無效後僕爲診視先投以資生

湯遵註加細生地六錢一劑見輕數劑病愈强半繼用參麥湯數劑病愈十之八九然病已數年身體羸弱非倉猝所能復原深望
先生賜惠爲擬一善後之方既可治病尤可衛生有病無病皆可常服則幸甚矣僕齒已加長腦力記憶已非少年恨未於十年之前得讀
先生之書蠢子嘉祥嘉聖皆學醫數年自覩
先生書後已命於　尊照前行弟子禮矣深望不棄俾得側身私淑之列異日或有問難賜以片牘以當提示栽培之恩固當永矢弗諼也下略

## 復竇啓榮先生書

鹽山張錫純

啓榮仁兄雅鑑敬讀
華函知對於拙著極力推獎且採用其方屢次見效是非拙擬之方能操勝算實賴
兄之善審病機投方脗合也夫人苦於不自知以弟之庸碌非敢輕有著作特以醫

學自仲景後數千年無進化又加以西風東漸國粹留貽危如朝露弟爲熱腸所迫故冒昧而有衷中參西錄之作非敢謂盡善盡美出以問世惟期略作嚆矢俾醫界青年知醫學雖宜衷中參西實又貴自啓新悟日有進化則後啓有人醫學或有振興之一日也所幸出版之後果爲社會歡迎且多有殷殷致書推爲一日之長者弟得此溢分之譽及溢分之推崇原不敢任受亦惟竭盡管蠡以酬其眷注而已至兄之哲嗣少承家教醫學必卓然可觀以後若有疑問弟實樂詳悉答覆至於所治喘嗽新愈者之善後方莫若用衷中參西錄中一味薯蕷粥送服西藥百布聖錢許日服兩次當點心用之自能身體康健喘嗽可以永愈此敬覆即候　道祺

## 致竹芷熙君書

鹽山張錫純

芷熙先生雅鑒近閱月報十二卷六號見有與鄙人論藥二則首則論殭蠶條分縷析議論精確洵堪爲殭蠶的解捧讀之下獲益良多然衷參西錄所載蠶因風殭之

說實採之徐靈胎所註本草百種徐氏原浙江名醫鄙人素信其醫學故並信其所論殭蠶且古有蠶室之名卽室之嚴密不透風者註者謂蠶性畏風室透風則蠶病是蠶因風殭之說古書雖無明文已寓有其意然仍不若　先生之得諸目覩而言之確切也次論鮮小薊因鄙人用鮮小薊根治吐血治花柳血淋治項下疙瘩皆隨手奏效稱鄙人之用藥如宜寮弄丸左宜右有並自謂曾用鮮小薊根治愈極險之肺癰以爲鄙人所論鮮小薊之徵驗究之鮮小薊根善治肺癰鄙人猶未知也夫肺癰爲肺病之最劇者西人恒對之束手而治以一味鮮小薊根竟能隨手奏效何其妙哉　先生之喆嗣餘祥少先生旣喜讀拙著之書　先生更對於拙著若此留意再三爲之登於報章洵爲鄙人之知己也古語云人生得一知己可以無憾鄙人有何幸福而南方知己者如此之多也耑此敬達遙頌

道安

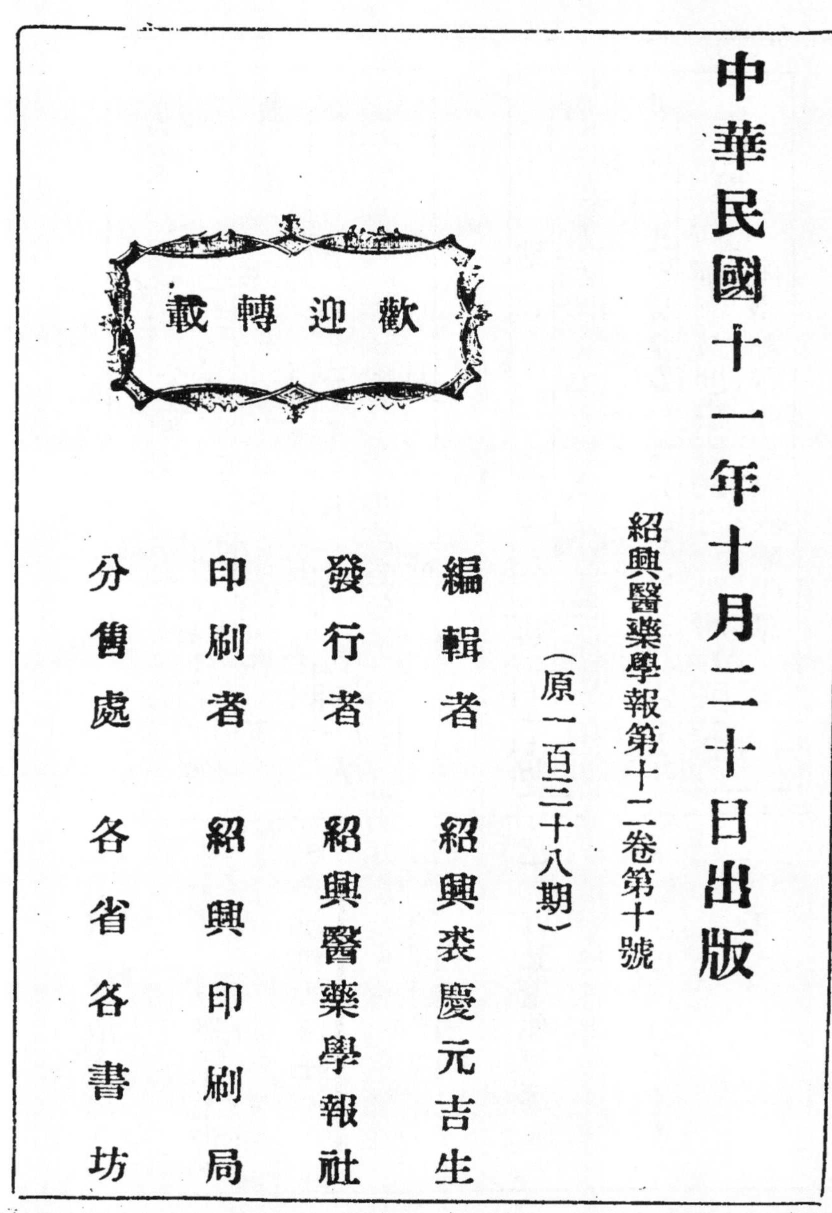
中華民國十一年十月二十日出版
紹興醫藥學報第十二卷第十號
（原一百三十八期）

歡迎轉載

編輯者　紹興裘慶元吉生
發行者　紹興醫藥學報社
印刷者　紹興印刷局
分售處　各省各書坊

## 報價表

| 新報 | 全年 | 半年 | 一月 | |
|---|---|---|---|---|
| 冊數 | 十二冊 | 六冊 | 一冊 | |
| 定價 | 一元二 | 六角半 | 一角二 | 代派或一人獨定十份者八折五十份七折郵票抵洋九扣算空函恕復 |
| 舊報 | 一至十三期 | 十四至十七期 | 十八至四十四期 | 四十五至百十六期 |
| 定價 | 五角 | 三角 | 八角 | 每期一角 |
| 郵費 | 中國 加一成 | 日本台灣 加二成 | 南洋各埠 加三成 | |

## 廣告價表

| 等第 | 地位 | 一期 | 六期 | 十二期 |
|---|---|---|---|---|
| 特等 | 底面全頁 | 十元 | 五十四元 | 一百元 |
| 上等 | 正文前全頁 | 八元 | 四十三元 | 八十元 |
| 普通 | 正文後全頁 | 六元 | 三十二元 | 六十元 |
| 注意 | 所稱全頁即中國式之一單面外國式之一配奇如登半頁照表減半算 | | | |

## 外埠用郵票代洋寄社者注意

一　須油紙襯好

二　須固封掛號

三　以五釐郵票爲限

四　一百另五分代洋一元

# 上海粹華製藥廠各種新藥

※**粹華杏仁精**　每瓶四角

選擇國產上等杏仁用化學製成極純正之精液藥力宏偉奏效迅捷雖服五滴即能療治多年久咳誠爲治痰聖藥

※**清血片**　每瓶六角

功能清潔血液殺滅微菌有推陳致新之效使血液流行有增加紅血輪之功爲花柳症之善後良藥

※**伏虎丹**　每瓶八角

平定霍亂之神藥有殺滅虎疫菌之特效雖入危途亦能起死回生因其功能殺細滅菌保護腸胃　止吐瀉　平轉筋、除腹痛　斂濕汗　升清降濁　起死回生

※**粹華治疫五水滴**　每瓶一角

此水用中藥貴重原料參以西法製成精華是以功效迥異尋常活人無算業已有口皆碑雖極危險之症一瓶入口即能立奏奇功且吐瀉交作時胸腹絞痛服後不僅吐瀉立止而藥水至胸胸痛即止至腹腹痛即止誠空前之奇藥也

※**楊枝露**　每瓶五角

爲衛生飲料功能消暑・清熱・辟疫・避穢・舒肝・悅脾・醒胃・發腦・清心・涼肺・解鬱・破悶・利濕熱・療瘡癤・爽精神・除煩渴・清血毒・和營衛・小兒疰夏・肝陽頭暈・

※**疳積聖藥**　每瓶六角

此藥功能健脾和胃調氣下積除濕退熱殺蟲散癖雖已屬疳癆重症日服二次服至數瓶亦能疳消積散恢復健康

※**外感傷風咳嗽水**　每瓶四角

功能疏解表邪宣通肺氣清利頭目

※**杜磨燕窩粉**　每瓶兩元

功能潤肺清金化痰止嗽服時利便饋贈尤宜

總發行所　上海南京路親仁里口　經售處　各埠大藥房及國貨商店

# 零購本社發行書報章程

一　如欲購本社書報者可直接開明書目連銀寄至「浙江紹興城中紹興醫藥學報社」收

一　書價若干按加一成以作寄書郵費

一　書價與郵費可用郵局匯兌其章程問就近郵局便知

一　郵滙不通之處請購（五厘至三分爲止）之郵票以一百零五分作大洋一元核定封入函中掛號寄下（郵票須用油紙夾襯）

一　一人購書報上五元者可將書價以九折核寄上十元者以八折核計零購無扣（購舊報及代售各書不在此例）

一　一人預定當年月報之上五份者可將報價以九折核計上十份者以八折核計

中華民國郵政局特准掛號認為新聞紙類

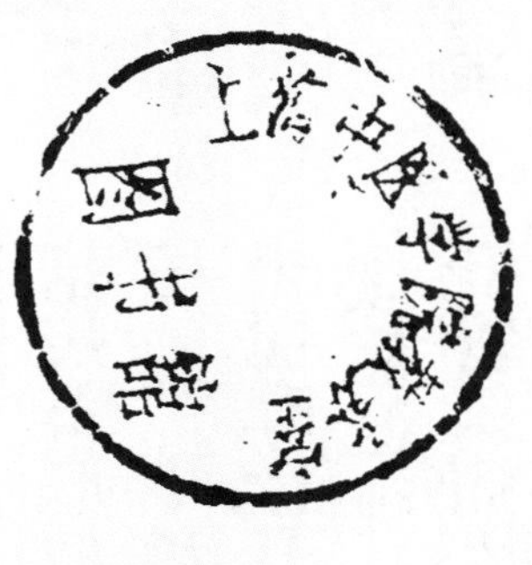

# 紹興醫藥學報

第十二卷第十一號

# 紹興縣西橋南首和濟藥局發行常備要藥及書目

消暑七液丹 每方三分四
萬應午時茶 每方一分
急救雷公散 每瓶一角
急痧眞寶丹 每瓶一角
喉症保命藥庫 每具一元
葉氏神犀丹 每顆三角
開閉煉雄丹 每兩八角
萬應保赤散 每瓶四分
鴉片癮戒除法 二冊三角
先醒齋廣筆記 四冊一元

立消痱子粉 每袋二分
查麯平胃散 每方分六
霍亂定中酒 每瓶一角
瘧疾五神丹 每瓶一角
沉香百消麯 每方分四
太乙紫金丹 每顆二角四
立效止痛丸 每瓶三角
金箔鎭心丹 每瓶三角
增訂醫醫病書 二冊五角
喉痧證治要略 一冊六分

滲濕四苓丹 每方二分
痧氣開關散 每瓶五分
回陽救急丹 每兩二角
痢疾萬應散 每服四分
樟腦精酒 每瓶二角
飛龍奪命丹 每瓶一角五分六
厥症返魂丹 每粒二角四
肝胃氣痛丸 每瓶二角
痰症膏丸說明 一冊一角
臨證醫案筆記 六冊一元二

彩色精圖 中西參證 **辨舌指南出版** 曹炳章編撰分訂六厚冊布套一函用上等連史紙石印每部定價洋二元正七折實洋一元四角外埠加郵費一角一分連掛號在內其內容要目已詳本年紹興醫藥學報第六期曹君緒言中此書皆有關於中西醫診斷上實驗之必要凡我同志者不可不備此書也皆已發行購請從速

紹興醫藥學報社亦有代售

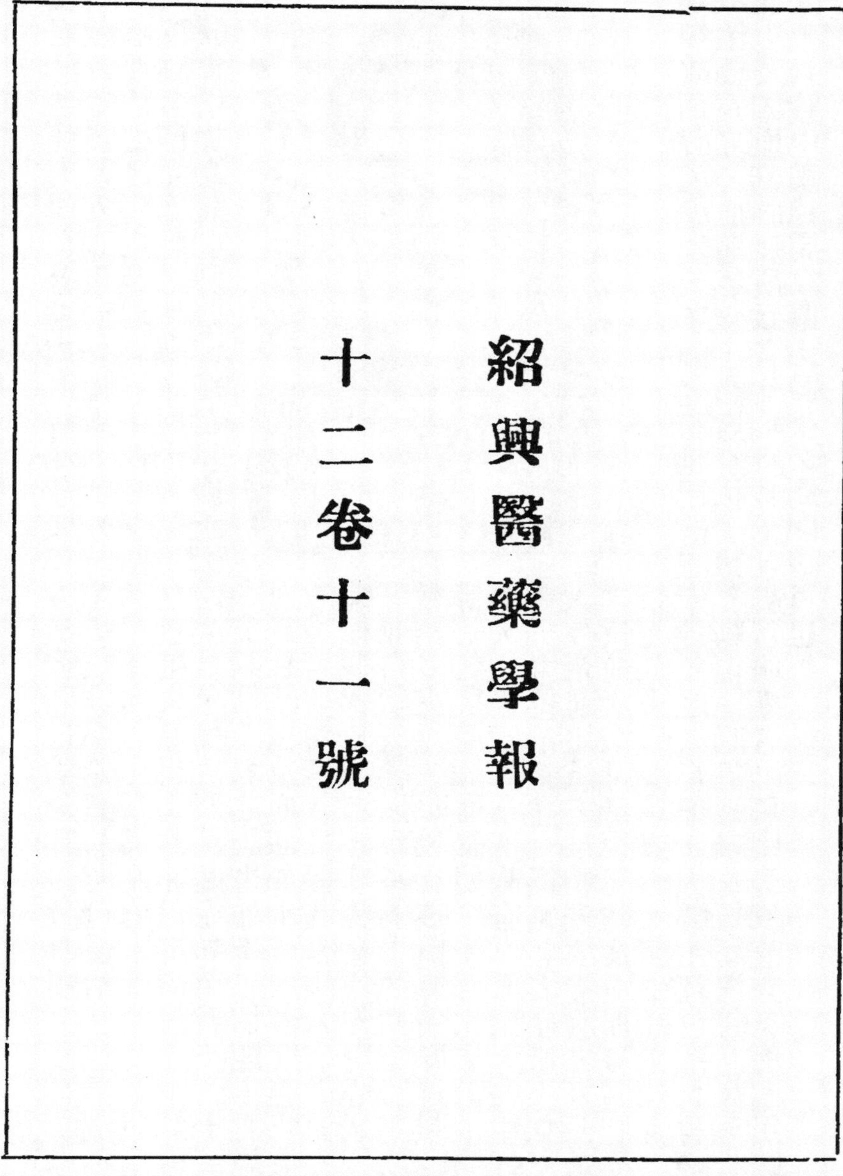
紹興醫藥學報
十二卷十一號

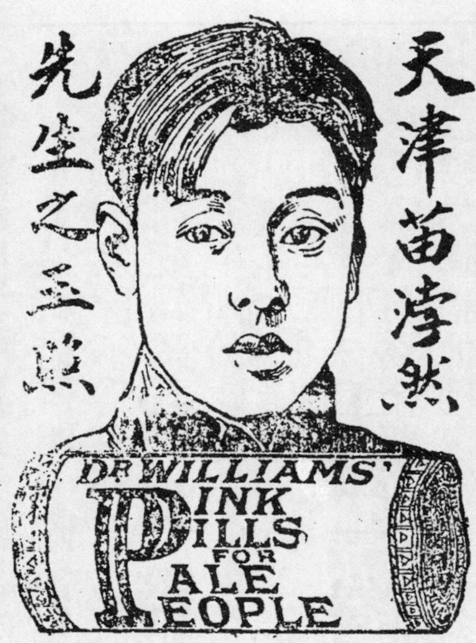


苗君滓然係天津舊營務處高等小學校英教員彼因自幼失乳以致身弱力薄且時患咳嗽氣喘夜難安眠更形枯瘦人人皆知時患痰咳非尋常藥品所可醫治往往治療不及陷於危亡之痨症苗君屢經中西名醫診治服藥多方化費甚鉅均未獲效及至服用天下馳名補血健腦之聖藥韋廉士大醫生紅色補丸始得全愈非但沉疴盡除神氣復元飲食增加身體肥胖强健逾昔韋廉士大醫生紅色補丸療治是症如苗君不啻千萬人矣請觀苗君之證書如下

倘閣下曾患血氣衰薄以及血薄如水所致各症速爲倣效苗君切勿延誤爲要其來函云余因前在臨榆縣郵政局內總理英文信件用心過度又兼自幼失乳以致身弱力薄枯瘦難堪飲食無多夜內少眠後有咳嗽氣喘頭目暈眩等等雜疾筆難盡談屢經中西大夫診治均未大效後閱報章所載有韋廉士大醫生紅色補丸善治諸虛百損無名之症撫不立見大痊余購服試之果稍安故接服之打餘余之沉疴盡消神氣復元飲食增加身體肥健余之久患皆蒙韋廉士大醫生紅色補丸之賜矣故而聲明感謝

天下馳名行世已歷三十餘年之久韋廉士大醫生紅色補丸曾經療治極重之　血薄氣衰　諸虛百損　少年斲傷　腦筋衰殘　胃不消化　瘋濕骨痛以及因血虧腦疲所致各症均經救治凡經售西藥者均可出售或直向上海四川路九十六號中國總局韋廉士醫生藥局函購可也

閱者諸君公鑒凡諸君向代派處或代售店訂定本報至期有未到者須自向原處追索因本社章程中代派處有人欠欠人不涉本社之事幷有欵不照繳當須停寄等規定近來代派者結欠社款謂多因閱戶未繳而閱者又常有函告社中云欵已早付報不見發等語故特聲明如右

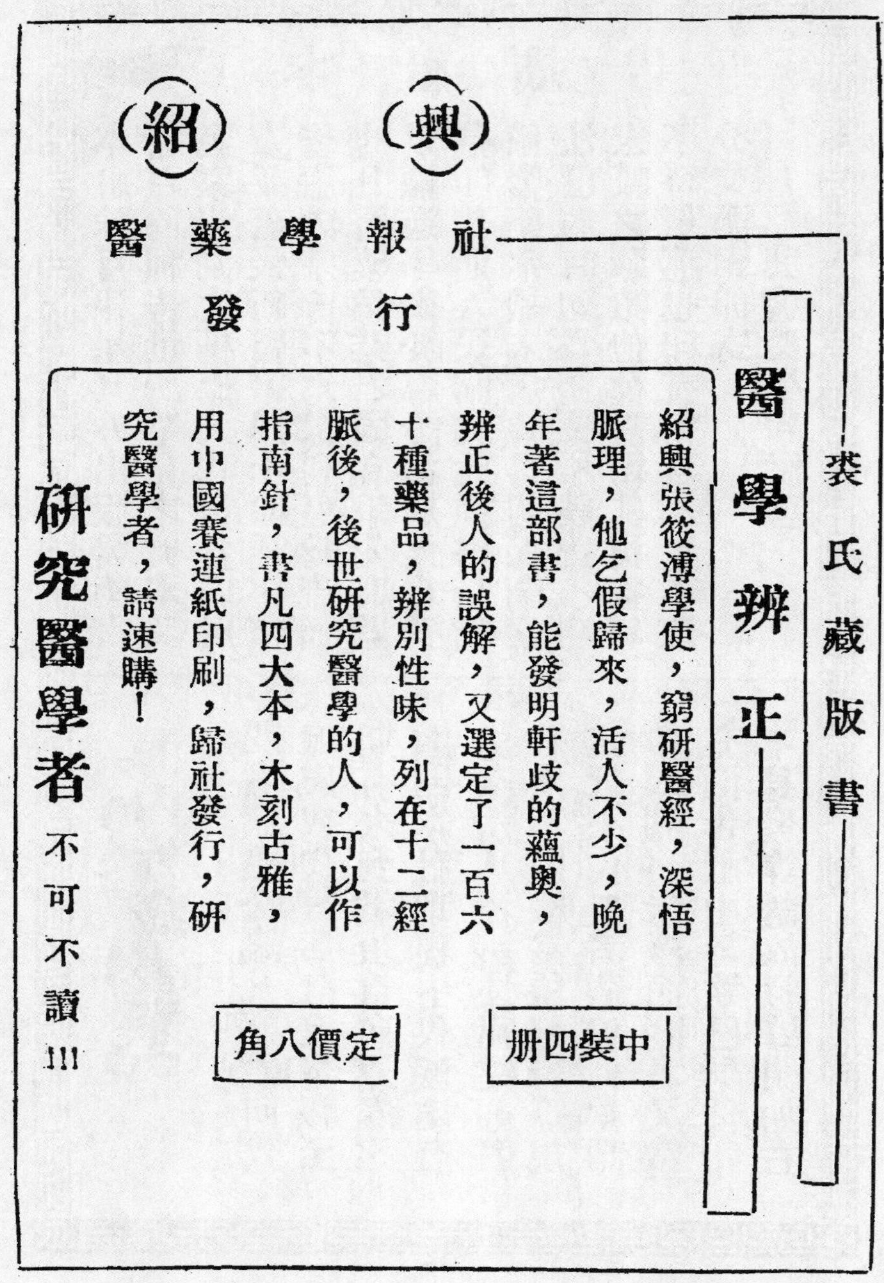
裘氏藏版書
醫學辨正
紹興張筱溥學使，窮研醫經，深悟脈理，他乞假歸來，活人不少，晚年著這部書，能發明軒歧的蘊奧，辨正後人的誤解，又選定了一百六十種藥品，辨別性味，列在十二經脈後，後世研究醫學的人，可以作指南針，書凡四大本，木刻古雅，用中國賽連紙印刷，歸社發行，研究醫學者，請速購！
中裝四册
定價八角
研究醫學者不可不讀!!!
紹興醫藥學報社發行

# 紹興醫藥學報第十二卷十一號目次（原百三十九期）

學術



雜著

（一）醫學衷中參西錄醫方歌括（續一百三十七期）　李啓沅編

（二）醫話集腋（續一百三十八期）（完）

論人生體氣質分四種　陸晉笙

論病有對待藥亦有對待　前人

論衛生靜坐法　鹽山張錫純

遊小天竺醫事談記　諸暨楊又生

治病須審年齡中西如合一轍論　常熟張汝偉

病位與五行　和縣高思潛

練習深呼吸法經驗撮要　劉蔚楚

醫藥芻言　劉哲蒼

（三）證治要論（續一百三十六期）

致陸晉笙君書　鹽山張錫純

上張壽甫先生書　姚江李啓沅

復沈仲圭君書　鹽山張錫純

## 緊要廣告

本社擬卽整理一切凡歷年未刊完之各專書及月報星期增刊兩種餘稿將一齊付印以慰愛讀諸君爰持預售廉價票開列章程於後

一廉價票每張票面定價十元將來持票直向本社購買已出版及未出版各書或定報票面之數與書報定價一得以直用兩不折扣寄書以時郵力臨時由購者自聽

一廉價票祗印一百張每張售實洋五元以念日爲限無論售完與否至陽歷十一月終截止不稍遷就款到即將該票寄上專員辦理決不遲誤外埠郵滙不通准以郵票一百另五分作洋一圓核計如寄各種內國公債票於到紹興之日照上海到信市價核洋

一廉價票係不記名式無論何人購得後隨時可以轉讓他人惟購票時必限於曾經購書或閱報及投稿者有此權利一人多購至五張爲限

一廉價票經購定時亦准卽取已出版各書報（除寄售數種外）但請開明名目另加寄帶郵力卽班奉上不致稍遲

一定書郵力大約照書價加一成半邊省倍之外洋又倍之掛號另加如有多寄還不足照補

紹興醫藥學報社啓

## 葵能治瘧述

盧育和

本經稱冬葵子氣味甘寒滑無毒主治臟腑寒熱羸瘦五癃利小便故聖惠方治咳瘧邪熱取冬葵子陰乾爲末酒冲服現西報載俄國鄉人患瘧以向日葵葉襯臥身下上亦蓋之其病若失而俄醫取以試驗又以花葉瀝汁和燒酒製之凡患瘧者飲以此酒輒愈觀俄醫治瘧之法與吾國暗合孟詵必效方稱葵苗潤燥利竅功與子同別錄亦稱葵苗甘寒滑利無毒爲百菜主惟心傷人可見除心以外其苗也葉也子也皆爲甘寒滑利之性一也內經云夏傷於暑秋必痎瘧林先耕云暑必挾濕瘧多屬痰葵性甘寒既能清暑而滑利尤能祛濕豁痰正是對症之藥更借酒力以行之宜其有效然愚考西醫論瘧係因一種霉毒之氣人感受之輒發瘧症夫所謂霉毒氣者乃因低窪之地積有腐爛草木爲烈日久晒三者相合而成蓋卽濕熱鬱蒸之氣也按吾國江浙等省屬東南地卑水濕之區故每年夏秋患瘧者實居多數格

致彙編載有向日葵能收低濕處所發之疫氣令人免瘧疾發熱之症夫此物有如是功用人家院落何妨多種之周雪樵先生曰吾家有治瘧一方簡便而奇方爲向日葵花瓣一握約四五錢大棗五枚生薑三片置淨盌中加水令沒飯上蒸熟於發瘧日清晨燉溫服湯及棗輕者一服即效重者二服全愈育自得此方之後十餘年來凡遇貧苦患瘧醫藥無資者輒傳之服後頗效實驗多人近閱紹報刊有藥物研究錄故特錄出卽希轉載俾廣流傳以惠同胞云

## 何首烏之研究

滬西東漪氏

何首烏者初不知其爲何名後人採而食之鬚髮皆黑因名曰首烏其藤夜交名曰交藤於本草綱目言之已詳又曰五十年者如拳大百年者如盌大百五十年者如盆大三百年者如栲栳大則又未必然也我鄉所產首烏雖不甚多然每遇冬令鄉人之藉以爲利者頗不少余輒於暇時覓首烏察之審其大小辨其老嫩蓋年多者

大而老年少者嫩而小然亦有小反老而大反嫩者想係泥土鬆堅之故耳綱目有赤白二種然余僅見其赤而未見其白偶或見有淡黃色者則與赤者同籐而生據鄉人云新首烏也是否爲綱目之白者余未能辨尚祈海內　高明研究而糾繩之

## 茯苓解

諸暨何志仁

觀夫諸根之性皆升惟茯苓感松木之精而成雖曰根而實異乎諸根也其性淡平可升可降能縱能橫經曰飲入於胃游溢精氣上歸於肺通調水道下輸膀胱者茯苓適得其勢而利導之蓋其體則木其用則水水泛侵心茯苓能決滔天之水故稱甯心濕着困脾茯苓能泄滲地之濕故稱益脾肺爲水之化源源不清則流不長是以清肺多資肝乃水之愛子子不平則母不安是以平肝有助惟北方玄武坐鎭隄防忌茯苓之旁流入坎然溝瀆壅塞又不得不藉神禹之疏濬以免橫流泛濫之災也至於產地獨推我浙省爲良者由浙臨瀛海多得山澤通氣之義且習俗尚陰陽

風水之說往往培植松木以作坟蔭是以所產茯苓既飽含水木之精又經歷歲月之久宜其功用亦較優勝云

## 殭蠶　何志仁

嘗考桑木上應箕宿箕好風司春令屬風木則桑之爲木感風之精氣較多蠶食桑以生長體中原飽具風質況冒風而輒殭之蠶又添一層風度矣當其殭也尾部殭硬頭部猶能覓食或頭部殭硬尾部猶能搖動可知其生發之氣雖死不衰故渾體絨毛疏鬆白似雪花色同繭絲者皆桑之精汁也藉以治人之風適得同氣相求夫祛風之藥大抵非辛溫則燥烈惟殭蠶性平味鹹體濕潤而用清宣於風熱火痰症洵屬獨一無二之妙品何則蓋風痰症無論內傷外感必挾肝胆相火而起殭蠶爲風木之化質與肝膽情意相投調停協理能使肝風平膽火降風火平降則痰涎自消痰涎自消則清陽不引自上升矣惟夫外感賊風逗留肌腠尚未引動肝膽相火

者則須力仗厥桂殭蠶非其所長也「余見市上有一種醬蠶適或用之害不淺鮮矣按殭蠶係天然而成非人之所能爲也適遇市上用礬亦非人力可求有好作者收人家瘟蠶醬石灰曝乾而僞市上醫者要知殭蠶質圓而堅醬蠶形瘦而脆殭蠶色白光明透轍醬蠶色白塵黑無神殭蠶有絨毛醬蠶則無之

## 地黃解

鹽山張錫純

鮮地黃性寒微苦微甘最善清熱凉血化瘀血生新血治血熱妄行吐血衄血二便因熱下血其中含有鐵質故晒之蒸之則黑其生血凉血之力亦賴所含之鐵質也

乾地黃（即藥房中生地黃）經日晒乾性凉而不寒生血脈益精髓聰明耳目治骨蒸勞熱腎虛生熱

熟地黃用鮮地黃和酒屢次蒸晒而成其性微溫甘而不苦爲滋陰補腎之主藥治陰虛發熱陰不納氣作喘勞瘵欬嗽腎虛不能漉水小便短少積成水腫以及各臟

腑陰分虛損者熟地黃皆能補之

【醫案】

地黃之性入血分不入氣分而馮楚瞻謂其大補腎中元氣論者多訾其說然亦未可厚非也癸已秋應試都門曾在一部郎家飲酒其家有女僕年三十許得溫病十餘日勢至垂危將舁於外同坐賈佩卿謂愚知醫主家延爲診視其證晝夜泄瀉昏不知人呼之不應其脈數至七至按之即無遂用熟地黃二兩生山藥生杭芍各一兩甘草三錢煎湯一大盌趁溫徐徐灌之盡劑而愈

又治鄰村泊莊高氏女資禀素羸弱得溫病五六日痰喘甚劇治以金匱小青龍加石膏湯喘頓止時屆晚八點鐘一夜安穩至寅時喘復作精神恍惚心中怔忡再診其脈如水上浮麻按之即無不分至數此將脫之候也急疏方用熟地黃四兩生山藥一兩野臺參五錢而近處藥房無野臺參並他參亦鬻盡遂但用熟地黃生山藥

煎服一日連進三劑共用熟地黃十二兩其病竟愈（此證當用衷中參西錄來復湯方中重用山萸肉二兩而治此證時其方猶未擬出）當時方中若有野臺參功效未必更捷至病愈之後救脫之功將專歸於野臺參矣

又奉天省長公署科長侯壽平之喆嗣年五歲因服涼瀉之藥太過致成慢驚胃寒吐瀉常常瘈瘲精神昏潰目睛上泛有危在頃刻之象為處方用熟地黃二兩生山藥一兩乾薑附子肉桂各二錢淨萸野臺參各三錢煎湯一杯半徐徐溫下吐瀉瘈瘲皆止精神亦振似有煩躁之意遂去乾薑加生杭芍四錢再服一劑全愈

統觀以上三案馮氏謂地黃大補腎中元氣之說非盡無憑蓋陰者陽之守血者氣之配地黃大能滋陰養血大劑服之使陰血充足人身元陽之氣自不至於上脫下陷也

## 雞口涎

徐韻英

雞口涎爲解蜈蚣（俗名百脚）毒特效之良品被螫傷處霎時發炎酷痛異常甚則漫腫痳木取赤雄雞口內涎塗之約一小時則痛止腫消歷驗不爽鄉人咸知之矣按雄雞善食蜈蚣余輒見之想能解其毒者亦制畏之義耳考綱目中無雞涎之說有丹雞冠血時珍謂『主治……蜈蚣蜘蛛毒……』又云『雞冠血……治蜈蚣蜘蛛諸毒者鷄食百蟲制之以所畏也……』然血不若口涎之妙何則蓋啄食者口也涎爲濡食之物其有解毒之能力可知較用血之義不益精乎且刺血則鷄必負痛若取涎則又仁者之方便矣故書此以補其缺耳又按若不以涎治之待鷄鳴則其痛亦休聞太母云『先曾祖黑暮居室中忽樑上墮下蜈蚣一條面被螫傷有非常酷辣之疼痛呼號一夜至天明鷄聲方唱猝然痛失』夫其聲竟有如此之感召其涎之效驗不待言而可知矣故祝由科家有禁蜈蚣咬傷之歌訣不外以雞制之之義想亦不誣也

澄化湯

生山藥　一兩　　牡　蠣　六錢（搗細）　生車前子　三錢（布包）

生杭芍　四錢　　牛蒡子　三錢（炒研）　生　龍　骨　六錢（搗細）

粉甘草　錢半

【歌括】澄化湯中生山藥　牛蒡龍骨牡蠣加　粉甘杭芍車前子

白濁遺精陰熱嘉

淸腎湯

知　母　四錢　　生牡蠣　三錢（炒搗）　生山藥　四錢

黄　柏　四錢　　海螵蛸　三錢（搗細）　茜　草　二錢

生杭芍　四錢　　生龍骨　四錢（搗細）　澤　瀉　錢半

【歌括】淸腎湯中知柏黄　牡龍杭芍海蛸良　薯蕷澤瀉并茜草

精濁脈洪實熱嘗

舒和湯

桂枝尖　四錢　生黃芪　三錢　續　斷　三錢

桑寄生　三錢　知　母　三錢

服數劑後病未全愈者去桂枝加龍骨牡蠣生用各六錢

【歌括】　舒和湯用桂枝尖　續斷黃芪知母拈　桑寄生同治白濁

風寒弦脈腎虛覘　繼劑除桂加龍牡　自見舒和風氣熸

痢病門（共七方）

化滯湯

生杭芍　一兩　當　歸　五錢　山　查　六錢

甘　草　二錢　萊菔子　五錢（炒擣）　生　薑　二錢

若身形壯實者可加大黃樸硝各三錢下之

【歌括】化滯湯中生白芍　當歸萊菔及山查　生姜甘草治頻痢

赤白腹疼後重誇

變理湯

生山藥　八錢　牛蒡子　二錢（炒搗）　金銀花　五錢

甘草　二錢　黃連　錢半　生杭芍　六錢

肉桂　錢半（去粗皮後入）

單赤痢加生地榆二錢單白痢加生薑二錢血痢加鴨蛋子二十粒去皮藥

汁送服

【歌括】變理湯可繼前方　山藥銀花杭芍蒡　甘草黃連加肉桂

赤加地榆白加薑　血加鴨蛋子呑服　痢久並醫噤口良

解毒生化丹

金銀花　一兩　三　七　二錢（搗細）　粉甘草　三錢

生杭芍　六錢　鴨蛋子　去皮揀成實者六十粒

三七鴨蛋子兩味先用白沙糖水送下

【歌括】　解毒生化丹治痢　銀花杭芍粉甘湯　先吞鴉膽及三七

熱毒腸中腐爛方

天水滌腸湯

生山藥　一兩　滑　石　一兩　生杭芍　六錢

潞黨參　三錢　白頭翁　三錢　粉甘草　二錢

【歌括】　天水滌腸治熱痢　黨參山藥白頭翁　重賁滑石芍甘輔

腸腐臟傷效足崇

# 論人生體氣實分四種

陸晉笙

禮記月令篇中央土其蟲倮註曰人爲倮蟲之長素問五常政大篇倮蟲靜註曰倮蟲謂人及蝦蟇之類蓋濕熱生蟲人亦倮蟲之一而爲濕熱所生而成者矣濕也水也陰液也不類而類者也熱也火也陽氣也不類而類者也是濕熱體氣平者無病太過則病偏勝亦病其狀面色深黃潤而有光唇色紅紫而不枯燥舌質紅舌液多舌苔厚膩而黃或罩深黑色於上大便時溏時結而色深黃氣臭小便黃此其據也若濕從熱化偏於燥熱之體氣其狀面色乾蒼有光唇色深紅或紫而燥舌質深紅捫之糙舌形瘦舌涎少舌苔色深黃而薄或帶紅大便乾燥色深黃氣臭小便短赤此其據也若熱從濕化偏於寒濕之體氣其狀面色晄白或晦黃唇色淡白或帶淡黑舌質淡舌形胖舌涎多舌苔薄而潤或罩淡黑色於上大便溏薄色淡黃氣腥腐小便清長此其據也若燥熱而陰損及陽寒濕而陽損及陰則變爲寒燥體氣其狀

面色痿白而發乾唇色淡白而枯燥舌質淡捫之澁舌形瘦舌涎少舌苔薄白而不潤大便乾結而色淡氣不臭小便清而短少此其據也惟其偏勝之能成病也故必燥濕得中而爲潤寒熱得中而爲溫斯爲無病醫家必須於此四種體氣先爲辨別蓋因嗽瘧瀉痢風勞鼓膈等等之爲病寒熱痛痺汗吐痙暈等等之爲證祇能察邪之所在屬何藏何府爲血爲氣是經是絡而不能別寒熱燥濕以其盡能致病耳或曰天有五氣人身應之子獨遺風何耶曰風即氣也寒氣熱氣燥氣濕氣言四者而風包於中風所以稱百病之長者非謂風邪之獨劇乃謂諸邪盡化氣而乘故曰人在風中猶魚在水中又曰人在氣交之中耳或曰信如子言虛實可不分乎曰辨之者前賢有陰虛陽虛辨氣虛多濕血虛有火辨諸作茲姑勿論卽就上列四者言之亦有可辨濕熱者水火相等陰陽互抱氣液並足平則無病卽因太過偏勝而致病實症也燥熱者陽氣有餘陰液不足偏於陰虛也寒濕者陰液有餘陽氣不足偏於

陽虛也寒燥者陰液陽氣兩虛也或曰信如子言不且以爲濕即陰液熱即陽氣乎曰試取譬之守律之兵肆刼之匪視其所爲以變易化爲精微壅爲濕熱亦視其所爲以變易初非二物我故曰不類而類也或曰信如子言表裡何以分乎曰表邪必有發熱惡寒或更頭痛見證本無寒熱而忽患寒熱本不頭痛而忽患頭痛與內傷之時愈時發素有是疾者不同知爲外感而欲知所感何邪仍可於上四者辨之天人相應氣自感召體寒者易感寒體熱者易感熱體燥者易感燥體濕者易感濕內外本相因也再參時令再參天氣再參汗渴病能適情耶或曰然則世何以有病症錯雜如寒包火暑包寒上熱下寒下熱上寒外燥內濕內燥外濕腎寒肝熱木燥土濕者乎曰此其變也僕舉其常者先能知其常乃能知其變錯雜爲病於上所列四端亦必錯雜互見仍可於此不符合者而推詳之不然如四物湯烏梅丸等之溫涼並用清燥湯虎潛丸等之潤燥並用余豈不知也哉此惟神而明之乃能製是方亦

惟神而明之始能用是方初非寒熱混用潤燥混用與夫攻補混用升降混用歛散混用滑澁混用通塞混用者所得而藉口試取譬以明之寒熱燥濕猶四方也上列四種猶四隅也孰多孰少猶路之或遠或近也僕惟指點人以大道而已大道之歧復有小道則在人之熟諳詳求也熱以治寒寒以治熱偏寒偏熱歸之於溫潤以治燥燥以治濕偏燥偏濕歸之於潤歸乎中則病自愈愼勿正治之法尙未明而反誇談從治也誤藥而四者之中有一者造乎其極途窮路盡病即休矣

陸成一曰論中引內經注蝦蟇之類蝦非魚蝦卽今田中蝌蚪蟲乃人精所化蟇爲田雞蟾蜍又爲蝌蚪所化故蟇又總稱爲蝦蟆與人本屬同類一氣所感應故痘爲先天之慾毒楊梅瘡爲後天之慾毒兩病愈後恐其餘毒未淨用活蝌蚪十餘個搗爛酒冲服能將餘痘餘瘡再發一層乃永無後患矣

## 論病有對待藥亦有對待

陸晉笙

有熱病卽有寒病有濕病卽有燥病以及表裡虛實莫不對待故無論何病皆有寒熱燥濕表裡虛實之異執一書而謂道盡於是執一方而謂治無他法者未能透澈至理者也是以用藥之誤每誤於病狀相同同一肝風抽搐也而虛甚與熱極異同一肺勞咳嗽也而濕盛與火灼異同一胃虛不食也而陽虧與陰虧異同一腹滯作痛也而寒鬱與熱鬱異以及血有寒瘀熱瘀便有陽秘陰秘諸如此類不勝枚舉何以辨之亦先辨諸體氣而已余論人生體氣實分四種已載前篇蓋天地之氣不外寒熱燥濕卽人身應之亦不外濕熱燥熱寒濕寒燥四種既有是病卽有是藥病皆對待藥亦皆對待有辛溫解表之荆防卽有辛凉解表之前蒡有甘溫重鎮之紫石英卽有甘寒重鎮之代赭石有溫疏氣之木香豆蔻卽有凉疏氣之鬱金香附有溫降氣之蘇子沈香卽有凉降氣之白前兜鈴有溫補血之當歸炙草卽有凉補血之生地白芍有溫破瘀之桃仁紅花卽有凉破瘀之夜明砂生卷柏有寒症噎膈之高

良薑縮砂仁即有熱症噎膈之靑竹茹代赭石有涼消水腫之防已赤小豆卽有溫消水腫之椒目杉木片有寒殺虫之蕪荑苦楝卽有溫殺虫之榧子川椒有寒濕成痺之蒼朮薑黃卽有濕熱成痺之萆薢防已有子宮寒冷之蛇牀續斷卽有子宮瘀熱之猪脰槐實有寒濕疝氣之小茴香天仙籐卽有濕熱疝氣之川楝子海蛤粉有熱症消渴之天花粉地骨皮卽有寒症消渴之枸杞子原蠶繭有溫消食滯之神麯山查炭卽有涼消食滯之蕎麥荸薺粉有寒通大便之蘆薈硃砂丸卽有溫通大便之半夏硫黃丸有潤通大便之郁李仁海松子卽有燥通大便之皂莢實丁香柄諸如此類亦不勝枚舉更有專主一證之要藥如肝腎虛寒腰痛用杜仲肝腎虛熱腰痛用女貞膀胱氣寒不化溺閉用肉桂膀胱氣熱不化溺閉用知母陽虛勞損脊痛用鹿角膠陰虛勞損脊痛用豬脊髓涼消乳癰用蒲公英溫消乳癰用橘葉汁涼殺勞虫用明月砂溫殺勞虫用水獺肝涼定肝風用羚角溫定肝風用肉桂涼散內風

用嫩鈎籐溫散內風用明天麻熱鬱發疹用蟬衣牛蒡寒鬱發疹用檉柳棉紗熱體嘔吐用竹茹蘆根寒體嘔吐用丁香柿蒂胃熱流涎用子芩脾寒流涎用益智陰虛眩暈用甘菊花黑芝麻陽虛眩暈用山茱萸鹿角霜濕熱脚氣用防已赤小豆寒濕脚氣用檳榔杉木片熱瘀脇痛用廣鬱金川楝子寒瘀脇痛用歸横鬚蘇子霜虛寒陽痿用陽起石鹿茸虛熱陽痿用女貞實石斛熱體肝火鬱胃困倦嗜臥用生地青黛寒體脾濕自困困倦嗜臥用蒼朮香芷諸如此類尙不勝枚舉苟於體質辨別不明即難免於混用須知病同而原異藥似而性非辨別既明則濕熱爲痰用黃芩膽星燥熱爲痰用花粉竹瀝寒濕有痰用陳皮半夏寒燥有痰用薑汁白芥腎經濕熱用黃柏知母腎經寒濕用茴香附子腎經燥熱用龜板黑豆腎經寒燥用蓯蓉胡桃試舉一證一臟以爲例餘可類推誠能自儆知一不知二之弊庶幾同一肝燥不致以治寒燥之枸杞當歸誤治溫燥同一胃濕不致以治寒濕之草果肉蔻誤治濕熱

乎庶幾熱體胎動之黃芩苧根寒體胎動之艾葉杜仲熱體邪迷之硃砂白微寒體邪迷之龍齒雄黃熱體遺精之牡蠣決明寒體遺精之桑螵益智熱體崩漏之側柏薊根寒體崩漏之烏鰂禹糧熱體通絡之絲瓜絡竹瀝寒體通絡之白芥子乳香熱體肺虛之沙參寒體肺虛之人參熱體心液虧之柏子仁麥冬心寒體心液虧之龍眼肉炒棗仁均不致混用乎惟是此篇所舉皆寒熱對待者燥濕未備也攻補升降滑澁散歛通塞更未及也皆不可以混用者也學者即是以一隅三反取諸家本草而尋繹之自能洞澈夫何可依稀彷彿勦襲成方反咎方之無效也哉

陸成一曰家君謂舉天下內因外因不內外因萬有之病莫不宜先辨體質以察病因再就病因而酌用藥則我不爲成方拘成方不過究其君臣佐使配合之法耳學醫於胸無成方時先究藥性乃能進境斯驅使草木無不如志矣

卽前增訂鮮溪要藥選說明用法之重改

# 論衛生靜坐法

鹽山張錫純

今之講衛生者多尚靜坐之功夫靜坐之功即釋道趺坐之功誠爲衛生之要着然此中妙諦非倉猝所能領料也有謂靜坐時宜變其呼吸者夫呼吸宜純任自然豈可常矯強之乎有謂靜坐時宜守玄關者本內經玄關爲目之語而凝神於兩目之間夫人之生機其根蒂原在下焦豈可求之於兩目中間乎有靜坐之時本丹經凝神入氣穴之語其精神下注丹田者若是以言靜坐可謂得靜坐之眞法門矣然所謂神下注者實有元神識神之殊元神者藏於腦（內經謂頭者精明之府正謂其爲元神所藏也）無思無慮自然虛靈也識神者發於心（內經謂心者君主之官神明出焉正謂識神所發也）有思有慮靈而不虛也靜坐者當用返虛之功故宜用自然虛靈之元神而不宜用靈而不虛之識神此乃靜坐者之不二法門也

特是初用此功者辨別於元神識神之際甚爲不易而丹經曾引孟子勿忘勿助之

言以爲秘訣蓋孟子所謂勿忘勿助者養浩然之正氣也丹家所謂勿忘勿助者養先天之元氣也法當於靜坐之時閉目存神目光下注仍在有意無意之間（若純屬有意即心中之思神矣）腦中無念之正覺（即元神）自然隨之下照丹田即先天之性光下照丹田也夫丹田之元氣原爲先天之氣非藥餌所能補助惟常照之以先天之性光則元氣自然充長然此工夫不宜間斷即非閉目靜坐之時腦中自然之知覺亦宜息息與丹田相關照所謂勿忘也既時時相關照矣而仍在若有意若無意之間所謂勿助也蓋丹家最講火候忘之則一曝十寒火候冷淡助之則着於迹象火候燥熱惟勿忘勿助工夫綿綿火候適宜始能久而無弊迨至日積月累元氣充盛通於督脈恒於睡眠之際氣動陽生外象勃然應之當此之際須知用採

## 陽生工夫

夫採陽生工夫即心腎相交之工夫也凡人當呼氣外出之時心氣下降腎氣上升

心腎之氣必一相交（呼氣時心口下塌卽心下降少腹上提卽腎上升心腎之氣必一相交此中消息可於呼吸時細心體驗得之）此自然之天機也欲藉之以採陽生須稍助以人力法當氣至陽生外象勃興之時宜急被衣起坐閉目內視精神隨目光下注丹田長呼氣五口（比尋常呼氣須長兩倍）略息頃刻又復細細徐呼氣三口（比尋常呼氣須長五倍然必其吸氣滿而後呼氣能長也）如此則心腎之交分外融洽且當呼氣外出之時自覺心氣息息下注丹田則外現之元陽自然收回如此工夫永不間斷不過百日自能轉弱爲强百病皆除此乃修鍊家入門工夫爲仙佛之初基藉以爲衛生靜坐之功自與泛言靜坐者不同也迨其工夫積累既深督脈豁然貫通又當引之以通任脈卽藥產後小周天工夫也其中秘訣丹經不肯明言拙著衷中參西錄第八卷治夢遺運氣法後曾詳言云玆不贅

## 遊小天竺醫事談記

諸暨楊又生

壬戌六月出診楓溪時屆旁午同事二人相邀小天竺之遊余欣然偕往見山花野鳥遊興勃發憩小亭叙談醫學適旁遊一客嬉而言曰醫生以和氣爲第一要義能和氣便是做好事學問之能否固所不計也余瞿然起怡然對曰子何小覷夫醫乎范文正公有曰不爲良相當爲良醫醫者通乎天人之奧慣乎性命之學一有不慎生死係之重膏粱而輕黎藿固有學識者所不齒一以和氣畢乃事是耳食皮相之談也子且坐吾且與子以房中一夕談作今日坐劇話曰余初未嘗學醫迨廢止科舉棄儒就醫醫未進而從旁以和氣做好事諸名色將從而交加清夜自思頗有慙色力將內難經金匱傷寒千金外臺及唐宋以後諸書展卷靜讀一日夜闌人靜尚未就枕妻曰夜深矣曷不寢余答以做好事未畢妻問其故曰余將書中奧義融會貫通殲悉無遺明日若有重症邀治當一劑知二劑已不致草管人命非做好事而何妻點頭而悟今日之問仍中幗之不若也客聞之含羞而退二同事亦相繼而歸

歸則夕陽銜山炊烟已橫野矣是爲記

## 治病須審年齡中西如合一轍論

常熟張汝偉

天下事理固其常用須有變膠柱鼓瑟刻舟求劍容未能收其成效也而吾醫學爲尤難能何以言之如傷寒一書太陽之麻黃陽明之白虎少陽之柴胡太陰之四逆少陰之麻黃附子細辛厥陰之烏梅圓此不過略具綱領非見太陽症之必用麻黃湯也如桂枝陽且葛根大小青龍五苓十棗陷胸瀉心俱列太陽篇而用方者參于脈合於症辨之淸分之晰而後用之如矢射的發乃必中推之於陽明篇中有梔豉三承氣瓜蒂散茵蔯湯少陽篇中有大小建中溫脾太陰篇中有黃芩湯三白散少陰篇中有附子眞武桃花麻黃升麻當歸四逆白通黃連阿膠猪膚甘桔四逆散厥陰篇中有白頭翁復脈燒裩等方然此猶不過粗具條理見症尙有複雜用藥尤宜變通嗣後溫病與傷寒劃分霍亂與溫病異治法益多治益岐拘執者處此而治無

不誤雖然熟讀傷寒精於溫病者於此成方或能分晰詳明而治多取效自西學輸入謂人身血素有新陳代謝之別而治法須分中醫莫辨余考西說謂人於幼年動物質多鑛物質少故易屈撓易生長而抵抗無力中年鑛物質與動物質平勻所以力大而不易傾跌老年動物質少鑛物質多所以每見血枯而骨硬易致傾跌也所以治病之方尤當劃出三大時期爲法外之法殊不知中醫早已言之矣素問上古天眞論曰女子七歲腎氣盛齒更髮長二七而天癸至任脈通太衝脈盛月事以時下故有子三七腎氣平勻故眞牙生而長極亦由如西說之漸由動物質而爲鑛物質也四七筋骨堅髮長極身體盛壯五七陽明脈衰而始焦髮始墮亦猶如西說之動物質與鑛物質並茂之時期也六七三陽脈衰於上面皆焦髮始白七七任脈虛太衝脈衰少天癸竭地道不通故形壞而無子也亦猶如西說之動物質漸去而但餘鑛物質之說也其於男子則言八數女子爲陰陰數盡于十故以七奇配之男爲

陽陽數終於九故以八偶配之奇偶相承陰陽和洽造化妙理又非西學之所能知也亦有過其時而尙能有子者此由於氣脈常通腎氣有餘也亦有年强壯而無子者此由於動物質少腎氣有虧也徐洄溪云千年之木往往自焚血肉凡軀所以無百年不死之人者因其血氣漸竭惟留鑛質而自焚也古人爲油盡火滅者尙未能盡其理也參中西之理而並觀之則可知吾醫治病同一傷寒同一溫病同一時氣年齡之不可不考審治之不可不精又意在言外矣自來只有兒科與大人異治余以爲尙宜列老科以別强壯之人因老年人血氣已虧汗吐下法均不勝任古人治老人脾約不用承氣而用五仁蓯蓉首烏等法者蓋以此故若汗吐諸法亦宜從輕施治不可一概而施每見今之醫家方甚對症而治多不效者或由於力之不及或由於藥過病所皆由於未審年齡之故少年之藥宜猛而速如用兵之取其銳也中年之藥宜峻而勵如用兵之必血戰也老年之藥宜緩而守如用兵之防關隘也知

乎此可以言將將將兵之道矣人每疑科學與哲學之枘鑿不入究其極未有不貫通者余論治病必審年齡中西如合一轍爲科哲學溶化之一端尙望明哲者有以推廣而集成之

## 病位與五行

和縣高思潛

古人重實際，於病則分部位而治之，所謂「病位」是也·素問陰陽應象大論曰：「善治者，治皮毛·其次，治肌膚·其次，治筋脈·其次，治六府·其次，治五藏·」此分病位爲五部·而其治法，則因病位不同亦隨之而異· 陰陽應象大論又曰：「病之始起也，可刺而已·其盛，可待衰而已·故因其輕而揚之·因其重而減之·因其衰而彰之·形不足者，溫之以氣·精不足者，補之以味·其高者，因而越之·其下者，引而竭之·中滿者，寫之於內·其有邪者，漬形以爲汗·其在皮者，汗而發之·其慓悍者，按而收之·其實者，散而寫之·陽病治陰，陰病治陽·定其血氣，各守其鄉·血實，宜決之·氣虛，宜掣引之·」則於五部之中，又加上中下三位，一直一橫，橫者開仲景六經說之先聲，直者爲葉吳三焦說之前導·

史記扁鵲列傳：「扁鵲見齊桓侯曰：『君有疾在腠理，不治將深！』桓侯曰：『寡人無疾·』後五日，扁鵲復見曰：『君有疾在血脈，不治恐深！』桓侯曰：『寡人無疾·』後五日，扁鵲復見曰：『君有疾在腸胃間，不治將深！』桓侯不應·後五日，扁鵲復見，望見桓侯而退走，桓侯使人問其故，扁鵲曰：『疾之居腠理也，湯熨之所及也·在血脈，鍼石之所及也·其在腸胃，酒醪之所及也·其在骨髓，雖司命無奈之何·今在骨髓，臣是以無請也·』」

此分病位爲四部，而各部有各部之治法焉·

仲景造傷寒論，於病分六經，蓋析人身爲六層也·太陽經，皮毛及肌腠之一層也．少陽經，膲膜之一層也．陽明經，胃之一層也．太陰經，脾之一層也．少陰經，腎之一層也．厥陰經，肝之一層也．不直用各該層之名，而以六經爲符號者，則以十二臟皆各有配合，故以一經兼攝兩臟，兩藏之名，不能並用，若取其一而遺其一，卽覺偏而不全，甚非六經之說也；故用六經之說，以統括之，則妥愜無憾矣．古時病位之說，迄未一致，自仲景獨取六經，自是以後，遂以六經爲病位之正宗焉．雖然，吾人今日襲用此等名詞，當須知此等名詞之本意，所謂六經者，不過代表人身內外之六層，而爲之符號，初無深意存乎其間也．求其比例，殆與淸人謂三焦爲上中下三部者，完全相埒，必先知此，乃可語夫六經．

自漢以來，五行之說盛行，淺人憙其便利，率皆藉之以談醫學．上焉者，議論風發，著述等身，轇轕支離，不可究詰；如鼷鼠入郊牛之角，愈入愈深．愈不可出，而猶自謂其廣大精深，累世鑽研，不能盡也．下焉者，則從師年餘，讀書數種，只記熟五行現象，生克，用藥例，卽自言足以應世而有餘．蓋五行之說，至爲滑稽，得其要領，往往能以一持萬，病狀千般，病情百變，以五行施之，莫不泛應曲當焉．由是以觀，天下之便利，孰有逾於此者，此其所以延綿至今日，而猶有人大聲疾呼，發反對廢止五行之論調也歟．

清人鄒潤安曰：『古人於病有分部，非如後世多以陰陽五行生克爲言．』王孟英識其下曰：『因此，遂成議藥不議病之世界，積重難返，奈何．』蓋皆目擊時流之弊，遂不覺慨乎其言之，而卒不能因此以少殺五行之勢，可嘆也夫！

## 練習深呼吸法經驗撮要

劉蔚楚著

世界之號稱運動家者外部非不宏偉也田徑賽運動非不速且遠也然運動家每傷於肺胃腸等病以人身血液供給有定供諸外則不能供諸內遂成爲外强中乾之人如意大利著名大運動家孫唐中途夭折此其明證矣

練法宜習深呼吸其法有二一爲胸式呼吸乃起於肋骨之起落所以强壯肺部也（習時宜注意於胸腹兩旁）法先挺胸正立徐徐吸氣思想似納氣到臍下然後提氣思想似提氣到喉上徐徐呼出再納（納氣須漸逾八秒鐘愈慢愈妙）

一爲腹式呼吸乃起於橫隔膜之起落所以使胃腸健全也（習時宜注意於胸腹之中間）法宜先挺腹向前徐徐吸氣及將呼出宜再縮腹向後徐徐呼出提氣時須似忍大小便之狀

時間宜晨早宜清夜早則日色光明夜則地方清肅塵埃較少微菌未易吸入但不必用力不得聞聲口勿張開祇許用鼻宜忍耐勿燥純任自然初由幾分鐘漸至二一

三十分至一小時二小時無所不可

美國大體育家白克臑氏初亦外强中乾習此竟爲天下第一大肺量轉弱爲强效果大可觀也貞固乃足幹事人顧可忽之耶

余按中國武術有外工有内工（日本亦有柔術）而内工必勝余少多病得大拳師馮儼先生教練二十四行工甚效知其意與此編同余取王君亦民原作撮要加以注釋此行工簡而易行行之可肺壯腹舒漸可腦安神靜精關堅固實有裨益而深得内經上工治未病之微旨也夫志意者所以御精神收魂魄適寒溫和喜怒者也（乃内經聖賢脩養之大道）人果腦安神靜志意不紛其工用固非可以道里而計矣解人自通解之

再行工可包此法此法不能包括行工而此法簡便亦有成效則不必習行工之繁難也且行工不能按圖操練必過來人親臨指點方免於誤固不如練習此法

矣

## 醫藥芻言

劉哲蒼

醫司民命之死生藥爲救急之妙品黃帝著內經洞性命之原神農嘗百草爲格致之祖仲景傷寒詳分六經爲醫方之始華佗刳割洗濯腸胃與西醫逼似唐宋以還完人漸少著述雖多類皆渺茫以五行生尅之謬理而定臟腑之羣疾憑六氣流行之常談預斷歲時之百病上焉者鑽攻醫理一遇疑難之證則束手無策下焉者摭拾淺近每應疾病之時則信筆書方以致小病變重重病必死所以有不用藥爲中醫之說良有以也列醫生於星相一流豈徒然哉至於拾人成方或售僞藥又等而以下之矣自歐化東漸西醫輸入國人見其實驗之精用藥之效方之中醫大有霄壤雲泥之判有志之士羣崇西醫中醫一門多不屑道矣豈賤視祖國甘心媚外亦中醫之不良無可諱言也試觀今日之懸壺者能起沉疴奏奇效者有幾人哉而法

聽之醫生殺人案乃層出不窮長此進行中醫尚有立足之地耶夫物競天擇優勝劣敗一定之理也獨念醫籍數逾萬卷能用癸火乎藥品吾國特產能忍棄置乎是宜由熱心愛國之士關懷民瘼之人羣策羣力對於醫籍大加刪纂關於藥品務求精良山西閻督有醫學系統之主張江蘇醫會擬醫學闡奥之宗旨惟吾奉閩然無聞殊爲缺點況東省地大物博民戶殷繁藥產尤衆宜設立醫藥專校採西醫之長闡中醫之奥審定醫籍使有系統則業習者自無望洋之嘆改良湯液俾收速效則患疾者自信中藥之精發揚國粹挽回利權匹夫雖賤與有責焉愛國君子盍興乎來

醫話集腋終

# 吾醫藥界同道願得一有利之副業乎

▲請代售皮膚百病之唯一靈藥

皮膚之病夥矣如疥癬癩瘡等之種種疾患推其原因無一非皮膚缺乏成分微菌繁殖其間之所致其爲患也初則搔癢難忍皮膚燥裂繼則腐爛腫痛膿水淋漓不但作事不便行動爲難抑且令人易於憎惡春夏之間傳染更易星星之火足致燎原本醫院發明之皮膚萬靈膏已二十餘年銷路甚廣成效卓著有收濕解毒之獨長殺蟲滅菌之專能凡皮膚諸病搽之卽除誠保護皮膚之健將也現在各省皆有經理代售者願各醫生各藥店及患皮膚諸病者講試之定價每盒實洋三角外埠函購郵票可以代洋另加寄費一成如各地醫生藥房商號願大數批發代售者自當卽班函知奉告代售章程

**紹興總發行所　北海橋裘氏醫院**

## 治目病之簡括詮眞

杭州陶菼生

理通太元者莫如醫而醫貴十全者尤在目蓋目爲人身至寶匪明則無以作哲古立專科良有以也今人以外症易識往往枵腹從事郁學究問之狃於小道賤役薄不經意夫目科一道病狀百端脉理深微醫藥靡易自華陀孫眞人以外雖醫學代出究未有專習此道者致爲缺漏古今方書亦絕少發揮言不盡意理有難明使後學更乏門徑無從研究致近患瞽目頻增矣然目爲一身之主宰猶天之日月視萬物察毫末何處不至日月有一時之晦昧者風雲雷雨之所致也眼目有一時之失明者六慾七情之所害也目雖開竅屬肝然皆由臟腑之精液貫注於目系而爲之睛得使圓靈照耀稽其始元乃火蘊血血化水水養膏膏護瞳神氣爲運用精華具萃毫忽昭明方以日月故五臟應分五輪配五行金木水火土是也左陰右陽順逆旋轉目之上下兩胞爲臉五行屬土應乎脾經名曰肉輪夫脾體陰而用陽動則消

磨水穀靜則收攝氣血故動靜決於臉凡人煩勞欲得食倦逸則思睡此其徵也又土質敦厚發育萬物故四輪皆渠涵養而開闔以時肉輪兩角爲眥外決於面者爲銳眥近鼻者爲內眥眥頭有肉如珠屬火內應乎心名曰血輪心之外有小心亦屬火心君火也通於內眥命門相火也通於銳眥然相火代君行令雖有兩心其輪則一白睛屬金應乎肺名曰氣輪氣之周流如環無端金之剛勁是輪獨堅造化之理元妙如此氣輪中靑睛則屬木應乎肝經名曰風輪世稱神珠至淸至脆不可磨涅晶如小兒之目爲正今人有黃濁者必飲食鬱氣即情慾耗血非本色也又木春生夏長根枝連理故人身筋系主於肝而相火亦寓也風輪內一圈能收放者爲金井幷內黑水曰神膏如卵白塗以墨汁膏中有珠澄澈而輭狀類晶棋子名曰黃精總名曰瞳神均屬乎腎五行屬水名曰水輪腎爲水火眞源神光幽潛之所四輪不能視物惟此明察秋毫要知臟應五輪一歸乎氣諸氣膹鬱皆屬於肺是也所以者何

肺位至高外主皮毛六氣乘之先發紅腫爲眵爲淚等次第而起且火居金上氣滿則妄動金受火尅氣輪愈赤金又圍在木外金能勝木其病輙及風輪風輪損瞳神亦無用者唇亡齒寒輔車相依之理也若夫情志自病爲禍或倍於六氣即傳併亦不常大槪心主血血在目爲神火過於思慮則擾攘而赤脈纏澀脉麄不斷漸成翳肉所謂火生土也再有激觸勢必翳蝕風火合病矣脾主肉瞤其齒牙以殺生命亦能暴發腫痛與瘡瘍菌毒蓄飲食自倍腸胃乃傷一切飛潛動植安得與氣稟咸宜但病屬有形可施攻伐未若飢苦內傷浸淫至於皮急殘風終身治而無效肝主風見義敢爲其人必善怒怒則相火上騰頭痛發熱甚而障膜頓生畏光多淚絕似外感但脉不浮數時瘥時復肺主氣抑鬱不舒不時悲哭則形容憔悴雙睛陷而不潤金水相生內外神膏多有因是而枯敗者腎主水水熱則沸寒則氷動輙亂明靜能照物此臟由房勞致戾盲者千萬矣雖水木同位別因亦常相牽損只在神膏金井

絕無內外症入如積氣生精煉精化氣雖年登耄耋夜能讀細書倘若未老昏花泣出無故視而惑妄者皆深病也統而言之精液之體重濁靜而屬陰神氣之體輕清動而屬陽陰陽違和則目本病矣本病標現須詳其始自何輪得何色在氣在血某虛某實了然方寸則乘侮制化之理不思而得而順逆隔奪之治自爾不勉而中旋乾轉坤直令人目光照耀如日月矣今見市上治目病者每不審察虛實寒熱概作火治謬引非熱不發非寒不止之說爲據詎知目疾有許多陰虛陽衰假寒假熱病實形虛病虛形實須當辨識分明豈可泥定成法獨言是火而概施寒凉之劑且寒藥傷胃損血恐標未退而本先虧本虧愈不能驅邪外散又冰其血輪凝而不流遂成痼疾又切忌妄用刀割針灸雖偶得其愈亦出乎僥倖一或有誤竟成終身疾廢可不懼哉総之病有不同症各有異須詳審辨確窮原應變臨症圓通若是風邪則驅散之鬱結則調順之熱則清之寒則溫之虛則補之實則瀉之燥則潤之濕則利

之當審症眞確方可用藥對症投施無不應驗斯欲因病療治則終身明瞽之關係全在於醫者之手可不愼哉因此約略括述不過提其大剛如籠燈就月引人上道欲窺全豹須十載芸窗靜心研究尙且以意圓通庶方爲我所有可出而治人若泥定成法偏執不變雖白首亦只庸流者矣

## 力闢溫病泄瀉非內陷論

如皋叢學詩言志

溫病者統風溫溫熱溫疫溫毒暑溫濕溫秋燥（燥之復氣）冬溫溫瘧言之也或久伏於內而遞發於外經所謂冬傷於寒春必病溫冬不藏精春必病溫是也或新感於外而漸傳於內葉氏天士所謂溫邪上受首先犯肺是也或逕由口鼻直達募原吳氏又可之用達原飮是也總之受雖殊途而歸則一致書曰最虛之處便是留邪之處以下行爲順上行爲逆實爲千古不易之定論無如世之中下者流每遇溫病泄瀉之證輙目爲內陷危險之候濫用升柴葛桔之屬升提之烏梅粟殼之屬斂濇

之不揣其本而齊其末豈不謬哉細按此時正欲使之下行糞邪之得以外出故溫病有下不宜遲之訓海昌王孟英先生有溫邪入裡卽當濡潤胃腑之言由斯觀之其不宜用升歛也非明證乎矧夫溫者熱之漸熱者溫之極名義雖不相同閒隔實爲毫髮熱爲火類水能尅火從未聞油可滅火者升藥非油也耶姑以言喻如燄燄之火北牖已開勢必從北門而透達以水沃救尙恐杯車之不敵遑顧掣其頂蓋乎或另闢一孔以糞分消其熖亦濕溫之泄瀉在利小便者也然諸溫與陰已潛損者或其人先天素虧猶在禁例噫異矣以寄瓢子雷少逸之明閒蹈此弊況其下者乎昔嘉言喻氏有言曰上焦如霧升逐解毒竊按升字非溫升之義乃質之輕清而上浮者如銀翹桑菊之類亦非敗毒散所宜原敗毒散治三陽風寒所中之劑也或飢饉之歲爲寒疫內侵或痢證之初爲風寒外束是謂逆流挽舟法投之刀七效輒桴鼓至所謂內陷者葉氏謂逆傳心胞是也卽心胞曰逆傳其順傳可想見矣孟英氏

亦曾言及此顧白腸爲傳導之官變化出焉與肺相表裡爲肺之府經曰其脈絡肺楊繼洲曰受手太陰之交而脾胃爲肺之母腎爲肺之子心爲微邪肝爲賊邪是故諸臟有疾傳遞於白腸其泄瀉有不容已也曷足怪哉假如升提而酸斂之勢必至嘔噦讝語直入宮城矣吁庸醫害人妄爲臆斷曾亦思病邪有由經入腑由裡達下者乎然則泄瀉非內陷可謂溫病之定評矣

詩十歲失怙猶記　先君彌留之際詔曰人生必期有用於世否則虛生所以名汝恒蓋欲汝學醫也彼時亦不知其言之悲切今追念及此不覺淚涔涔下矣詩幼從　月卿伯父習孔孟業因質鈍未窺大道至十四歲乃負笈從　綺亭叔曾祖學醫始二年夕醫朝儒繼則舍儒爲醫四年歸來以應世需碌碌家居已五閱寒暑愧無成績之可表見茲不揣庸妄附拙著於右伏乞　海內道長先生賜加釜政俾可附驥尾而益彰經品題而增價則詩尤當銘感靡既矣

## 乳巖說及治法

鎮江楊燧熙

夫乳巖症即乳岩也此係陰疽石疽之類患此不定男女大率女多男少最綿纏最險惡之症也詳察原因大抵情志之爲病如憂愁哀哭驚恐患難或悲思喜怒過度致令痰凝氣鬱血滯濕阻血熱而瘀等因蓋乳頭屬肝乳房屬胃胃以下行爲順肝以條達爲宜其所阻逆爲患者由肝升太過肺亦受侮侮其所不勝失肅淸降令波及營液少新陳代謝之機能營氣不從逆於肉裡即生腫痛諸痛瘡癢皆屬心火心肝陽升莫制肺胃降令失常升多降少無形之氣借脂肪而漸漸成爲有形之疾二氣之偏勝也天地造化之機水火而已矣水火者陰陽之徵兆也宜平不宜偏偏之輕者則病輕偏之重者則病重司命者當補其偏而使之平豈有弊哉大旨須益木暢中以平君火經有云治肝大法曰苦曰酸曰辛與四診審愼行之佐以肅肺調胃胃者彙也如市井之繁盛以通爲補爲十二經之長水穀之海前賢論之最詳總之

氣展血和邪化臟腑平調何乳巖之有哉馮氏錦囊於陰疽論精密異常獨無消疽之方惟以溫補兼托外科正宗以消爲貴以托爲畏然必勸患者心曠神怡投其所好少煩勞使心以得其逸省惱怒使肝以得其平勿憂思使脾肺和洽恬淡虛無若存若亡佐以藥餌方可樂敘天年謹議內外數法候同志裁之

內服方　苦白者用　鉀臭三・〇　重炭鈉養〇・九　苦味酒三・〇　杏仁水四・〇　加斯加拉流動越一・〇　解火氷一・〇　薄荷〇・二　蒸餾水一〇〇・〇　此一日之量　一天吃三次　每次一格　兌開水一茶杯　白糖五分　食後服　用時將瓶搖動

內服又方　苦黃者用　鹽强酸一・二　杏仁水四・〇　苦丁三・〇　退熱氷〇・五　薄荷油〇・二　餾水一〇〇・〇　一日之量每天吃

三次每次二格兌開水一茶盃白糖五分食後服用時將瓶搖動如大便結燥者服燕醫生補丸二粒或一粒一日祇可一次

外治「瘡瘍外敷藥」每日將此藥外敷一日二次每次二錢用葱汁白蜜調之斯藥發行所紹興裘吉生醫院

外治又方　癩痂膏　又名黃碧軟膏每日在腫硬處塗搽之一日三次每次一錢用皮紙綿花洋布束之勿過緊以免凝結猶恐脫落外治藥均勿入口

外治又方　薄荷油　每日在腫硬處用筆塗布之一日三次每次數分

外治又方　樟腦酒　每日在患處塗布之一日三次每次數分多則一錢

外治又方　伽波匿酸水八%　每日在患處溫罨之一日三次每次用藥水一茶盃吃入毛巾內以毛巾罨於患處時間數分鐘為度

## 痧疹之看護當如何　和縣高思潛

痧疹爲火毒切忌三春柳芫荽香蕈等物夫人而知之矣至於將護之法則嚴扃窗戶厚其衣被務求免冒風寒意非不善也不知窗戶被扃則空氣不得流通室中之炭酸氣必多衣被一厚則溫暖空氣層既多即身體之熱度愈加愈壯小兒眞陰未充血復受毒其能禁此混濁過熱之氣交相侵逼乎其不內陷而死者幾希

吾曾見一兒痧閉醫生命盡去衣被置有風處吹之逾時痧出神清其後頻服蔗汁梨汁得收全功又一兒亦因蓋覆過甚致痧陷某醫命置有風處吹之一面以麻黄石膏大黄重劑投之下黑膠物極多遂轉危爲安又一兒痧閉醫生除不改其原來境況外並用艾葉煑水絞熱手巾遍身覆抹手術未畢而命已告終矣又一兒痧閉專門醫生某置之於暗室中以紅醋薰之小兒號泣聲嘶以手亂抓將頭髮盡行抓去血淋淋然死尚眼睜如鈴亦云慘矣

痧疹可重可輕可安可險全視其家人看護如何耳

## 膽石與膽石性黃疸

和縣高思潛

膽石發生於膽囊或膽汁管膽石在膽囊中毫無病象若强下膽汁管則起劇烈之痛疼中國所謂右脇痛症卽此病也

膽石塞住膽汁管膽汁之出路不通遂由肝臟滲入微絲血管中黃疸之病以起焉黃疸之原因甚多其由膽石而起者謂之膽石性黃疸

中國對於膽石及膽石性黃疸知其原因者絕尠惟李時珍曾附論及之本草綱目獸部牛黃條下云「牛之黃牛之病也故有黃之牛多病而易死諸獸皆有黃人之有黃者亦然」亦可見該氏之見聞宏廣矣西醫對於本症多用割法惟不無危險中國有久病入絡剔絡搜瘀一法亦效否各半所願我醫界先進悉心研究速定本病治法庶不幸而罹本病者有挽回之望則幸甚矣

## 痢疾忌表論

盧育和

病有在表在裏之分治有當汗當下之別惟痢疾一症最忌發表最宜早下蓋此症之原因多由長夏濕熱從口鼻吸入蓄於腸胃加以恣食生冷傷及中陽逐致運化失司伏邪互遏鬱蒸氣血變而爲痢當毒熱內蘊之際故證見腹痛裡急迨至膿已釀足則痢下紅白相兼西醫謂腸內皮生炎此說極是考前哲成法初痢宜通以大黃黃連下之勿使養癰成患若夫身有蘊熱頭昏目眩此非外感乃熱毒熏蒸由內達外庸工不察妄投表劑強迫其汗不知汗乃中焦之水津而痢由內伏之濕熱濕熱釀而成痢津液已受煎熬若再誤發其汗則身中津液愈傷腸間滯澁愈甚有不延爲毒氣上衝而成噤口不食之絕症者乎然此乃論痢疾不兼外感而誤投發表者若夫初痢因暑濕風寒雜感寒熱迭作表症正盛裡症復急腹不和而滯下則又當別論當以活人敗毒散共爲細末每用二錢(是每味僅有二分)水煎服不治痢而治致痢之源爲陷者舉之之法喻氏所謂逆流挽舟者此也何後人不悟竟以此

散變爲煎劑已失本方之義且重用羌獨動至數錢不知風藥辛烈氣味剛燥助熱刧津憤事匪淺倘遇陰虛之輩服此方而後必致變生渴衄甚則痙厥昏瞀以速其危矣然則初痢雖有表邪寒熱頭痛無汗等症而當用發表之藥亦須照顧陰津宜遵修園先生用香蘇飲少加芎防以取微汗則愈至於身熱有汗已不惡寒又須借用仲景傷寒之葛根芩連法以解肌清裡免邪内陷斯爲最善之制他如久痢休息五色奇恒等則有芍藥大承與夫駐車養臟香連和胃諸方或和或攻或補或濇用之得當如鼓應桴彼司命者可不研究其治痢之方而亂投發表遺人夭殃乎

## 因胎產害目論

紹興明明齋喻萬邦

嗚呼目病亦多端矣有因風因毒者有因痘疹因胎產者屈指縷計百有餘症是不論他症之害目者如何第以胎產害目論治之原夫婦人之懷孕也蓋藉腎中之陽氣則化水以養胎胃之水穀則取汁化血從衝任二脈下注胞中以護胎胎中水足

則血不燥胎中血足則氣不亢氣血調和則何病之有今因胎而更及於病目也一因氣血不和否塞中州則陰陽未免間隔一因外感六淫由表傳裡則臟腑有失生機苟治之者偶一不慎則俄傾之間兩命是寄將謂療以消利固知有故無損將謂投以溫補而內外不對症進退維谷事屬兩難治之之法其實善用內護外刦且益且損之劑治之（如保胎流氣飲保胎清火湯正氣天香湯等）則氣流血行表邪外達胎其保而病亦潛除矣至若產後之症蓋婦人臨產百脈動搖苦不勝言迨既產也則血下陰脫陽氣蕭索而懷虛已若空谷矣況產後小兒復食其乳乎乳也者人身之精血所化者也是故雖善衛生者翼翼小心百般愛養烏能猝復其天稟所以一切外邪乃得乘虛侵犯正衰邪盛內外交攻則人身精華枯萎枯萎則目中神膏失其化源化源失是以因產犯目病者頗多惟其犯病輕重內外各隨人之所受而不同有濕爛頭風者則因竅虛不密引入風邪所致者也有患熱病而傷目血爲外

瘴者則因陰虛勞碌及恣辛嗜熱所致者也有成冷熱淚流內瘴昏濛等症者則因勞瞻竭思悲傷過度哭泣無時所致者也然雖有內外瘴翳紅赤腫痛之各異而一溯其本要皆不足之所致治之之法不必拘泥其翳膜紅腫當以大補微和之劑（如人參養榮湯人參補胃湯等）或以養榮散鬱之劑治之（如四物補肝散四製香附丸等）則鮮有不見效果者也切不可施寒散及輕用伐肝之劑且尤宜急治不可遷延時日蓋恐日久則氣亂血凝而病深入取效難矣邦也才疏學淺而醫理無窮倘承高明者以爲可教而辱教之則慶幸無極矣

## 對於兒病治母之意見

玉陽李振聲

嬰孩之在哺乳時代也體質未充臟腑猶弱雖無七情內傷却有六淫外感育之者一有不慎病遂生焉其治之也施以推拿而術多不精療以針灸而法久失傳則不得不藉攻於藥石耳雖然以未受水穀之嬰孩而遽投以無情之草木果相得乎果

有益而無損乎蓋亦難言也即古籍所擬定嬰孩之方如抱龍肥兒諸丸抑肝瀉黃諸散以及四君四物等湯余嘗試之對於柔脆之體非失之苦寒即過於消耗非有傷正之虞即無除邪之效然則如何而後可曰全賴醫者臨證之時詳辨其病之在表在裡屬虛屬實或爲寒邪所困或係熱淫所傷與夫遺傳爲患及敗乳之所致者然後投以素所經驗良方既治其兒兼治其母可也更當細審其病之輕重而定其子服或母服焉或曰兒病治母意欲藉變化之乳汁以療兒疾耶然則乳之爲物乃有機化合之一也其主成分爲$C_{12}H_{22}O_{11}H_2O$今所服者果具有是原質乎且既經變化藥性已失又何從而冀其補偏救弊之益乎曰然不知所謂乳汁者乃氣血變化而成者也藥之以氣勝者服之可助人身之氣以味勝者服之即增人身之血是氣也血也又藉人身之氣化作用以化其慓悍之性而變爲純正之品貯積乳房以哺嬰兒庶幾元氣可保而羣邪自消矣誰曰不宜此化學藥水之所以見重於世

也甚或母體有偏陰偏陽病氣病血之時其乳汁即有化寒化熱變酸變苦之異夫乳汁既敗小兒哺之鮮有不致疾病者若舍本逐末僅投藥石於其子則臟腑受傷變症多端又烏乎可故曰保嬰之法未病則調其乳母既病則審治嬰兒亦必兼治其母古有明訓吾輩又何疑焉

## 胎毒

和縣高思潛

痘爲一種最凶之傳染病其傳染徑路直接與病人接觸而傳染者最多以病體排泄物衣服器具等爲媒介而傳染者次之其原因爲一種傳染力最猛烈之微生物惟此微生物之眞相尙在未明瞭之時期中國舊說以痘爲先天胎毒非也如果痘爲先天胎毒則下列五個問題不可不有圓滿解決(一)漢代以前未聞有痘豈該時人情慾極淡遂無胎毒乎(二)極寒極熱之地均不發痘同爲父母所生何以竟無胎毒(四)該地人至溫帶亦照例發痘謂非由於「極寒極熱之地痘之微生物

不得發生」之故而何(二)人、人皆胎生即人人有胎毒何以竟有少數人不發若謂由於逢天赦日所生則宗教神話實屬不成問題(五)種牛痘者隔數年種之因發隔一年種之亦發若謂胎毒則種之一次毒卽可出盡何以每種輒發豈胎毒無窮耶由上說觀之胎毒之說可不攻自破、矣雖然謂痘由於胎毒固屬不可而有時痘中兼夾有胎毒亦不可不知所謂胎毒者非彼翟所謂胎火之毒乃小兒在胎中感受其父母所遺傳之梅毒也單純之痘雖非不治之症然若兼夾梅毒則豫後概不佳良小兒梅毒固屬得自先天然亦有由以人漿種痘傳染而來者

## 脚氣雜談

和縣高思潛

脚氣之病原爲一種毒質此種毒質今日尚未能明瞭其發生之處多在陰濕與潮濕之地海面亦間有之春夏之間雨水過多致土地透濕一俟炎夏酷熱蒸之濕氣昇騰此種毒質亦卽緣之而上有觸犯之者卽發生本病焉故本病發生之候多在

春夏之間

濕氣固非脚氣原因卽食白米亦非眞原因也蓋濕氣與燐質缺少均易感染脚氣病毒謂之誘因可耳

食精鑿之白米易於感染脚氣病毒固由於缺少燐毒矣然據最近發明維持人體生活之三要素蛋白脂肪澱粉之外尙有一種物質爲生命要素厥名曰「維他命」Witamin植物中若蔬菜米之外皮含維他命甚多凡人攝取食物若維他命不足量則漸身體孱弱血液枯槁易罹各種病毒今因食去盡外皮之米而感染脚氣維他命之不足實其主因也

庚子之役海容軍艦被困渤海閱兩月艦中人多患脚氣迨因死亡數人該艦始駛駛至威海衛令艦中人寄居陸上未幾此症即自消滅其消滅之效因艦中無由得蔬菜致維他命不足而岸上則否也

## 致陸晉笙君書

鹽山張錫純

晉笙先生道鑑舒溪諸著作炳照寰區鄙人心儀　先生久矣昨閱紹興十月醫藥學報有愼重性命之論洋洋數千言歷指西醫之弊直如溫太眞燃犀光徹牛渚而論中徵求同志歷序醫界之溝通中西者鄙人之名僭列其中夫鄙人非能溝通中西也然讀　先生之論未嘗不撫掌稱快蓋西人雖講實驗然止能驗人身之血不能驗人身之氣故西人有治貧血之藥無治貧氣之藥夫人之身中氣血並重而氣尤爲生命之根本較血更爲緊要西人因無治貧氣之藥品是以遇氣分虛陷之證皆束手無策此西醫之大缺陷也且不獨治內傷也瘡科爲西人之所長至瘡瘍非重用補氣藥不愈者西人亦恒對之束手奉天高等師範書記張紀三者因瘟病服藥錯誤少腹腫疼後破孔五個小便時五孔中皆出尿下連腎囊腫潰睪丸露出西醫委謂不治後舁至敝院（奉天立達醫院）求治鄙人曉之曰此瘡無由敷藥若多

服湯藥俾其自內長肉以排膿外出尙可治愈爲疎方生黃芪天花粉各一兩金銀花乳香沒藥甘草各三錢煎湯連服二十餘劑潰爛之孔皆自內生肌排膿外出結疤而愈始終未嘗敷藥其所以生肌若是之速者實賴黃芪補氣之功也又西人對於癲狂痙癇神昏等證皆謂係腦髓神經病然用藥或麻醉其神經或調養其神經鮮克有愈者小兒蔭潮近自京都來信言治一陸軍書記官王竹孫年四十餘每至晚八點鐘卽不省人事微作抽狀且甚畏燈光爰用生鐵鏽五錢煎湯送服人參小塊三錢約服二十劑病遂脫然蓋此證乃胸中大氣（即宗氣）虛損不能上達腦部以斡旋其神經保合其神明所以昏不知人而復作抽也病發於晚間者因其時身中之氣化下降大氣之虛者益虛也其畏燈光者因其肝血虛而生熱其中所寄相火乘時上擾腦部腦中若煩熱故畏見燈光也是以方中用人參以補大氣之虛鐵鏽以鎭肝火之逆未嘗用藥理其腦部而腦部自理如此探本窮源之治西人亦知

焉否乎夫鄙人所著之書原衷中參西非無取於西法也特深異今之崇尚西法者直以其法無所不善無所不備以鄙人視之西醫尙在幼穉之時代耳質諸　先生以爲然否醫界　諸大雅以爲然否此敬達順祝

道安

## 上張壽甫先生書

姚江李啓沅

壽翁先生鈞鑒耳　先生名久矣閱紹報而驚　先生之術之神讀衷中參西錄而彌欽　先生學養之果且達也竊聞醫之爲學自唐以後諸家各有所偏而書籍支離繁瑣無所適從吳鞠通所謂可採而不可宗者比比皆是也讀　先生書上闡聖經中法諸家下參西學由博而反約明理而通變一洗末學規避牽制之蔽誠後學之宗法也沅雖不學然自讀此書如飲上池之水疑難頓空忘其鄙陋遂有醫方歌括之作登諸醫報猶惴惴焉懼見責於賢者而　先生竟於第九號月報中賜書下及且道欣謝之情自審膚才何以當此恐有負　先生之望耳沅今尙在青年非醫

生也自中校卒學後初遊心於詞章繼而悟其非研求性理學及釋道諸書以冀不墮人格尊我性天又以體弱多病有志於醫誦讀經典涉獵衆說又數年矣然盲人問徑苦而無當殊自憫也今者嗜讀尊著受敎良多夢寐尊容恨難追隨杖履不揣冒昧願隨張燕傑萬沛霖竹餘祥諸君之後作遠方之門生希私淑乎仁術時沐敎訓靑鳥頻頒何樂如之望俯允其請不勝禱頌將之沅有宿恙痰疾後當另叙詳情登之增刊專求　先生之施治焉肅頌

道安

## 復沈仲圭君書

鹽山張錫純

仲圭仁兄雅鑑郵票已如數收到不誤伍柳仙宗已自京買來否其中講靜坐之功甚好如法行之必有進益凡下元虛寒諸證皆可蠲除其有費解之處與拙著衷參西錄中談哲學之處參看可也此敬覆即候　文安

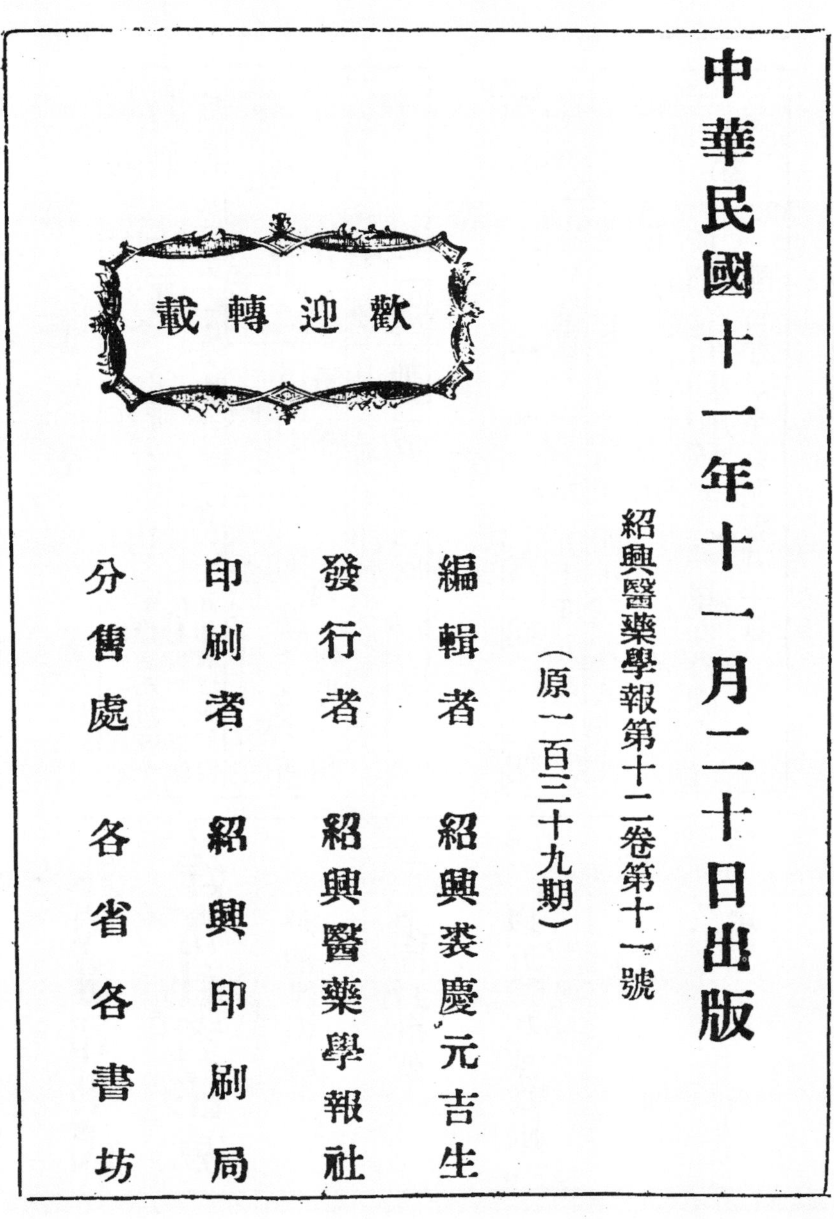

中華民國十一年十一月二十日出版

紹興醫藥學報第十二卷第十一號

（原一百三十九期）

編輯者 紹興裘慶元吉生

發行者 紹興醫藥學報社

印刷者 紹興印刷局

分售處 各省各書坊

歡迎轉載

## 報價表

| 新報 | 全年 | 半年 | 一月 | 代派或一人獨定十份者八折五十份七折郵票抵洋九扣算空函恕復 |
|---|---|---|---|---|
| 册數 | 十二册 | 六册 | 一册 | |
| 定價 | 一元二 | 六角半 | 一角二 | |

| 舊報 | 一至十三期 | 十四至十七期 | 十八至四十四期 | 四十五至一百十六期 |
|---|---|---|---|---|
| 定價 | 五角 | 三角 | 八角 | 每期一角 |

| 郵費 | 中國 | 日本台灣 | 南洋各埠 |
|---|---|---|---|
| | 加一成 | 加二成 | 加三成 |

## 廣告價表

| 等第 | 地位 | 一期 | 六期 | 十二期 |
|---|---|---|---|---|
| 特等 | 底面全頁 | 十元 | 五十四元 | 一百元 |
| 上等 | 正文前全頁 | 八元 | 四十三元 | 八十元 |
| 普通 | 正文後全頁 | 六元 | 三十二元 | 六十元 |
| 注意 | 所稱全頁卽中國式之一單面外國式之一配奇如登半頁照表減半算 | | | |

## 外埠用郵票代洋寄社者注意

一　須油紙襯好

二　須固封掛號

三　以五釐郵票爲限

四　一百另五分代洋一元

# 零購本社發行書報章程

一　如欲購本社書報者可直接開明書目連銀寄至「浙江紹興城中紹興醫藥學報社」收

一　書價若干按加一成以作寄書郵費

一　書價與郵費可用郵局匯兌其章程問就近郵局便知

一　郵匯不通之處請購（五厘至三分爲止）之郵票以一百零五分作大洋一元核定封入函中掛號寄下（郵票須用油紙夾襯）

一　一人購書報上五元者可將書價以九折核寄上十元者以八折核計零購無扣（購舊報及代售各書不在此例）

一　一人預定當年月報之上五份者可將報價以九折核計上十份者以八折核計

# 清血片

## 血液一清百病不生

※清血片之創製

是片集合各種王道清血藥料斟酌古今驗方用中西製法融合一爐而成誠為空前之靈丹清血之神品也

※清血片為花柳症之善後良藥

梅毒之症貽害最烈不徒害已且能蔓延後世及傳染他人近時雖有注射等法然日久仍多復發良以血液中餘毒未淨所致也常服此清血片則能掃除毒菌滌蕩腸胃使其血液清潔自不難脫離苦海同登壽域也

※清血片之效能

清潔血脈解散毒素殺滅微菌有推陳致新之效能使血液循環流行有增加紅血球之功能清腦系中之廢棄細胞神經系因之而暢快

※清血片服後之實驗

患上列之種種病症連服清血片數天後其濕毒從膀胱排洩而出小溲色如琥珀試將此小溲用五百倍顯微鏡照之內有無數微菌及廢棄細胞狀之物質且覺有一種異常穢惡之氣味此即掃除毒菌之實驗也

每瓶六角　經售處各地藥房

上海南京路粹華製藥廠總發行所啓

中華民國郵政局特准掛號認為新聞紙類

# 紹興醫藥學報

第十二卷第十二號

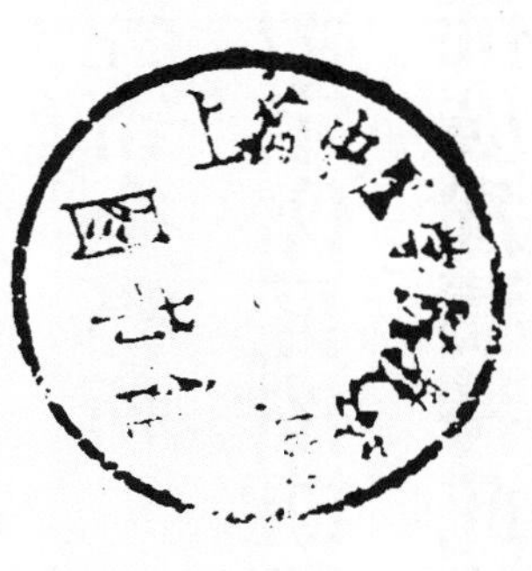

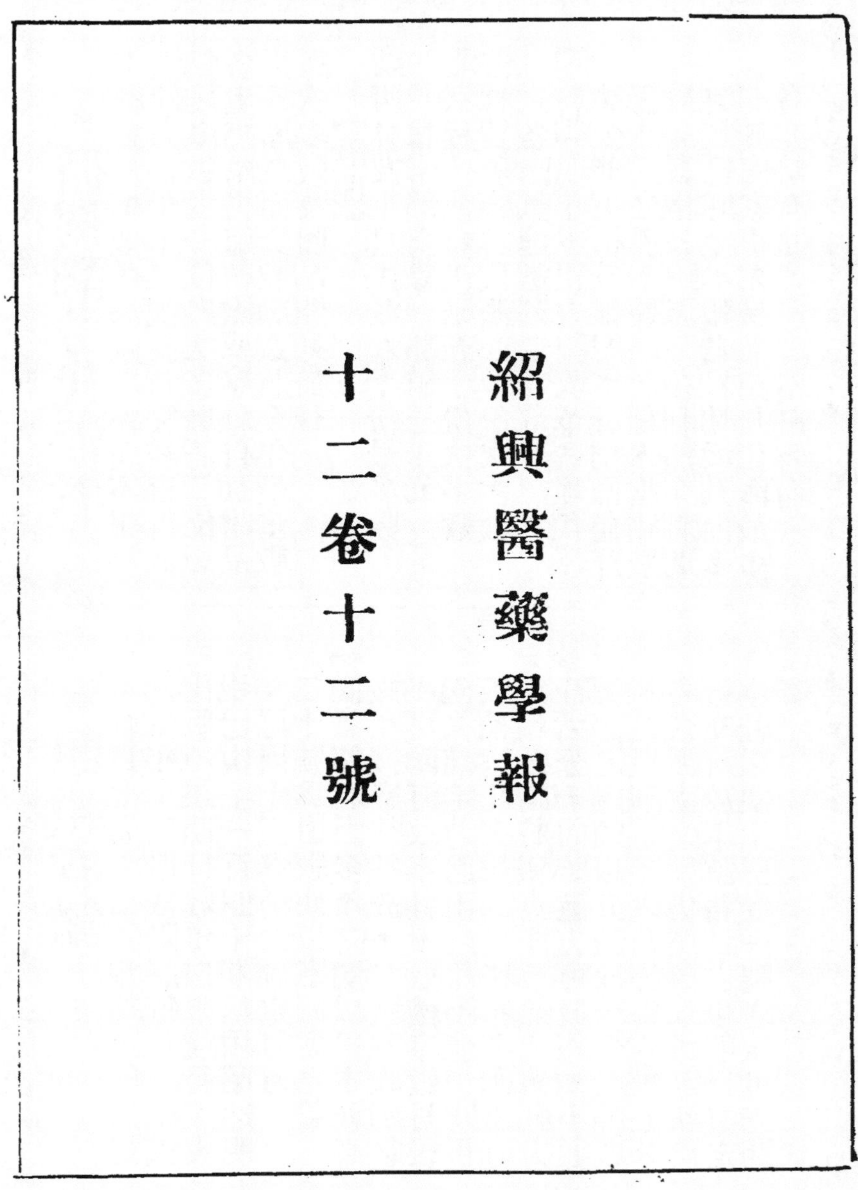

紹興醫藥學報

十二卷十二號

## ▲循例酬勞代派者

本社對於各地代派處之推廣本報不遺餘力每年十二號發行完竣查得派銷最多數者一位與次多數者二位以各處惠購書籍轉贈或本社自加贈品以答厚意而資鼓勵茲將今年最多數與次多數及贈品開列於後

【計開】

廣西 林友生君代派六十份最多數
贈醫部全錄一部值三十元

北京 程一哉君代派五十份次多數

吉林 賀初善君代派五十份次多數
各贈試藝選刊二十部

【注意】明年本報力圖改革各地代派諸公能更格外推廣本社仍備值洋三十元之孤本醫籍數種奉贈銷數最多者諸公雖志不在利然亦聊助興趣已耳至本報之星期增刊內多關於病家事尤易推銷凡代派最多者亦當有贈 本社特白

## ▲閱報者鑑

一 本社自七卷十二號報端宣佈信誓凡每年十二册按陽歷每月二十號出版不誤一期日數年以來踐行不爽現已出至一百四十期以信用昭然明年已出十三卷仍當確定每月二十號爲出版期以慰閱者之望

一 閱者諸君因多年定閱以爲本社必按年接寄往往於十二號報收到後不再函訂致本社不敢續奉數月後函來補定乃已出之報不能一時再版補送此次報到後務希惠函重訂

一 定報必請將報資洋一元二角郵力洋六分同郵匯方可發報如不通郵匯之處須以五釐或一分之郵票代之星刊每年六角郵寄八角五分

一 各代派處繳款仍照舊章惟定報份數亦祈於本號報到之後即行訂定本社以便十三卷一號之報可先期寄上

## ◎◎◎◎◎◎代友拍賣書藥

頃有社友臨時委托寄售書藥一批除藥品數目載明外書籍每種祇有一部皆照購進原價三四折名目册數實價列後用號寄書郵力約需二成多則照還不足照算欲購何種惟須先來一明信片訂定如已有人先行購去恕不答復如未購去原班奉復請於五日內滙洋即可寄奉

|  |  |  |
| --- | --- | --- |
| 抄本聖濟總錄 | 六十四册 | 八十元 |
| 明板醫學綱目 | 四十册 | 四十元 |
| 原印醫部全錄 | 六十册 | 二十元 |
| 鞠通醫案全四卷 | 四册 | 五角 |
| 大增刊一至五 | 每册 | 四角 |
| 大版本草綱目 | 四十八册 | 二元五角 |
| 大版張氏類經 | 二十册 | 四元 |
| 明版石山五種 | 十六册 | 十六元 |
| 原版文堂驗方 | 二册 | 一元 |
| 原版蔣氏醫略 | 四册 | 二元 |
| 原版問齋醫案 | 六册 | 二元 |

|  |  |  |
| --- | --- | --- |
| 丁氏醫學報全 | 八十册 | 五元 |
| 丁氏病理綱要 | 三册 | 一元 |
| 雪雅堂醫案全 | 二册 | 三角 |
| 新醫學大辭典 | 二册 | 五元 |
| 的眞馬寶八錢 | 每分 | 一元 |
| 星期增刊彙訂 | 各册 | 每册三角 |
| 紹興醫報三年 | 每年 | 五角 |
| 醫學叢書各集 | 每集 | 七角 |
| 吳批醫門棒喝 | 十六册 | 一元二角 |
| 醫藥問答五册 | 每册 | 二角 |
| 草藥圖攷初集 | 一册 | 二角 |
| 古今名醫彙粹 | 八册 | 二元 |
| 初印吳醫彙講 | 四册 | 二元 |
| 原板握靈本草 | 六册 | 二元 |
| 東洋本醫心方 | 三十册 | 二十元 |
| 明板聖濟總錄 | 六十四册 | 一百念元 |
| 東本古今醫統 | 四十册 | 念四元 |
| 木板醫方簡文 | 四册 | 二角 |
| 陳年阿膠九兩 | 每兩 | 十元 |
| 陳黑神丸十粒 | 每粒 | 五角 |

右件皆已存列本社眞僞價値亦由本社負責

紹興醫藥學報社啓

# 紹興醫藥學報第十二卷十二號目次（原百四十期）

學術

（二）社友醫案存要（續一百三十六期）



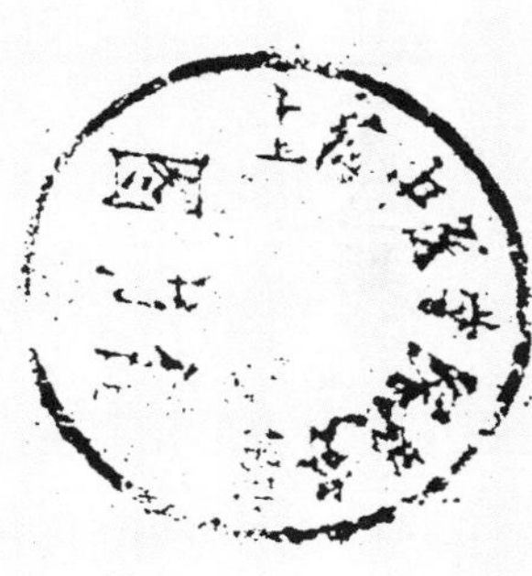

紹興醫學報

雜著

## 寒霍亂治驗

歙縣北岸南村胡天宗

唐坑方順閔年逾二旬於本年陰曆六月十一日爲人工作勞力挑負重擔奔走長途是晚歸家無恙飲食照常睡至半夜忽然腹痛吐瀉發熱畏風直至天明嘔利無數度次延伊族方某診視不辨其寒熱虛實遽投柴夏梔芩查柚葛根竹茹等味服後吐瀉愈勤又進雷氏痧丸及行軍散甚至汗淋遍體膚冷如氷更增手足拘急少腹吊痛舉家驚惶延至十二下午請予赴診與至其家悲聲震宇衆人以爲無效余按兩手脉無氣息奄奄肌氷汗冷口唇爪甲色白眼眶深陷音嘶螺癟口渴苔白帶烏得飲則嘔嘔吐清水瀉稀不臭望診視面部眼肚泛黑兩顴色烏少神揣度症情必夾房慾而致病也余對病人之母曰汝子病非一端恐兼房事偶不精細禍危旦夕斯時關係生命速問汝媳有無其事不可隱瞞其母問媳直言上夜不諱房事後醒來腹痛病作吾聞之可爲放胆投藥矣夫病得其機要於勞力必傷脾陽色慾必

敗命陽急令外治用陳艾葉四兩濃煎湯水以巾揩拭病人周身以高粱酒使人拍其手腕足腕隨給附子末作餅如錢大貼關元穴用艾火灸七壯移時腹鳴肌溫轉筋乃定進飮嘔止神清音起此眞寒直中厥陰坎中眞陽爲寒邪所逼故有陽亡於外魄汗淋漓下瀉上嘔陰陽脫紐主用大劑當歸四逆湯增減出入藉辛雄性烈挽正陽回余就書案云負重途勞傷脾傷腎且不惜身恣情縱慾精氣大泄元海頓空百節弛張則寒邪乘隙而入先犯太陰繼及少陰又侵厥陰經循毛際繞陰器入少腹貫膈循喉脉絡逐滯如是少腹痛痛引陰中攻及胸脘揮霍撩亂吐瀉交作四肢逆冷冷汗淋漓目陷神倦六部脉無周身陽脫線瘋可怕寒症是明病勢堪虞命危旦夕如塞翁之失馬竭棉力以維持蓋厥陰爲三陰之裡五臟中至深之處治宜苦以泄濁辛以通陽重劑投之庶乎挽救方候高明

米炒潞黨 二兩　山萸肉 八錢（酒煑）　肉桂 五分

熟地　八錢　生懷山藥　一兩　泡附片　二錢
淡干薑　一錢　吳萸　八分　炒川連　五分
桂枝　八分　炒白芍　三錢　酒炒木瓜　三錢
酒炒當歸　五錢　白扁豆　四錢（打碎）　土炒祁朮　二錢
炒神粬　四錢　水炙西草　一錢半　地漿水　煎服
細辛水炒五味子　六分

右方一劑而肌溫脈起次日復診減去薑附桂萸加藿斛黃芪各三錢服兩劑而康强矣此所謂益火之源以消陰翳願吾欲之業醫者遇重症必須胆大心細不可與人菓子藥誤人生命臨診當負司命之責任爲己命也

## 霍亂治驗

鎭江楊燧熙

鎭江南門陳里千年逾天命因奔馳道路（約七十八里在午分時未帶洋傘草帽

等昨見新申報云日本行路者人畜皆暈倒眞可謂赤日當空爍石流金也該處平民室內熱度九十餘分工廠室內一百餘分三十年來所未有如此之炎熱也）腹饑未食回里後即心中懊憹難以名狀腹痛不已先便泄泄乃老黃色水後吐吐係黃稠水液（黃稠屬熱）頭痛身熱無汗吐瀉十餘次即爪枯螺平未癟口渴欲凉飲飲入即出唇紅齒干甲赤肢冷六脈如無舌苔干黃疊進痧丸痧藥並薙髮匠針刺未效舉家惶惶覺無挽救邀熙决之熙曰尚有治法此熱霍亂也勿以肢冷而投辛溫之劑由暑邪內蘊先瀉後吐者乃多行傷氣飢飽失時脾胃兩傷脾先傷則先瀉也心中懊憹者邪鬱不伸也腹痛不已者淸濁混淆而失升降也瀉老黃色者熱也頭痛者暑熱上升火性炎上也身熱無汗者暑邪從外而入內此時由內而達外俾得小汗即可熱解忌投發表之品爪枯螺平者按爪螺乃臟腑之末梢氣血之外候經脈之苗竅猶樹木之枝也若欲枝盛必灌其根渴欲凉者暑熱傷陰也飲入即出

者胃熱過度而失冲和之令不下即上出也唇紅齒乾者熱象也甲赤肢冷者甲乃肝之餘氣肢屬於脾脾肝陰虛熱厥也而與寒厥甲白肢冷迥然不同也（用扇搧之立時判決熱厥喜風寒厥畏風）脈如無苔干黃者乃邪熱傷陰水不上承也拙擬神效除痛散服之腹痛已除時疫奪命散（二散功效見紹興醫報月刊第十卷第十一號）嗅入頭痛懊憹均效內以蠶矢湯去半夏吳萸加天水散桑菊等解毒活血湯加荷葉藕汁二劑後熱退汗伸肢和脈起舌潤渴除吐瀉漸平後以竹葉石羔湯駕輕致和二湯去香豉橘紅加燈心蘆根出入服之諸恙皆除最後致和湯調理不一星期而康健如初矣（湯中藥品錄左以便初學參考）

蠶矢湯　晚蠶沙　生苡仁　大豆卷　陳木瓜　川連　製夏　芩　通草　梔　陳吳萸

解毒活血湯　翹　絲瓜絡　淡紫菜　石菖蒲　連　蠶砂　紫地丁　益

母草　生苡仁　銀花

竹葉石羔湯　竹葉　生石羔　夏　人參　麥冬　秫米　草

駕輕湯　竹葉　生扁豆　豉　杷葉　橘紅　斛　陳木瓜　梔・

致和湯即駕輕湯去香豉　橘紅　焦梔　加潞參　麥　陳倉米　草

## 喉蛾治驗

崇明刁質明

沈元標年廿歲強明鄉人季春間患連珠喉蛾前醫投羌活薄荷荊芥射干梔子甘桔之類服之症象有增無減請予診治脉象右寸關浮數左關兼弦苔色薄黃咽喉白點紅腫小舌下墜乃連珠蛾之症也係風熱上犯肺胃氣分不能宣達昔賢云氣熱則痺故清發不利也擬進清熱熄風解毒爲法外吹珠黃散

潤元參　三錢　川貝母　一錢　粉丹皮　二錢

剖麥冬　三錢　川石斛　二錢　大連翹　二錢

蘇薄荷 錢半 金銀花 三錢 菉豆衣 三錢
淡竹葉 一錢 象貝母 一錢 白桔梗 四分
川梗通 五分 生甘草 六分 水煎服一劑愈

## 失血後咳逆治驗

鎮江楊燧熙

鎮江文藻齋筆莊周子因騎驢不慎傾跌於地則氣墜而逆亂血行失於常度加之素有勞力以致失紅成盆成盌（陽明多氣多血）邇來紅止欬不止痰多食少苔黃舌有珠點診脈弦數無力投方（列後）獲效蓋天下無逆流之水逆者由乎風也人身無倒行之血倒者由乎氣也故人身之血若水氣若風風行則水動氣行則血行血不自行隨氣而至氣爲血之帥也故氣升則血溢氣降則血止氣固則血㓕氣衰則血弱氣陷則血脫治法大綱上焦之血宜降氣則止（蘇子川連等）下焦之血（崩漏便血等）宜固氣則止（參芪朮草夾瘀宜愼）自然之理也（見條辨）故云血

脫者益其氣然此乃指虛症言也倘陽旺陰傷君相不平血熱者當以犀角地黄若投益氣焉有效乎經以陽絡傷則血外溢又云血熱則妄行也夫血屬陰本主乎靜而如波瀾（風平則浪靜）生於心藏於肝統于脾宣布於肺司納於腎不求有形之血但求無形之氣氣復則血生也肺無因不咳（五臟六腑皆令人咳）絡不傷血不出靈胎有云吐血不死咳嗽必死（見徐氏醫書八種）因震傷絡脈與元海也比之樹欲甯而風不息血欲止而咳不平閱所服方甘補辛通辛溫苦寒甘寒逐瘀（甘能壅氣補恐濁陽不降辛能耗其氣陰）等無一不備非根治也血去陰傷陽浮於上肝升有餘肺降不足則痰滯血瘀鬱而不化清肅冲和條達皆失責也非合拍之方無益反害陰傷者以二冬二地二至（女貞旱蓮）石斛阿膠珠陽浮者以濳陽之品如三甲（牡蠣鼈甲龜板）海參眞珠母東海夫人豬腰子不外育陰濳陽以使陰生陽藏和經以承乃制也肝升者大旨因肝陰不敵其陽化而爲火火灼金傷則肺

陰不足爲氣上咳逆也若欲止咳必求其因而察其本佐以知貝靑黛杷葉絲瓜絡蘇子苦杏川鬱金荷葉桑葉杭菊丹參紅糖炒查肉藕節穀芽扁豆衣金橘皮等等出入爲方調理未兩星期即霍然全愈倘風熱之咳宜辛涼風寒之咳宜辛溫暑咳宜淸濕咳宜燥燥咳宜涼火咳宜寒勞咳宜逸酒咳宜戒不可同日語也痰滯者切忌見痰治痰當補偏救弊隨波逐流每見服陳夏南星滾痰丸多劑而津液被化痰之劑愈化愈傷痰固未除反增他症不知濕者卽津也津充則肥津薄則瘦故經以肥人多濕濕者爲水分也當保存之（去其半則止見內經）能制身中之陽豈可忽乎蓄瘀者血症常見一因氣滯滯則血瘀一因止血（如補澁劑倘不蠲除難免復萌）至止咳之法於此症大旨詳明雖得效果恐掛一漏萬就正　有道

## 失血異症治驗

崇明刁質明

閏月初五日明上午出診至下午三句鐘回舍友人黃佩靑領來一婦年二十八歲

住大生二廠南強明鄉人是包學義之夫人請予診治自言昨夜猝患牙縫出血身上有紅紫瘰塊大小不一又不惡寒發熱但胸膈煩悶而熱抑鬱不樂脈細小數舌苔薄紅牙齦微腫齒縫之血鮮紅湧出甚多作陽明內熱論治擬以加減清胃爲主

霍山斛 二錢　黑梔皮 三錢　炒奎芍 三錢

二寶花 三錢　生石膏 四錢　細川連 六分

蘇薄荷 八分　當歸炭 三錢　生地黃 三錢

丹皮炭 二錢　大連翹 二錢　生甘草 六分

鮮茅根 六錢　藕節炭 六錢　煎湯代水煎服

次日邀余往診謂血仍不止更甚於前脈象弦細而右關數大舌仍薄紅中帶黃色血如泉湧口鼻皆有細視牙縫與腮內旁上腭紫紅小點及咽喉旁皆有血出全身之大小瘰塊愈加稠密色紫黑不紅心胃間煩悶肢體並不發熱乃肝鬱怒火傷絡

陽明內熱熾甚血熱妄行之候擬以羚犀地黃加味兩清氣血以救血液未識得奏膚功否以俟明眼裁政是幸

犀角汁　三分（冲服）　鮮生地　六錢　焦山梔　三錢
羚角尖　三分（先煎）　炒丹皮　三錢　茜草根　一錢
生明石膏　六錢　剖麥冬　三錢　淡竹葉　錢半
鮮鐵皮斛　四錢　川尖貝　二錢　生杭芍　三錢
生甘草　六分　仍用藕節炭一錢　茅根二兩　煎湯代水

煎服之後至二句鐘以後血漸止矣次日復診口鼻之血已無口中小點及身上瘰塊悉退以清肺胃養陰收功明按此症難以定名既不是牙宣出血又非青腿牙疳且非大熱發斑之候雖經治愈未識海內名家究斷何名明智識淺陋特請賜教

暑濕挾濕治驗　前人

六月二十日海門下沙海復鎮北陳天樂圩內宋朝棟年三十八歲患寒後但熱骨節煩痛一醫用藿香蘇葉淡豆豉合平胃法服之煩熱甚而便溏一醫投黃連香茹熱瀉稍鬆而脘腹膨滿一醫謂中焦積滯不化用小承氣香茹飲大便通而腹膨稍寬不日仍復如故卽來邀余往診病證暑溫挾濕汗出煩熱脘悶咳嗽腹膨溺赤足有浮象脈形左弦緩右細數舌苔薄膩微黃渴飲不已濕熱之邪仍在氣分幸未入營神志雖清而晝夜不寐初起以少逸清凉滌暑加米仁半夏可以奏效今旬日以來不解擬以清宣氣分化濕熱安神爲法

霍山斛　二錢　穭豆衣　三錢　砂仁殼　六分

雲茯苓　二錢　廣橘紅　錢半　川絲通　五分

雲茯神　二錢　廣橘絡　錢半　製川朴　一錢

生米仁　三錢　淡竹葉　一錢　炒青皮　六分

辰砂六一散 三錢（荷葉包） 水煎服

次日復診自言昨晚服藥之後汗出覺胸腹行動噯氣放屁小便長而已能熟寐今辰欲思食物吾服先生之藥卽如仙丹仍以前方再加生熟穀芽四錢又服一劑漸愈

## 喉癰治驗　　前人

倪左二十五歲連豐鄉人症屬喉癰前醫針破稍鬆隔日又腫再針之又能納食延至三日之數遂致湯飲難嚥診脉兩寸浮而左關弦右關細數舌苔微黃咽喉視之不見形色吊惡可見右旁平腫連喉外堅腫此乃肝胃風熱內燔血液被氣熱壅結毒竄內關之故耳初時原有寒熱今肢體已和症經二旬來矣頗非易治之侯治以清宣血絡熄風解毒爲主吹以退炎消腫之散藥外圍用家寶三黃散加獨活芙蓉葉象貝生香附研極細末用葱汁白蜜調勻頻搽喉外腫處煎方

南薄荷　一錢　潤元參　三錢　金銀花　三錢
白桔梗　四分　京赤芍　三錢　象貝母　一錢
川貝母　一錢　白蒺藜　三錢　淡竹葉　一錢
當歸尾　三錢　大連翹　二錢　净橘絡　錢半
生甘草　八分　絲通草　六分　水煎服兩劑愈

鬱症治驗　前人

沈丕廉之室五十一歲强明鄉人患肝鬱脾弱便溏醫用理中加减及補中益氣歸脾湯溫中散寒等方服之不見效力來敦予治病證肝氣逆而脾氣弱木必侮土脘痛腹疼大便時瀉時止形肉已削眩運食減自汗神疲顯然鬱怒傷肝陽不生陰之故耳脉象弦細而息緩近遲舌苔薄白治議扶土制木調暢氣血爲法病經半年之久草木藥餌恐難奏效耳

土炒白朮　二錢　雲茯神　錢半　陳皮　一錢
酒炒白芍　三錢　雲茯苓　錢半　青皮　一錢
生熟穀芽　四錢　炒苡仁　三錢　玫瑰花　五朵
七製香附　二錢　廣木香　一錢　水炙草　六分
陽春砂　六分　原打淮山藥　四錢

水煎二劑已獲效力又服二劑氣力强而納增請予覆診云藥已大效再換一方予曰古人云效不更方加黨參三錢連服四劑全愈

## 簡便方治驗

方城李程九

壬戌春正月初旬毒霧連宵臭氣撲鼻疫癘流行勢所必至是月底偶染喉症因正值母喪未暇調理連服雷允六神丸數次見愈夏秋之交不時復發仍用前藥寡效至七月中旬午刻身作寒冷喉嚨忽然作疼晚間增劇現有白塊惡涎充斥飲食難

下查先君遺集秘方用蒜瓣切破根鬚塞入耳鼻左患塞左右患塞右照方施治不數刻胸膈響動咽喉舒暢惡涎漸減飲食略進安然而眠次早即覺毫無阻礙檢視白塊已消化於無形矣白喉一症勢頗危險治之不得其法變幻最速因係瘟毒醞結治宜清熱解毒切忌發表若用藥不當引毒內陷即難挽救也此方又簡便又爽捷無論城鄉均易購求較之珍貴之品費省而效速曾躬親試驗有效故敢傳播尙祈高明卓裁先君所集並有小便治症等方具有特效某年秋與友人同車入城途中泥濘顚仆難行友人偶觸車上什件大指食指皮破血出頃刻滿手統紅汚及衣袖半途無法制止急令其乘熱小便洗之轉瞬息血止痛消及至城內用水滌濾創己合又有戚某左掌誤觸火針痛不可忍敷藥不應令其用熱小便洗之登時痛止友人患痔多方無效囑令用熱小便頻洗痔消痛止妙不可言可否登入貴報俾衆周知以廣流傳尤爲至盼此方簡而易行隨身至寶不求諸人方便多而損害少誠

不費之惠也幸勿以其近而忽諸

仲圭記

## 喉症治驗 甬江王行甫診

某乙患喉症已二年今春三月加劇身熱如潮喉際糜爛白腐纍纍延至十月廿邊因事回梓延愚診視據云晝夜痛甚妨睡礙食身熱大渴然診其脈不過浮大略弦並不數濟已求醫多方無非甘寒辛凉合用甚至有進蘆根者據云服蘆根後疾不稍瘥而背脊惡寒之極愚曰診脈尺部滑大的係近女者流當進甘寒然已服多劑而不效者非甘寒不可用未能熟思其理耳蓋人一身腎爲之根人徒知水屬腎而不知竭其水者命火不安其窟而上越矣斯時熱必愈增渴欲引飲醫者疊用甘寒水不可驟生而火欲熄矣然所謂命火上越者非比高年虛象進附桂而避甘寒蓋當水火兼治也因用大劑六味去澤瀉加二冬知母生草重用附子三錢干姜一錢不用桂者惡其峻也服後熱減渴止痛更瘥矣愚知其利也再令連一帖二診加用

荆防敗毒白芷去濕毒三診參用瀉陰火之法加入升麻蒼朮去荆防餘仍如前約有十三四味一共五診夙疾霍然

## 興化趙海仙醫案摘錄

徐召南輯

### △摘錄利症一則

經云腎開竅於二陰久利必傷水臟加之命陽不充不能生化脾土致陽虛失健閉之權交寅分則腹痛而作利脈象弦細無神面色萎黄欠正已歷半年之久其爲腎瀉無疑再延陽氣愈微恐生腫脹歧變擬通攝下法徐以圖之

破故紙　肉蔻　黨參　黄芪　升麻　白芍　荷蒂　吳萸　五味子　冬朮

柴胡　炙草　附片

### △摘錄夢遺一則

腎爲陰主封藏肝爲陽主疏泄腎之陰虛則精不藏肝之陽强則氣不固已延十

年之久脉象弦而且滑總由陰不潛陽陽化内風上騰淸竅是以頭眩耳鳴心煩懊憹寤不成寐異夢紛紜兼挾痰熱内擾所使先擬鎭肝固腎佐以化痰之味存方候酌

棗仁　龍骨　白芍　桑螵蛸　炙草　茯神　牡蠣　蜜炙桂枝　秫二米

竹茹

△摘錄血症一則

陽絡傷血從外溢陰絡傷血從内溢吐血便血陰陽俱傷由是肚腹脹大陰霾四起食入難運大便不實小便短少面目萎黃脉象弦細且數慮其水溢高原致生歧變擬通陽逐飮法爲法

防己　逐飮散　蒺藜　蘇莖　防風　天仙籐　半夏　砂蔻衣（各）附片

肉桂　茯苓　荷葉絡

△摘錄結胸一則

暑濕未清脾陽未復用東垣法醒脾之中兼行化濕連進瀉心諸方皆無效果舌苔乾黃又轉白膩大便秘胸口結此卽仲景所謂寒水與寒藥相結成寒實結胸之大症也詳於傷寒書中不得已用三物白散盡人力以奪天機

桔梗三分　川貝母四分　巴豆霜五釐　爲末白飲和服不利進熱粥一杯利不止進冷粥一杯

△摘錄不寐一則

抑鬱傷肝肝陽動而生風驚恐傷膽膽火旺而生痰痰熱擾亂於中遂致懊憹心煩莫名其狀多憂善慮多怯善驚頭眩耳鳴肉瞤筋惕寤不成寐寐不交睫蝶夢紛紜脾土不健穀食甚少胃氣不和時而嘔噦帶下頻頻奇脈不能約束也天癸清少氣虛不能生血也甚則哭笑無常發痙發厥又似癎非癎之象也必須打破

疑團自開懷抱不難與藥餌並功

棗仁　遂飲散　茯苓　茯神　川貝母　廣橘皮　廣橘絡　夜交籐　眞珠母

苦竹根　蘆秫米　生龍骨　生龍齒　燈心草　金器

【附白】右案略摘數條以貢　周君參閱

## 深竹軒醫案存要

蘭谿施子泉

張左　風襲皮毛久蘊肺系金失清肅致成鼻鳴纏綿兩載不瘥雖無他苦亦頗不爽寸口脈來細澁症屬氣管窒塞勉擬宣通肺竅以麻杏甘石湯加味進之不三劑而患竟全蠲矣

炙麻黄　苦杏仁（去皮尖研）　新會皮　炙甘草　煅石膏　紫蘇子

炙黄耆　青防風　製厚朴

李幼　四肢厥冷聞食則嘔腹痛泄瀉小便淸長脾胃虛寒木失疎泄無疑烏梅丸

在所必用但又身大熱煩渴引飲形悴體倦志頹神疲猥狽不堪是屬眞陰久虧肝陽犯胃之兼症如此情形非烏梅丸之所專擅務須加以滋陰熄中之味調之方能左右逢源

烏梅（醋浸）　細辛　川椒　乾薑　川連　桂枝　當歸　潞黨　川柏　附片　炙耆　麥冬

次診　昨進加味烏梅丸肢厥水泄等症已減大局無虞惟身熱口渴尙不了了者以肝陽未平陰火熾盛故也治仍前法增損強半專顧陰液佐以平肝扶土

烏梅　細辛　川椒　乾薑　川黃連　川柏　當歸　貢潞　炙耆　麥冬　花粉　元參　茯苓　酒白芍

方幼　脾屬土主濕脾虛土成卑監乃失其健運之常濕遂放浪不羈而肆行無忌濕鬱化熱濕熱逗留日久下注則腸鳴水泄溲如米汁旋卽轉黃上衝則頭汗氣

喘目赤畏光內擾則舌膩苔黃煩渴引飲外淫則身熱如焚肌削形損凶暴若是後患可憂急宜治以分清利濕參之培土舒氣而邪慮自已

白茯苓　小薊　萆薢　廣皮　製厚朴　鮮生薑

## 氣頸治驗

常熟張汝偉

內子顧氏產後彌月惡露已淨五月初喉中忽起一核形如葡萄突出時偉任職滬上家中遍延中西醫治無效幸內外均不疼痛亦不紅腫閏五月暑假旋里細察情形所腫之處日益以大喉中咽物隨氣上下且白帶淋漓一動即汗因斷爲痰氣壅塞而實由脾胃陽衰之故乃服黨參黃耆白朮白芍香附半夏鬱金烏藥海螵蛸海藻冬瓜子之屬服二帖核漸消再服海藻地栗海帶冬瓜子白朮半夏天葵草等二帖不旬日而全愈矣此症西醫云氣管與胃管間生一慢性之物不得能愈中醫則云此爲痰核不許即消但能不大已屬幸事余獨從其本治而竟獲幸愈不敢秘儗

錄示同人研究

## 項强治驗　前人

海寧人羅氏患項强不能稍動並不紅腫堅硬苔膩白脈弦數此由臥後隙風襲入太陽俞穴及詢其由果是寐熟時於船上篷未蓋好次早即起云云遂用羌活白芷荊芥防風大貝連翹秦艽海風藤絲瓜絡炙乳沒白蒺藜等二劑而愈

## 時疹治驗　前人

小女頴和於三月初既感風溫又襲新寒身熱咳嗽目赤頭暈脈數苔白先與疏解以清肺胃方用

牛蒡　蘇葉梗　薑山梔　玉桔梗　大杏仁　象貝母　粉前胡

淨蟬衣　大連翹　焦枳實　豬赤苓　川通草

投劑後寒熱不止汗出不解頭面胸腹常佈時痧神煩溲數唇乾氣熱大便微溏熱

欲下泄宗吳鞠通辛凉輕劑法

蘇子 桑葉 杭菊 連翹 紫菀 薑山梔 杏仁 象川貝 桔梗

通草 鷄蘇散 猪赤苓 代茶 淡竹葉硃燈心冬瓜子

痧子透足漸回內熱極甚渴飲躁煩溲赤苔黄膩尖絳與清營化濕法

蘇子 鬱金 沙參 山梔 桑葉 杏仁 淡芩 連翹 丹皮 冬瓜子

生米仁 滑石（蔻仁同包） 節蘆根

諸恙全愈食粥之後運化不靈大便堅結溲長而少咳嗽甚勤右耳癢聾絡中之熱

不清小兒之痰每不能吐必從下達也宜與疏絡清營化痰消滯

生枳壳 山梔 連翹 橘紅 橘絡 萊菔子 竹半夏 杏仁 丹皮

益元散 鹽水炒知母 川柏 生米仁 薑竹茹 枇杷葉 一劑全愈

按此症一手治愈不過五日若播惑陶氏陸氏之說宗陽明論治服梔豉或葛根

等法勢必淹纏或且增劇故特拈出以證葉氏之從肺立論是不謬也

## 知古齋醫案

徐召南輯

某左　肝失條達鬱則乘脾脾傷則失其轉輸納穀欠少女子以肝爲先天肝傷則蒸燒頭暈心忡天癸期短經前腹痛内有痞塊動無定止經云曰瘕氣滯血瘀痰飲搏積所致擬逍遙散加味治之

秦當歸　杭白芍　春柴胡　淡黄芩　生白朮　粉甘草　蘇薄荷

牡丹皮　黑山梔　香附子　五靈脂　細木通　川黄檗　川鬱金

青皮絡　玫瑰花

韋右　氣虚脾弱内生停飲挾肝陽上擾清竅故而頭眩目花徽痛間嘔或作或輟發則不思飲食苔白底絳脈滑擬方扶土抑肝爲是

南沙參　土炒蒼朮　土炒白朮　白茯苓　粉甘草　製半夏　化橘紅

明天麻　製南星　雙鈎藤（後下）　霜桑葉　杭白芍　軟白薇

採芝麯　生薑汁

劉左　病後陰陽兩傷蒸燒怯寒食旨不甘體倦少神溲帶白濁舌苔薄白底絳脈

象弦數肝熱脾濕之體久拖非宜速調爲要

柴胡　川桂枝　靑蒿梗　西秦艽　生鼈甲　銀柴胡　六味地黃丸（包

入煎）靑子芩　淸半夏　杭白芍　粉甘草　地骨皮　川黃柏　生薑

紅棗　茯苡草

復診　前方去秦艽黃柏加肥知母廣陳皮生芪皮香砂胃苓丸（包入煎）兩劑而

瘥

朱幼童　恙由病後土虛失其健運之權經曰脾之積名曰痞氣在胃脘覆大如盤

蓋脾爲胃行其津液脾不轉輸凝而爲飲搏瘀成塊否塞中宮此痞氣之所由來

也脾氣不運故面色黃滯體倦不舒則懶惰而少神矣舌苔薄白脉象浮滑證勢若此務宜速調若延日久難免土敗木賊之虞

土炒白朮　炙甘草　白茯苓　米炒潞黨參　炒枳實　半夏麯　焦麥芽　川厚朴　淡乾薑　川雅連　白芥子（研）　煅牡蠣（包）　伏龍肝（煎湯代水）　蒸餅

又二診　脾腎兩傷已經數載大便溏瀉糞後代紅靈樞百病始生論云陰絡傷則血內溢血內溢則後血金匱云先便後血名曰遠血遠血者蓋自脾經而來也腹有痞氣推之不移痰凝血瘀所致今宗仲景法陰陽雙結緩圖爲是

生熟地（各）　土炒白朮　淡附片　杜阿膠（燉化和服）　炙甘草　米炒潞黨參　生黃芪　上廣皮　綠升麻　春柴胡　秦當歸　炒黃芩　枳實　消痞丸（包同煎）　伏龍肝（煎湯代水）

又三診　案立前方茲不復贅

白茯苓　土炒冬朮　土炒白芍　淡附片　土炒青防風　新會皮　赤石脂（包）　炮乾薑　荷葉包陳米

周左　風傷皮毛熱傷血脉熱過營絡吸而不出自汗身熱時時振寒已經一月近四五日來復增咳逆濁唾腥味瘀紫小溲深赤脇肋掣痛胸次不寬時而渴飲舌苔黃滑尖有紅點脈象兩部浮滑而數證屬肺癰勿可藐視

麻黃尖　杏仁泥　生石膏　粉甘草　片方通　川鬱金　象貝母　廣橘絡　射干　茜草　生山梔　生苡仁　飛滑石（包）　藕節　鮮枇杷葉（刷去皮包）

又二診　去石膏粉草加香豆豉蘇薄荷桑葉杭菊前胡桃仁蔞皮鮮葦根（去節）

沈右　素有脘痛肝强脾弱可知去歲病後脾氣益傷脾傷不能行其津液凝聚爲

痰爲飲挾瘀搏結爲塊盤居臍下臍下爲胞宮血海之所肝胃之所循女子以肝爲先天肝藏血脾統血肝傷不能藏脾傷不能統失其統藏以致信水時下不止晝夜無間已至數月近增腰痛寒熱食旨不甘腰痛者腎帶虛也寒熱者營衛不和也食不甘者脾胃弱也病情屬虛而證屬實虛實挾雜擬方則以攻補兼施各補其偏而救其弊耳

西當歸　粗桂木　天仙籐　製沒藥　杭白芍　細木通　鹽水炒杜仲
粉甘草　五靈脂　生熟蒲黃　鹽水炒續斷　老蘇梗　台烏藥　歸脾丸
薑棗

又二診　肝脾不和脾傷飲聚飲與氣搏爲塊爲痛爲脹食旨不甘微有寒熱頭痛心忡月水淋漓不斷舌苔薄黃脈象弦小而弱正虛邪實久拖非宜防生枝節要緊

茯苓　土炒白朮　藿梗　鹽水炒杜仲　土炒白芍　粉甘草　直參鬚
淡附片　米炒南沙參　煨草果仁　玄胡索　桃仁泥　五靈脂　生箱黄
製沒藥　酒浸地鼈蟲（取汁兌服）

又三診　前方去藿梗杜仲加炒枳實箱黄分量改重（後下）

又四診　案載前方今不復述惟望逐步應手不致再生枝節爲幸
當歸　土炒白朮　杭白芍　撫川芎　雲茯苓　建澤瀉　炒枳實　粉甘
草　玄胡索　金鈴子（巴豆霜炒去霜用）　生熟蒲黄（各）　五靈脂　荷
葉包陳米

又五診　服前方寒熱已止腹痛已減惟塊未小反覺滿腹䐜脹不安心飽氣悶舌
苔薄黄脈象兩部細小無力此乃赤白帶日久肝脾腎三經大傷今先擬濟生腎
氣加味然否候　政

紫油肉桂　淡附片　眞山藥　山萸肉　熟地黃　白茯苓　建澤瀉　粉丹皮　懷牛膝　車前子　老蘇梗　川厚朴　老韭根　雄鼠糞　調中益氣丸　香砂胃苓丸（同包入煎）

沈右　前進滋陰降火壯水以制陽光未獲效果竊思人身無寸筋不屬於肝無寸骨不屬於腎腎主水肝主木水足則木榮水虧則木槁理之常也蓋水虧則木旺木旺則土虛土虛則生濕濕與熱合鬱伏土中不得外泄故蒸熱夜重四肢尤甚而痛而腫而攣而枯四肢者脾也脾與胃爲表裡脾虛不能爲胃行其津液則四肢不得禀水穀氣日以益衰古人治痿獨取陽明且時有胸悶膈滯食旨不甘等證中虛不運顯然非取陽明而何若但專責之於腎宜乎不效也經云陽氣下陷陰中則發熱濕熱鬱於脾中亦發熱也今宗陷者舉中火鬱發之之意擬東垣清燥湯舉發而兼顧之總之病久根深難於驟效然亦必希漸進乃爲幸焉

蒼白朮（各）　炙黃耆　太子參　炒黃芩　廣陳皮　鼈血炒柴胡　土炒
防風　鹹水炒川柏　茯猪苓（各）秦當歸　粉甘葛　炙甘草　炙升麻
杭白芍　六味丸（包入煎）

又二診　前方去防風粉甘葛炙升麻加羚羊片（另煎兌服）　天麥冬（各）
珍珠母　左牡蠣　敗龜板（三味先煎代水）

高右　肝膽陰傷脾胃陽弱肝有熱脾有濕濕與飲搏入心爲悸溢於皮膚筋惕膚瞤挾肝陽上擾爲眩爲暈陽虛失於外衛則自汗飲邪困中則食不甘擬方兼治之

硃染茯苓　川桂枝　白朮　粉草　製半夏　廣皮　枳實　明天麻　煨
鈎藤（後下）　霜桑葉　杭菊花　生黃耆　薑汁炒竹茹　紅棗　生薑

樂按書云暴病多火怪證多痰良有以也痰之爲病變幻多端罕有處手而識其

爲痰哉曩治某婦產後心悸不安筋惕肉瞤莫可名狀聞聲則虛甚數日不起榻該地醫生作血虛治影響毫無病日加劇迓業師治觀之精神不乏身體不瘦若無病狀遂知其爲痰也用苓桂朮甘湯合眞武湯兩劑而瘥豈十全八珍四物四君養心歸脾等而能愈之者耶此固業師閱歷之深抑臨證辨別之神也

李童　脾土不足中陽不充日久傷及陰絡於是便後帶血蒸燒食旨不甘胸膈不暢似有物阻此乃大氣不運濁陰竊居之象肚腹漸大土虛木侮之形擬方兼治之可也

生熟地黃（各）　杜阿膠（溶化和服）　淡附子　土炒白朮　粉甘草　炒黃芩　西當歸　南沙參　炮黑薑　川雅連　製半夏　鮮薤白　赤豆皮

伏龍肝（先煎代水）

又二診　加槐花炭地榆炭荷葉包陳米

又三診　去川雅連製半夏鮮薤白加赤石脂（包）養血歸脾丸（包入煎）

李孩提　溫邪化而未透白痦未齊蒸熱不斷腹膨苔薄底絳脈急紋紫神迷邪熱甚重漸入心營加之痰滯蘊蓄上焦蒙蔽淸陽症勢甚重人小謹防猝變勉方盡力以待天年

薑製川連三分　陳胆星三分（和服）　飛滑石四錢（包）

硃染蟬衣一錢　瓜蔞皮一錢　白蔻仁三分（後下）

九節菖蒲五分　磨青皮四分（和服）　萊菔汁半杯（和服）

苦桔梗錢半　象貝母錢半　苦杏仁錢半

炒枯芩錢半　磨鬱金四分（和服）　粉甘葛錢半

製半夏錢半

劉孩提　瘧後陰傷陽不潛藏右牙齦漸爛時而流血口有臭味並不甚痛已經多

曰肝胃之熱龍雷之火上炎固屬無疑然服蘆根石斛之品未獲大效未經大劇而舌苔淡黃水滑脈象兩部小弦而軟又非實熱之形今擬寒因熱用引火歸原之法一試進退愚見如是然否當候　明哲裁酌

肥知母五分　雲茯苓錢半　杭白芍一錢　淡附片五分

眞川檗五分　粉丹皮錢半　軟柴胡五分　藕　節三分

鮮生地錢半　山萸肉八分　炒黃芩錢半　上油肉桂三分

外吹腐處藥

人中白四分　玄明粉四分　西牛黃二釐　氷片五厘　共研極細以無聲爲度

又二診　前方去柴胡鮮生地白芍萸肉改錢半附片改四分加淮山藥錢半大生熟地各一錢淮牛膝錢半大麥冬錢半一劑而愈　（未完）

# 讀內經隨筆三

周　源述

內經十八卷載漢書藝文志而歷代考據家以其語氣爲漢時文字定爲漢時作有以爲秦時戰國時作其考證各有所當然衆說紛紜莫宗一是以余反復詳求亦不能據一說以成定讞何則因其引證之書亦有眞贋之疑故不足據爲信史也余考之歷史春秋戰國之際賢材萃學術研究可稱爲極盛時代非僅醫學一端則內經古之醫書多半爲軒岐經驗之語歷殷周春秋戰國之醫賢偶以其心得單詞片語附於其中而仍軒岐之名故文勢堅峭卷帙浩漫異乎五經之簡約讀者不察以爲秦漢人之所撰也史記倉公傳言「傳黃帝扁鵲之脈書」又「謁受其脈書上下經五色診……」今內經中數數引上下經語倉公論脈及病理則合乎內難經者仲聖傷寒雜病論自序亦云撰用素問九卷八十一難則內經難經皆古醫書明矣卽假定諸家所論爲秦漢時人所作至今亦已二千數百餘年以二千數百餘年前

所言巳有如此博大精深其中尙有最古之醫學說存在（卽軒岐）古時注重醫學槪可想見此內難等書不可不珍重寶貴也吾儕讀之毋摘其片辭之謬誤而斷斷辨其贋眞當以其中經義發明新學理與西哲抗衡謀醫學之進步爲志則大矣

## 陸九芝論吳又可瘟疫篇書後　張山雷

瘟今從疒不見於說文玉篇并不見於廣韻至集韻始有之注曰疫也據此則瘟卽是疫非溫熱病之溫斷不可以溫熱是病名而誤認瘟字爲溫病之溫也吳又可書名瘟疫而今時吾吳俗諺亦恒謂疫病爲瘟疫蓋以瘟疫二字複疊言之意者吳氏當時巳有此語因而從俗定名欲其婦孺咸知似亦未可厚非但疫邪傳播確有寒疫熱疫兩種又可之論專論熱疫是據當時所見之疫而云然本與寒疫無涉（乾隆時余師愚治疫重用石膏亦是熱疫）按之瘟字本義似乎書中漏却寒疫一邊殊未完備然文字之學明人素不研究何可以求全責備於吳氏九芝封公改題書

名爲溫疫是小學家考訂字義而云然初非吳氏所及料然頣則謂溫是溫和溫暖之義溫和溫暖尙不至成爲疫癘若疫邪則惟大寒大熱之厲氣乃能沿門傳染遍及一方又可當時洵是熱疫陸氏僅以瘟溫同音而改之於書中病狀尙未熨貼頣意求其名正言順尙須爲吳氏之書改題熱疫論方能一望而知尤其醒目僅僅改瘟爲溫則常人見之尙多以溫瘟爲同字未必注意且按其實在病情亦非溫和溫煖之症九芝此論既未免書生咬文嚼字之結習似不如仍題瘟疫則世俗之人尙無不知瘟卽是疫特非九芝意耳

## 莊在田遂生福幼編書後　　前人

痘乃先天之胎毒驚爲木火之鴟張以普通病理言之痘宜清解驚宜潛肝決非一例溫補可收全績但病變無常始末殊轍亦萬不能固執小兒純陽一說概與淸涼此在閱歷功深見證透澈者自能因物付物不拘成法而尋常學識短淺之流偏執

一見鮮不誤人矣古今治痘名家或尙溫補或主清凉各守一途幾同冰炭已具見於九芝世補齋文六氣大司天第二篇中各隨其當時所見之症而云然確是天地之氣化不同民病之陰陽有異見病治病不得不然夫豈諸名賢之好持偏見莊氏遂生福幼二編書成於乾隆中葉惟時在九芝封翁之所謂七十五甲子大陰濕土太陽寒水令中民病本多濕寒所以專事溫補多獲全效與陳文中萬密齋聶久吾諸家同符合軌而與朱丹溪汪石山費建中書背道相馳均爲一時救世之實效皆學者不可不讀之書須知其所以異者卽爲對症用藥之正鵠要不可與孤執一見自以爲是者所得同日而語也九芝補出初傳末傳兩層則同此一時之病亦自有此宜清宜溫之兩途尤爲閱歷有得之言果能悟澈此中眞理而善學之庶乎兩者皆是吾師臨症處方自然活潑潑地若曰古人成法各具一長吾輩習醫宜趨中道則非通人之所敢許矣

## 書嚴凝孫女科醫藥選粹後

陸錦燧

醫藉夥矣閱之不盡僕是以有取各書作節要之想且我所欲言皆古人所已言但能抉擇錄出簡而且明豈不誠善僦處擬輯醫案選醫方選兩種知凡病無不有寒熱燥濕表裏虛實之異也故所定體例於每病中之原因異者無論症之常見罕見俱選一二方案比類自能啓人智慧女科書罕純粹者惟沈堯封女科輯要爲佳而其書卽於不純粹之各書摘出述而不作條條精當今嚴先生惠我退思廬醫書四種合刻內有女科醫案選粹讀之先得我心試卽其選以論之同一經病也葉香巖案以膂脊常痛入夜病劇天曉安然而辨知肝腎奇脉陰虛陸養愚案以脉沈弦而滑右關尤甚而辨知氣滯痰凝王孟英案以能食便堅痢不兼糞先痢後乃汛愆而辨知病由滯下陸養愚案以脉左盛於右而辨知氣少血多氣虛血瘀又案以四五鼓時其熱更甚而辨知少陽鬱熱氣衝塊升葉香巖案以久嗽背寒晨汗而辨知鬱

傷肺脾之陽汪石山案以腹痛日重夜輕而辨知陽虛陸祖愚案以脈來有力服辛溫藥咽喉增痛而辨知血虛有火朱丹溪案以詢得乘怒飲食起病未閉時經黑作吐痞塞不食食而辨知怒火食積交併俞子容案以吐血體熱如炙而辨知氣火上衝沈𤼵封案以醒時下體惡寒慣時牽被斂衣而辨知精血兩虧此皆辨證爲先不泥於經不調先期後期爲速爲遲經不止經閉經逆經痛而用通套方者同一崩漏也葉香巖案以形瘦膚乾畏冷而辨知衝任陽虛而津枯又案以腹中熱腰膝跗骨皆熱久崩而辨知衝任陰虛而液槁沈𤼵封案以日服人參阿膠崩反不止而辨知血室蘊熱孫文垣案以心頭脹悶不快而辨知濁痰凝滯此亦辨證爲先不泥於暴崩久崩新漏久漏而用通套方者同一妊娠也盧不遠案以脈兩尺滑搏而辨知嘔吐之爲惡阻趙晴初案以脉細弱之中有動滑象而辨知有孕陸肖案以詢得病起於驚而辨知氣亂痰湧胎因上衝陳良甫案以舌色不靑而辨知胎尙無傷喻嘉言

案以尺脉濇肉色青腫而辨知胎已久壞徐靈胎案以舌腫如蛋色紫黑而辨知毒火衝心上聚於舌顧曉瀾案以脉弦滑詢係口角鬱怒起病而辨知氣鬱生火繆宜亭案以胎動詢得未曾下血而辨知邪在氣分雷少逸案以七月肺經司胎音啞而辨知燥氣侵肺馬元儀案以脉關尺沈細下半徹冷而辨知火衰土困施笠澤案以脉沈滑數而辨知痰火相搏關格屬實此亦辨證爲先而不泥於惡阻胎動子懸子淋等之通套方者原書再有帶下半產難產新產產後各門尚未條摘隨後當再拈出總之辨證以治病可卽此悟彼不必拘於某病如是以推他病亦復如是也嚴先生此書豈僅有功於女科哉使醫家倣此體例將古今醫案均分門類輯之而刪其證候不明者不亦大有益於臨證耶

## 内經四氣調神大論今義

甘棠徐韻英

四氣者春夏秋冬四時之氣也四氣調神論者論時序以調人身之元神也此

篇專講養生之法乃驅病魔延壽命不二之法門故古聖人與四時合序和其性靈悅其心志隨時消息則苛疾不起百歲始終無非四氣調神之特效也若此四氣調神論之功用有益於人身豈淺尠哉　韻英又案神者性也造物無方靈變莫測之謂神凡人聰明睿智寬裕溫柔齊莊中正發強剛毅文理密察皆此神之使然也故聖人首論上古之天眞夫上古之人天眞之性何以而能悠久者則在四氣調之耳故次曰四氣調神論嗚呼古聖人立義之精也如此

春三月此謂發陳

韻英謹案春爲一歲之首向居於東當此時也陽氣上升陰氣潛伏草木抽乙萬物資生慘凜枯悴之形由此而萌孽矣故曰發陳發陳者啓故從新之謂也律志曰「少陽東也東者動也陽氣動物於時爲春」故君子當審時氣節宣調攝以衛其生

（未完）

# 眼科內障秘訣

山東諸城王肖舫

內障虛熱也純係肝肺虛熱攻沖腦部日久不降腦絡發炎腦油下注於眼球之水晶體蒸騰液混或白或綠不等神水游走神光不斂或散大或椒小或枯黃或枯白各書雖云不治如未經藥誤亦有可治者至於金針可撥割切可去者乃是內翳非內障也蓋壯者瞳人如墨明察秋毫之末虛者瞳人如霧難辨小字之行極虛者瞳人散淡而綠一舉一動目前如垂蟻懸珠虫飛蝶舞若年至六十七十氣血既衰理宜然也若年僅二十三十而現此象非房事過度卽酒賭偏傷倘不加保養之功則漸入盲瞽之鄉矣治此症不宜劇用補劑恐助邪火上行爲病更甚必用藥清開去盡邪火再行滋補更不宜劇用寒涼冰住熱血用藥必以清腦熱養陰鎭逆爲主要切忌苦寒各藥雖有多病兼見以發生眼病之因爲主症比方因氣腦而病眼者無論有何等各病總以氣惱爲正病氣平病除自無誤治近代公民昧於衛生病虛熱

及臟毒者十有八九病虛寒者事無一二滋補固不宜早苦寒更不可見也

## 再歸熱

和縣高思潛

再歸熱，熱性傳染病之一也．熱候在四十度至四十一度，五日至七日後，發汗，熱爲分別的下降，諸症消退．又經五日至八日後，二次發作，亦如之．又經四日至五日後，三次發作，又如之，間有四次者．然發作三四次者較少．

本病，或譯曰回歸熱，以其在飢饉時，流行較盛，故又名飢饉熱．世之次中西病名對照表者，以爲此即中國古醫書所謂差後勞復之類．案差後復病，無問內傷外感，是傳染病，非傳染病，皆能致之．而其致之之原因：則有由勞動者，有由飲食者，有由房室者，有由感冒者．再歸熱之再發作，即無此等原因，亦依然如故，可見再歸熱之非即差後復病矣．

余以爲再歸熱之病，在中國，惟吳又可及王孟英二氏所說者，差爲近之。吳又可論瘟疫曰：『問有表而再表者，所發未盡，募原仍有隱伏之邪，或二三日後，或四五日，又依然如前發熱，然亦希有；至於三表者，更希有也。』『有裏而再裏者，愈後二三日，或四五日，依前之證復發，再裏者，乃常事；甚有三裡者，然亦希有也。』『若表裡分傳而再分傳者，此亦常事，至於三發者，亦希有也。』此即再歸熱病。王孟英論溫病伏邪曰：『更有邪伏深沈，不能一齊外出者，雖治之得效，而苔舌淡之後，踰一二日，舌復乾絳，苔復黃燥；正如剝繭抽蕉，層出不窮，不比外感溫邪，由衛而氣，自營而血也。秋月伏暑症，輕淺者，邪膜原，深沉者，亦可如此。』此亦再歸熱病也。

## 論痳症

諸暨何志仁

按痳之一症余考古書及治驗無非陽毒蓋陽者風也燥也熱也今自開冬巳來天氣燥熱賊風驟起且來年厥陰風木司天少陽相火在泉不免有痳症之預防焉夫痳之名稱各異有言糠瘡者有言痧言瘖言痳者然痳本陽毒原不殺人因其苦無專書可考法無定旨御定醫宗金鑑張君景岳全書雖有明文乃言簡而意該義近而旨遠非易明也總之痳出於肺歸重於脾原係胎毒與痘相同但痳屬陽而痘屬陰治法異耳其爲證也亦類傷寒惟目赤腮紅眼胞浮腫噴嚏流淚咳嗽不止者是其候也此是火熱刑金治宜淸解（如荊防柴葛升麻黏子）之類使火退痳出點色鮮明身熱漸退無餘症矣或其大熱不退點色焦黑飲食不進神氣不安腹痛泄瀉此乃火毒亢甚急宜涼解（如芩連梔柏生地石膏之類）使火毒解肺氣淸則轉凶爲吉矣蓋痳症原耗陰血惟宜養陰補血淸火潤燥爲主切忌消陰補氣苦寒香燥之品如悞投之禍不旋踵或有不明此理見其發熱妄爲餘毒未盡卽以辛燥風藥

投之見其下痢以爲毒鬱陽明即以香連檳榔投之見其不食投之參朮查芽見其驚搐投以全蟲麻黄見其喘促投以枳實瓜蔞沉香杏仁不知此乃燥血之品使陰血愈虧陽火愈亢以致夭殤者不可勝舉焉殊不知下痢便血者陽火爍而陰血溢也喘促有痰者陰血虛不能配於浮陽也不食者火錟土燥也驚搐者血虛生風也以上諸證皆血虛所致是以痘後養陽痲後養陰〔曰〕世之秘典也

## 傷寒傳足不傳手辨

前人

或有謂手足二經截然不通足經所屬水土與木手經所屬火與金也言水遇寒而冰土遇寒而裂木遇寒而枯故寒易傷之金遇寒而愈堅火遇寒而遂却故寒不能傷噫此何說也非荒誕不經惑世誣人之言也是何可以不辨夫五臟六腑十二經脈氣相輸絡相通豈有傳足不傳手之理乎如以金遇寒而愈堅則寒之傷人先由皮毛皮毛合肺是手太陰辛金已先受邪矣如以火體熱而却寒則陽氣怫鬱舌蹇

言妄是手少陰丁火已先受邪矣且經有云人之傷寒則爲病熱既云病熱自無水冰土裂木枯之說而有金爍火坑之徵矣由斯以言則傳足不傳手之說非特荒誕不經是醫者之論日可笑實可歎蓋人不能一身爲二截氣血流行於周身安有邪遇之而不傳之乎前聖言傷寒以足經爲主者是足太陽寒水之經爲諸陽之主氣一身之綱維是可該手而手不可以該足非不傳手也前聖之言豈欺我哉如不我欺不可以不辨

證治要論終

## 覆徐召南君

和縣高思潛

召南仁兄同志前接惠函敬悉一是謬邀誇獎愧何敢當當時因臥病在牀纏綿未已致稽答覆歉仄殊深　令親前服某君之方未能大獲效果實因慢性痼疾驅除不易鄙人所擬亦不過聊備一方耳血證論之昰根查各種本草並無此藥因攷葛根有治血之效或卽葛根之誤亦未可知前所答　尊問星刊一百十六號第五頁中排第十七行下脫去一行爲夏則不耐日光射擊所發生之中暑十四字附正於此　大著脫離陰陽五行如何才能達完全之目的乎一篇對於剷除陰陽五行問題定必有具體辦法鄙意以爲陰陽五行實中國醫學致命之傷微論宗教的神話不容存留於科學世界之二十世紀卽以一持萬泛應曲當眞學問中亦斷不至有此等便宜事也自海通以來中西醫學已由接觸時期而至於衝突時期矣以宗教的符咒與科學的槍砲宣戰其勝敗之數雖非明哲亦可前知然則中醫前途寧可

欣幸近者內部頒布取締管理二令實隱然具淘汰之徵倘從茲而不急起直追務引導之到科學之路而後止則惟有坐待淘汰已耳夫時至今日以言改進已稍嫌遲矣而尙有人焉作種種欺人之語爲陰陽五行之辨護士不惜破壞改良阻撓進步斯則頑固不通之尤者也　大著想已脫稿尙望早日露佈俾獲拜讀實深榮幸專覆順頌　診安　夏五月十一日教弟高思潛上

## 覆張壽甫先生書　和縣高思潛

壽甫先生鈞鑒黍承不棄惠我好音不學如潛猶蒙誇奬仰見勸誘後進之心昭照若揭此尤足令人感佩不忘者也潛少年意氣不知歛抑誦讀之餘好生議論實緣膺守公開之訓而深惡自私自利之爲人故每有所得輒筆之於書公之於世意欲藉茲引玉以爲攻錯之資醫林大雅不呵責之已爲厚幸更許爲同志慰以好言益滋愧矣醫史社承加入並蒙援助實深榮幸編輯醫科講義之舉慨然引爲已責足

見熱心不知現在已着手進行否尊意先從何科入手採取何種方法以編輯之尙望宣布俾同人有擔任斯舉者可取作南針也大著醫學衷中參西錄四期本聞已在增訂中但何時出版可得先知否肝左脾右之理潛本擬作平議一篇以說明之近讀山西醫學雜誌見有楊趙二君之脈法原理一篇根據張隱庵互換之說說明肝左脾右之理大意謂肝之形雖在右而肝與胆合脈氣實向左行脾之形雖在右而脾與胃合脈氣實向右行譬如機器左邊機輪而向右轉右邊機輪乃向左轉其間自有作用云云此說瞥闢至當可輔尊說之不逮古聖之言因之大白潛之平議可擱筆矣石膏一物確有退熱奇效先生竭力提倡實爲高見去年予祖母高年患瘅瘧熱勢炎炎有燎原之慮予與某醫合議存陰撤熱法予主加石膏某醫因受東醫化謂石膏無用而主加阿斯必林卒取石膏兩許加入一劑熱退瘧止可見石膏功力之宏紹報某號刊中先生曾言西人已了解石膏功用將作石膏論一篇以闡

發之務希早日發表俾得聞所未聞不禁拭目待之再者鴨蛋子本爲僻藥經先生提倡始見重於世惟有不能不容疑者請爲先生言之今年春間敝友王君因嗜酒而病淋後兼淋血服某醫藥血雖止淋猶故也予用先生法治之未見效果豈該藥只能治淋血而不能治非血淋耶抑對於花柳毒淋有奇功而濕熱之淋非其所長耶尚希詳爲解釋不勝盼望專此敬頌　道安　高思潛頓首舊五日廿四日

覆黃惺齋君　和縣高思潛

惺齋仁兄同志兩月前接讀惠函時因正在病中未能答覆後又惠一明片其時賤恙雖愈而手指無力操筆維艱迨至今日始能將逾寸之積函一一裁覆稽遲之罪尚祈諒之鄙人學問空疏毫無建樹謬加誇奬愧何敢當足下既精醫學復具熱心建立醫科學校設藥圃創醫書舘不惜破囊捐貲慨然以培植人材改良醫學爲己任橫覽並時醫界能有幾人佩甚佩甚貴校之醫藥科組織若何課程及分配若何

是否採選科制學生現有若干統望見覆倘有應益改進之處則雖細微亦不敢隱以鄙人對於足下所創設者頗具希望故也拙著中國地理病學爲不經心之作可置勿論若中國胎生學雖頗費數日之思但現已覺其簡略待增之處甚多擬重加編輯擴充爲一小冊惟秋風凉後方能從事耳貴校對於胎生學教本採及拙著恐粗疏之學不能勝任但現在中醫出版界尚無胎生學專書以拙著暫行充當似亦可變通辦理屆時編輯完竣卽錄清本寄至貴校以備採用版權之事决取公開印成之後酌贈數份足矣書修堂醫學叢書爲丹波元簡及其子經等所著湖北楊守敬先生遊日本購歸刻之據其序所言實中醫最精最當之書兩年以來求之不得醫林有此書而不克一讀誠負負矣鄙人發起之中國醫史研究社原意欲公同研究冀收切磋之益但現已感受困難致李慰農君函中曾言及之承蒙贊助加入毋任榮幸入社方法只須錄履歷一紙此外無有也陰陽五行實中國醫學進步之唯

一阻礙物陰陽二字猶可表示病性藥性不妨限制存之若五行生克之談毫無根據二十世紀豈宜有此等神話吾人卽而醫界亦應羣起而攻況局中之人有切身關係者乎足下之言實獲我心想敎授之際必堅持此旨也專此佈覆不盡欲言講壇之尙希垂敎順誦　敎安　夏五月中旬敎弟高思潛謹啓

## 致周小農　劉蔚楚

小農先生台鑒拜奉大函過取奬飾感愧交縈然旣叨垂愛之深茲有冒昧陳述者弟草角忝列膠庠詩酒放情不知自檢十九歲得嗽血重病下患夢遺中西醫至垂危幸得楊公來儀竭三年之力治愈弟悟浮雲富貴身命爲重遂拜爲師而勉習醫術自保其生親友病有疑難不相出諒强以施治偶有微效求診者因以漸多是時年甫廿五六耳父兄世爲福建太平行茶商弟遂往來閩粵之間求診者閩復如粵生拙著有修訂本草求眞　發攄所見錄　醫案摘要記民國兵燹所有書籍記錄

一概蕩然感傷無限小兒伯村在京以廣東變亂迎養京師去冬見時局糾紛伯村辭官來滬從事律師弟亦不得不隨之南下歲杪到上海今甫兩月征塵未息應接頗忙世變皆經年將六十心灰意懶勉作應酬然西學東漸以後講中學者日見稀微今聞紹社各位耆賢提倡醫道而且中西交滙秘本搜羅上紹軒岐開後學中國醫術之賴以不墮而挽救羣生者其功德豈淺鮮哉（下略）

## 復劉蔚楚　周鎮

手示聆悉　先生幼年患瘵楊公儀治愈之方法可以追錄以保留國粹郎　尊著之書亦宜抄錄副本以資研究遇有機可以付刊現今血症虛勞甚多中醫治法意可延年至花甲以外難能可貴之治驗不可不傳也（下略）

## 致周小農函　陸錦燧

按劉君現寓上海廣舞台後祥餘里三弄二家

小農先生大鑒日前接奉　手書具諗一切山西醫會曾寄來雜誌一期頗多可採之處以事冗尚未作復第二期未見寄來敝處亦將所刻紓溪各種醫書寄書局爲日已久亦未接到復信未知其收到否西醫實在不如中醫之精邃即如以金雞那治瘧六零六治梅毒皆有速效皆有後患而潮流所趨卽在於立時有效多深信之亦刧運使然中醫亦淺陋者多深造者少弟歷觀南北醫家無論其偏寒偏熱固一大弊而用之方皆用成方能加減者甚少卽能加減亦仍是用方以開方並非用藥以立方必先研究本草於各藥之性味功用宜忌瞭然胸中此番功夫定省刧矣故所開之方從未見有一古無此方別成一方者先生以爲然否質諸同道斯語確乎否乎（下略）

## 答陸晉笙君書

周鎭

晉笙先生台鑒接奉　賜書聆悉一是（中略）至西藥金鷄那治瘧敝處曹翼臣君

探討西籍并實用此藥已久亦云瘧症確有六淫之別金鷄那於暑熱之瘧不宜且兼暑風咳嗽者亦大忌此味堵截云大約西藥可以捷效有無流弊或不暇計　貴友徐琴舟君來函云及近年症多凶烈傳變迅速不得不參用西法據稱片力丁產科注射液可治難產已試驗四十餘次產褥勞瘵球菌注射產褥熱已見捷效大約西法捷效即令人信用之大端

尊論中醫用成方不知加減之弊由於不研究本草性味功用宜忌精確之論凡同道者應奉爲金科玉律也（下略）

## 覆王秋菘　陸錦燧

秋菘先生惠鑒接奉　還雲備諗一一是前承愈我叔和先兄至今三十四年矣醫話中刻大號爲松亭誤記誤刻疏忽奚辭再板時必爲更正大部取締中醫事雖然暫緩必將復行趁此閒暇必當醫界集資各處多立醫會藥界唇亡齒寒想亦深明此

理資本較充宜各處相助多立學校並呈部立案是未兩綢繆之計勿令死灰復燃時必更加厲茫無以拒也　鄙意删增本草誠善誠善竊有鄙見近今醫生所以不能深造者由於能用方而不能用藥譬諸作制藝老刻文橫亘胸中斯不能自作佳構即或知有用藥者亦記某藥能治某病而不于藥性之礙於證者細細推求譬如作制藝者能用類聯而不能運用典林但知其好處而不究其壞處是以多誤如將本草分辛苦淡甘鹹酸爲六大類以肺心居上焦肺如門戶外感五氣皆先犯肺故先辛心與肺鄰苦次之淡利竅滲濕又次之大致外感及實症多用苦辛淡故列於前脾胃居中焦甘次之肝腎居下焦次之酸更次之大致內傷及虛症多用甘鹹酸故列於後再寒性熱性爲兩大途燥性濕性爲兩大途譬諸四分再分別升降散歛浮鎮滑濇分以細類倘苦辛兩性相等者載於先入辛類苦多辛少者即入苦類大苦者大辛者即另分一類如此縷分大有裨於醫家以藥之治病總不外此性味兩

者也且藥不必多綱目加以補遺已一千數百種無用者多近人本草從新藍本於備要而青出於藍然無用者亦十居其二可用而未收入者亦尚有一二十味曾著能做此即據從新輯成一書否倘以爲當將删去從新之藥暨應加入之藥開單呈閱每藥下但須載明入何臟入何腑入經入絡等及主要之用途斯書簡少而精要矣　察之　令兄斗槎係在蘇老友在滬一晤又已十年不通音問又有賢昆季名廷材在部曹者均祈　示及近狀韓半池係我老友晤時問候聞伊少君醫況甚佳未知何號得便亦　示及手此環復敬頌　道祺　弟陸錦燧頓首

## 覆湖南劉君叔蒓　葉勁秋

鄙人於庚申春偶與友人經抛球場至一所比及門則已雲烟繚繞香氣相鼻矣友曰此即打坐參道之同善社也强余入社余見乎孔子老子釋迦三教祖合繪一像高懸中堂且系靜坐修身之所入社亦無勿願也遂簽名後隨衆對像叩首約計百

數予亦不惡繼則出一紅紙紙上之文巳不能復記似有父母妻子亦不能宣此否則當雷殛等字樣命予讀一過又出兩紅紙折疊甚小命予取其一展閱之一「准」字後又教我打坐之法予既入社意甚不悅鬼鬼祟祟難免生疑且對於該社多有不明處所以從未打坐過一次該社既名同善自當開誠布公同歸於善且各報曾有披露該社之非是今　先生云「……此事關係性命之學不可不一研究也果能靜坐煉習則將來眞氣凝結自有團聚不散之境界靈魂飛躍不束縛於火坑地獄中仙佛神怪浩氣千古此道其權輿也懇勸卽日向同善社求道打坐日後自有無窮妙處……」未審　先生巳到第幾步功夫此中眞相究竟可以語人否　先生既諄諄致囑當先破我疑團然後誠心靜煉將來或能達神仙化境則關山雖遙而吾之靈魂未嘗不可常弛左右先生既願結合世界人人之精神而欲篡攻上天之祥雲甘露則天上雷火諒亦不懼也此請

叔疏先生台鑒

寄周小農　　葉勁秋上　　盧則鍾

小農先生有道鑒仰慕　斗山匪伊朝夕未親　雅教常切神馳回憶曩年承錫雲箋並惠贈集驗方等書拜領之餘敬銘心版近閱紹報載有　尊問醫學書目足見長者抱道在躬靈懷若谷令入折服之至竊謂醫書一節亘古及今四千餘年歷代名家著作幾如汗牛充棟刻下世界又加西醫輸入新印譯本尤屬繁多而海內諸賢所著之書前層出不絕今日坊間出版界中可謂醫書極盛之時代矣育家道寒素購置甚少言念及此殊深抱憾今不揣謭陋謹就平日所知之醫學書目約有千餘種錄出百種藉供台覽其餘之書目久知先生熟嫻胸中更不必贅述矣　再啓者敝隣某婦因夫吸烟蕩產氣鬱胸中上年患腫經醫治愈現因夫故悲哀傷中舊疾復發腹大如鼓腫至胸部膜脹不能納食

諸醫主以行氣利水服藥數帖毫未見效轉就西醫用藥水藥粉亦不見功頻增喘咳不能平臥神倦脈弱奄奄待斃適有一農人某爲之入山掘得鮮草藥一握（據云狼虎草）用根二兩煎水服之俄頃腸鳴腹痛上嘔下瀉所出之物均係黏水痰涎扯之不斷隨覺腹中鬆快腫消一半能進稀糜隔數日又用草根六兩煎服吐瀉如前腹腫全消育目擊此種草根如此神效勝於舟車濬川今特將該草原樣寄上（惜根已用盡僅存莖葉育日前曾嚼其根味極苦而汁頗黏）不識此草是何正名藥物書中可載及否素稔

先生家學淵源博聞多見務祈惠教請登入紹報是爲盼禱專此祇請

道安

逢儒世兄同志進步　　社愚晚盧則鍾鞠躬夏歷五月十日

復盧育和　　周鎮

承　示醫書藉知他色書籍之不經見者感感不佞之徵求雖未明言除去蘇滬書坊實則最近之處早已知悉惟驗方必須草藥之正名如無正名（卽綱目拾遺不載者）必須將藥之長短形狀山草芳草濕草蔓草水草或香木喬木灌木以便將本草查檢可入驗方否則難以採入　尊來之草樣一時尙無考實正名又恐誤會可否請　台駕將鮮草及根形狀書明再登星刊爲盼先生閱後可否將此蕪函及書目轉寄紹社行止均請

鴻裁又申

問醫書必須研究者　曾炳棠

小農道長先生閣下紹興醫報敬悉先生有臨產須知集驗方兩種廣告分送湘兹遵附六分郵票仰祈惠贈一份爲感再者晚自今春購得中醫雜誌山西醫藥雜誌紹興醫藥月星等報

以來藉讀

鴻著獲

教良多竊幸其天予我以求學之機也第晚歷綫於茲聞見貧乏雖自策勵留無粒黍增斯道之難他且勿論卽醫書一門汗牛充棟就令後學興望洋之嘆晚茲欲購醫書數種苦於不知採擇拜懇

先生將晚暨研學必備之書目多錄幾種總列一紙夾置上項　惠件內一併郵寄（岳州上街河口久大精鹽公司晚收）俾得遵循不勝拜禱荷戴之至想

先生道德在抱普渡羣生或不以愚鈍瑣屑

見斥幸甚肅此順叩

德安

晚愚曾德湘頓首

答問醫學切要之書　周鎭

茲查唐容川中西滙通五種（醫經傷寒金匱淺注初學易於領悟）徐靈胎八種之難經注頗佳溫病如葉氏外感溫熱論吳氏溫病條辨何廉臣訂之廣溫熱論曹炳章之濕溫時疫治療法俞根初通俗傷寒論嚴鴻志感症輯要雜病如張氏醫通馮氏錦囊藥學如本草從新本草綱目本草拾遺用藥禁忌書辨症如瀕湖脈學外候答問病症辨異時疫如溫疫明辨霍亂論婦科如濟陰綱目胎產指南胎產心法嚴鴻志女科三種幼科用幼科要略（臨證指南附）幼幼集成痳疹集成痧喉如疫痧草囊秘喉書溝通新舊學理深邃有醫學衷中參西錄（張壽甫著奉天大東關立達醫院價一元六角）（下略）

## 寄周小農商輯古今醫書節要

陸晉笙

（上略）讀書之道在明悟者即此悟彼讀治寒之書卽可以徹治溫之理而世間中材以下爲多反因此而誤用燧因思輯古今醫書節要一書與閣下商榷之醫籍多

者者爲圖書集成中醫類但將衆書分門統編其次爲吳勉學之醫統正脈則自內經以至陶華所著仍各歸各書如皇清經解之例然不及集成之多燧擬取各書均删繁就簡各節其要俾閱者得以各書俱窺豹斑否則無力多購書籍之輩一知半解未能會通即能購書者亦以汗牛充棟未能全覽是以編教科書一節難乎其難所編恐仍非善本但即就燧說已非易事善讀書者無書不善書書均有至理但皆就一方而言之耳如將各書俱輯其要而彙刻之譬諸聽訟豈非兩造所說均瞭然於胸以病合之可知於此症則此是而彼非於他症又彼是而此非自無誤治惟書多矣一人爲之仍難竣事當今不偏一說之明醫究尙不少如能合志各認數書删之節之務求其當以少爲貴滙而刻之則既便初學亦不復有傷寒耶中溫病耶中之稱互相譏罵矣何也醫理本無乎不通其互罵者猶是未能通之故也敢擬書式於下燧苦無暇閣下其有意總其成乎燧亦分纂之一份子也所難者分纂諸君宜

乎斟酌倫有名無實者濫厠其間識見不明或所纂不當又將奈何鄙意中能編此書者不過十餘人又或不得同意所以難也君盖與明醫商之

書式（仍各歸原書編次勿依集成例

劉完素素問元機原病式節要原〇卷地址姓名錄

一卷（此原書之卷數也依卷摘之不必贅一詞而去取卽在是矣……一條畢卽另行再摘但將原書逐次有删無改無增耳

應删者不僅閒句閒字及强詞奪理處也如黃元御以君子喻陽小人喻陰卽强詞奪理如內經論五運六氣其理甚精而數千年氣運推移以今甲子合之往往不合更立方以示後後人誤用多矣卽內經亦宜删

傷寒論傷寒心下有水氣欬而發喘發熱不渴「服湯已渴者此寒去欲解也」小青龍湯主之此古人倒裝文法因其全書體例都以某某湯主之結尾故人所謂服湯

即小靑龍湯陳修園謂寒去欲解水猶在解再服此湯誤矣仲聖原文不欲改可刪去服湯至解也數字雖傷寒論亦宜刪

傷寒脈浮滑表有熱裏有寒寒字聚訟紛紜仲聖書本非全帙何必曲爲之解宜刪

內經寸口脈中手足上擊不可解疑則闕之乃能讀書不可强作解人且內經非完帙宜刪

燧尙有大部再續名醫類案未刊（此非陸定圃先生本乃燧所輯久欲搜定圃書而不得本擬閱過去其複否改我書名三續乃紹社有此而不刻未知何故燧書尙是鳳石叔在時預題書簽並未跋及伊翁亦有此舉又曾詢諸麟仲弟亦云家中無此稿

## 復陸晉笙　周鎭

手書聆悉　我公具大弘願陶冶羣倫中醫前途之幸也惟刪書節要茲事體大如

多則累贅如少有遺珠之嘆昔梁武帝作通史上自漢之太初下終齊室破除朝代界限直接遷史劉知幾云其蕪累謂使學者甯習本書怠窺新錄云云以鎭才疏學淺尙不欲竄節要之書如陸九芝霍亂論摘要固一覽而知然覽時仍以王氏自編爲多且一人分纂不得時有商榷邑人時醫多而邃於學者頗鮮孤陋寡聞非僅少暇又嘆才難更何敢云總其成拙意世學者譏評以內經難經神農本草爲焦點今

請願

先生釐訂節要删去不合之處即由世兄輩起草將來駕素靈類纂內經知要而上之鄙人所樂觀厥成者也又各書分輯宜就各人擅長如鎭江袁桂生君擅於虛損及喉症則此二種之醫書可專責成不知同意否

先生可於紹報露布此旨乎　尊輯再續名醫類案渴望從速付梓爲盼（下略）

## 致諸道長函

竹餘祥

諸道長先生尊鑒古聖所著陽陰五行並非憶造必明乎內道有修心煉性功夫返神內觀自能洞悉底蘊今之醫士不明理由專重科學醉心西醫以爲陰陽五行可以廢棄斯亦管窺之見然吾國醫理既由陰陽五行立論當從而深求之探討之務必闡明其理始堪精益求精張先生壽甫妙悟其意屢發議論（如山西醫學雜誌第五期醫學宜參觀丹經論衷中參西錄喘息門吸升呼降等）而繼起乏人殊爲可惜近閱前清章虛谷先生著有醫門棒喝一册（紹興裘吉生先生藏版）於陰陽五行大有發揮不愧爲醫界之當頭棒喝仰望

諸道長各置一册互相研究則有功於醫界實無限量祥思中醫尙氣化非形跡所能推求非虛談所能探奧故聊貢芻蕘之見然乎否乎諸希

賜教是幸耑此謹請

大安

竹餘祥上言

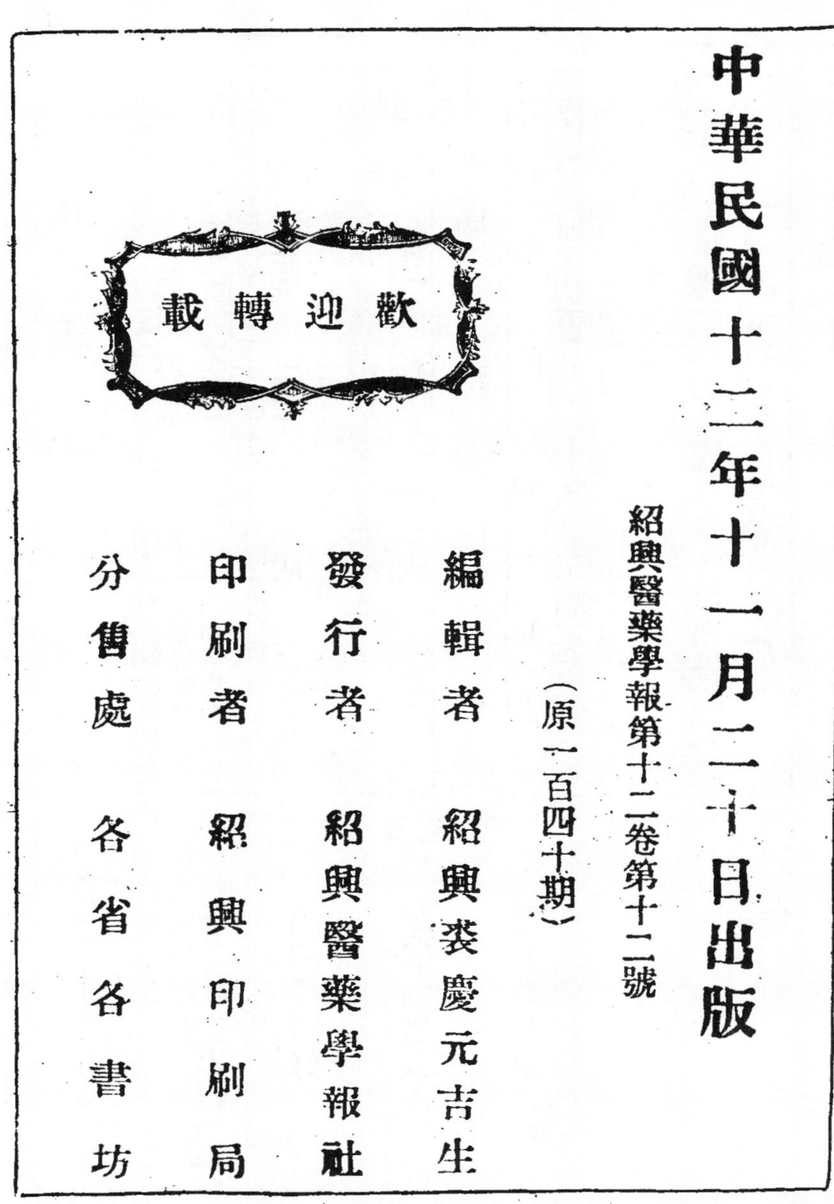

中華民國十二年十一月二十日出版

紹興醫藥學報第十二卷第十二號

（原一百四十期）

編輯者　紹興裘慶元吉生

發行者　紹興醫藥學報社

印刷者　紹興印刷局

分售處　各省各書坊

歡迎轉載

## 報價表

| 新報 | 全年 | 半年 | 一月 | |
|---|---|---|---|---|
| 冊數 | 十二冊 | 六冊 | 一冊 | |
| 定價 | 一元二 | 六角半 | 一角二 | 代派或一人獨定十份者八折五十份七折郵票抵洋九扣算空函恕復 |

| 舊報 | 一至十三期 | 十四至十七期 | 十八至四十四期 | 四十五至一百十六期 |
|---|---|---|---|---|
| 定價 | 五角 | 三角 | 八角 | 每期一角 |

| 郵費 | 中國 | 日本台灣 | 南洋各埠 |
|---|---|---|---|
| | 加一成 | 加二成 | 加三成 |

## 廣告價表

| 等第 | 地位 | 一期 | 六期 | 十二期 |
|---|---|---|---|---|
| 特等 | 底面全頁 | 十元 | 五十四元 | 一百元 |
| 上等 | 正文前全頁 | 八元 | 四十三元 | 八十元 |
| 普通 | 正文後全頁 | 六元 | 三十二元 | 六十元 |
| 注意 | 所稱全頁即中國式之一單面外國式之一配奇如登半頁照表減半算 | | | |

## 外埠用郵票代洋寄社者注意

一　須油紙襯好

二　須固封掛號

三　以五釐郵票爲限

四　一百另五分代洋一元

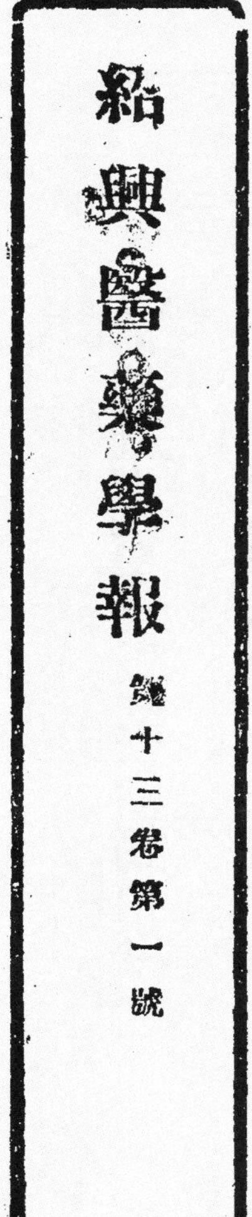


中華民國郵政局特准掛號認為新聞紙類

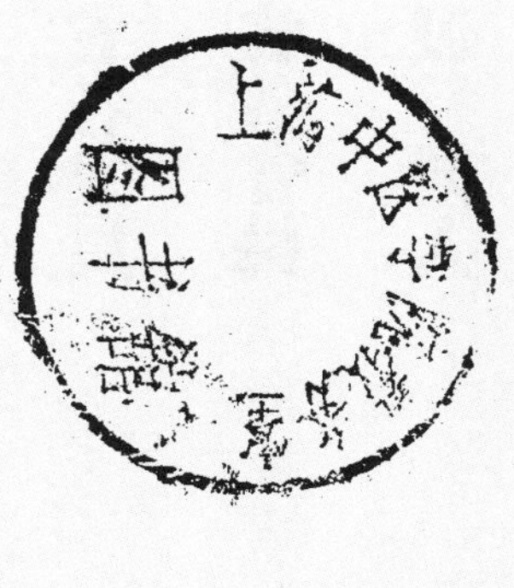

# 恭祝進步

前總統府醫官直隸張樹筠相臣

紹興考取醫士同志會全體會員

神州醫藥學會紹興分會各會員

中華全國醫藥衛生協會各會員

紹興醫藥學報社編輯發行同人

紹興醫藥學報社各省縣分派處

浙江紹興裘氏醫院主任裘吉生

## 鞠躬

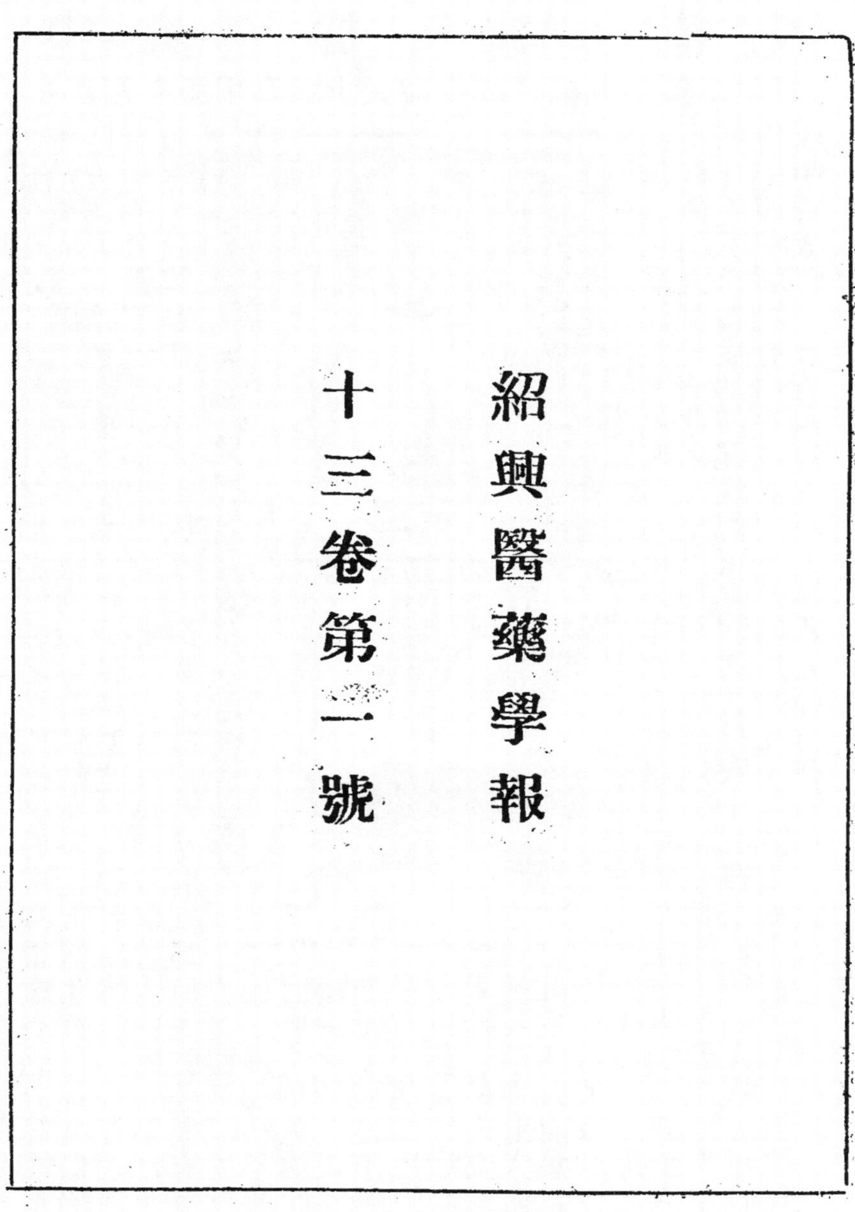
紹興醫藥學報
十三卷第一號

# 炎症瘋濕

在江西有服用韋廉士大醫生紅色補丸得獲全愈者

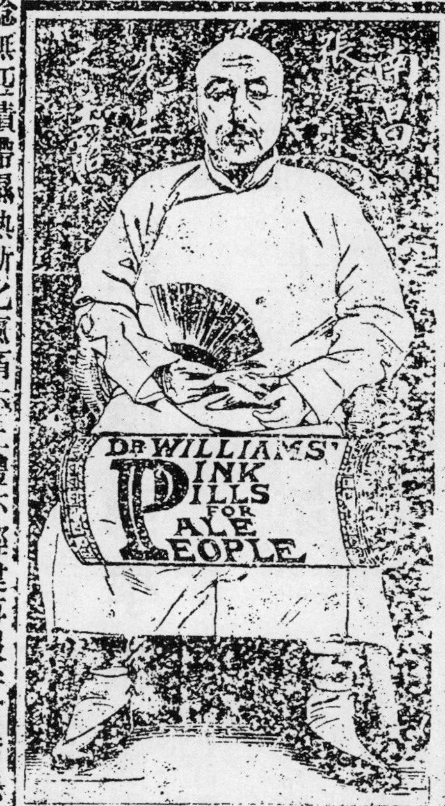


炎症瘋濕之爲患往往起於血虧腦疲之輩或操勞過度身體虛弱乏力等情是也療治炎症瘋濕之方法不外乎補血以健身體故韋廉士大醫生紅色補丸係絕對良方爲天下馳名補血之聖品曾經療治無數之患瘋濕各症者矣即如江西南昌府烟酒公賣第一科科長張慶霖君曾患炎症瘋濕因彼係魯人由山東至江西不服水土致起是症其來函云因江右濕勝之故以致足肘紅腫瘋濕盤踞兼有每發瘡瘍醫者輒主攻瀉後必轉秘結不通無已再瀉則愈瀉而愈秘由此觀之視瀉藥如畏途積日不解又必有牙痛頭疼腹張而色萎黃等症醫者未獲一效余友韋君道及韋廉士大醫生紅色補丸能愈諸疾勸余購服余即從其勸購買二瓶服之靈驗無四積滯濕熱漸化瘋痛亦止體亦輕健再服半打諸恙霍然方知韋廉士大醫生紅色補丸眞是濟世之良藥也特函介紹藉伸感謝之忱閣下如患血薄如水腦筋疲乏所起各症切勿遲誤觀望立即購買韋廉士大醫生紅色補丸服之可也凡售經西藥者均有出售或直向上海四川路九十六號韋廉士醫生藥局函購每一瓶中國大洋一元五角每六瓶大洋八元郵力在內

# 時令常備要藥及發行書目

- 消暑七液丹 每方三分四
- 立消痱子粉 每袋二分
- 滲濕四苓丹 每方二分
- 萬應午時茶 每方一分
- 查麯平胃散 每方分六
- 痧氣開關散 每瓶五分
- 急救雷公散 每瓶一角
- 霍亂定中酒 每瓶一角
- 回陽救急丹 每瓶二角
- 急痧眞寶丹 每瓶一角
- 瘧疾五神丹 每瓶一角
- 痢疾萬應散 每服四分

- 喉症保命藥庫 每具一元
- 沉香百消麯 每方分四
- 樟腦精酒 每瓶二角
- 葉氏神犀丹 每顆三角
- 太乙紫金丹 每顆二角四
- 犀珀紫寶丹 每顆六角四
- 開閉煉雄丹 每兩八角
- 立效止痛丸 每瓶三角
- 厥症返魂丹 每粒二角四
- 萬應保赤散 每粒四分
- 金箔鎮心丹 每瓶三角
- 肝胃氣痛丸 每瓶二角

- 鴉片癮戒除法 二册三角
- 增訂醫醫病書 二册五角
- 痰症膏丸說明 一册一角
- 先醒齋廣筆記 四册一元
- 喉痧證治要略 一册六分
- 臨證醫案筆記 六册一元二角
- 再版 潛齋醫學叢書 十四種 十六册二元五角
- 彩色精圖 中西彙參 辨舌指南 六厚册洋二元

凡承顧本局購書照碼七折每元加郵費一角二分一元以上者薄有贈品郵票通用九五折計算隨到隨發決不有悞 本局特告

紹興城內縣西橋南首和濟藥局發行

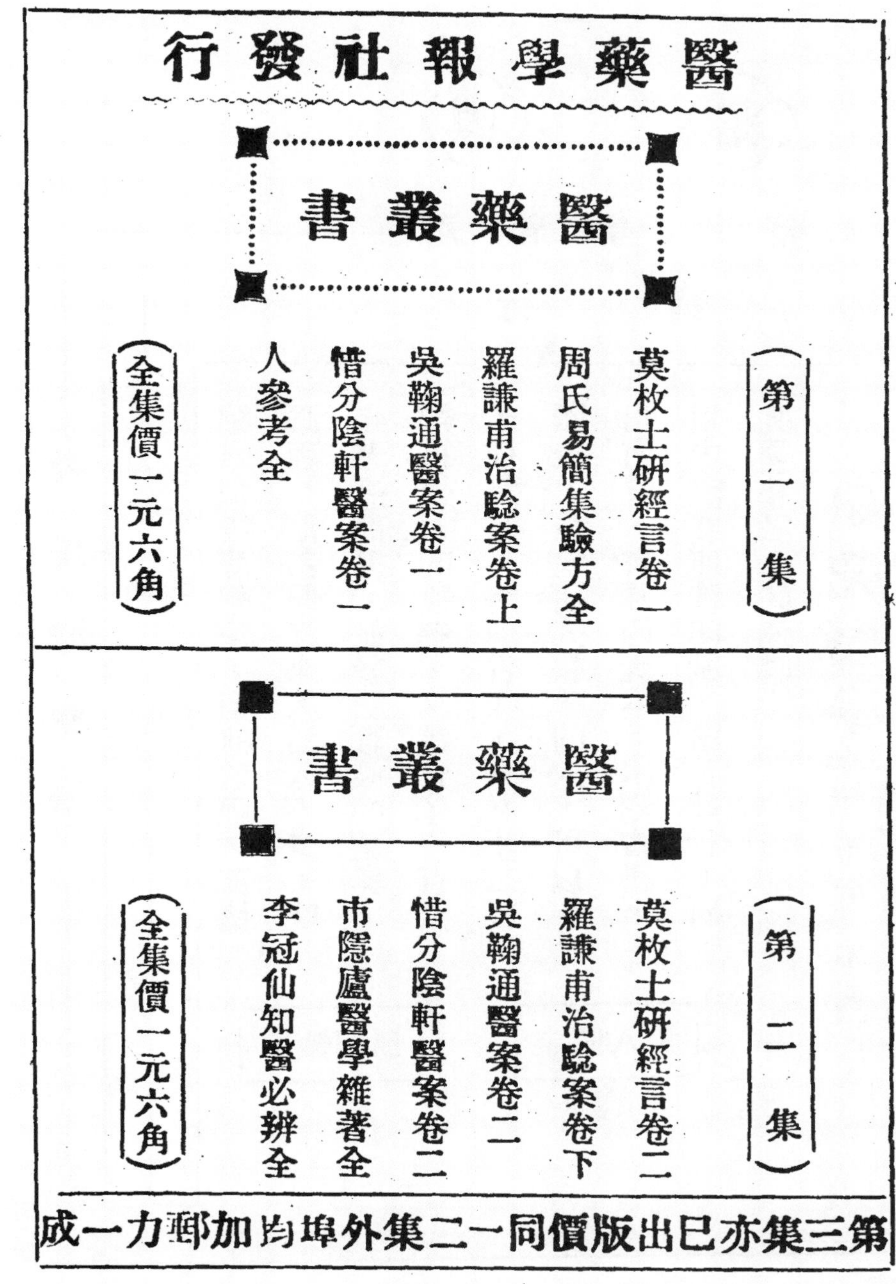
醫藥學報社發行
醫藥叢書
第一集
莫枚士研經言卷一
周氏易簡集驗方全
羅謙甫治驗案卷上
吳鞠通醫案卷一
惜分陰軒醫案卷一
人參考全
全集價一元六角
醫藥叢書
第二集
莫枚士研經言卷二
羅謙甫治驗案卷下
吳鞠通醫案卷二
惜分陰軒醫案卷二
市隱廬醫學雜著全
李冠仙知醫必辨全
全集價一元六角
第三集亦已出版價同一二集外埠均加郵力一成

# 紹興醫藥學報社發行

## 裘氏藏版書

# 醫學辨正

紹興張筱溥學使，窮研醫經，深悟脈理，仙乞假歸來，活人不少，晚年著這部書，能發明軒歧的蘊奧，辨正後人的誤解，又選定了一百六十種藥品，辨別性味，列在十二經脈後，後世研究醫學的人，可以作指南針，書凡四大本，木刻古雅，用中國賽連紙印刷，歸社發行，研究醫學者，請速購！

中裝四册

定價八角

研究醫學者不可不讀!!!

# 吾醫藥界同道願得一有利之副業乎

▲請代售皮膚百病之唯一靈藥

皮膚之病夥矣如疥癬癩瘡等之種種疾患推其原因無一非皮膚缺乏成分黴菌繁殖其間之所致其爲患也初則搔癢難忍皮膚燥裂繼則腐爛腫痛膿水淋瀝不但作事不便行動爲難抑且令人易於憎惡春夏之間傳染更易星星之火足致燎原本醫院發明之皮膚萬靈膏已二十餘年銷路甚廣成效卓著有收濕解毒之獨長殺蟲滅菌之專能凡皮膚諸病搽之卽除誠保護皮膚之健將也現在各省皆有經理代售者願各醫生各藥店及患皮膚諸病者講試之定價每盒實洋三角外埠函購郵票可以代洋另加寄費一成如各地醫生藥房商號願大數批發代售者自當卽班函知奉告代售章程

紹興總發行所北海橋裘氏醫院

# 壽禮刊書問贈之可法

濟陽縣長陸公晉笙遂於醫學著作等身茲屆花甲大慶親友醵金爲壽陸公雅不欲欵項虛糜因移資刊豨溪醫論選中編六册畢以回贈親友改良創舉可法可師另附印若干畀之醫界爲學校教科講解之用厥功甚偉欲閱者可向上海卞德路祥福里孫宅紹興城中北海橋醫藥學報社兩處購取照成本二五折連史紙每部洋六角硏光紙每部洋四角外埠加郵費一角五分此白

# 紹興醫藥學報第十三卷第一號目次（原百四十一期）

論文

醫學當宗葉派論　諸暨楊又生

醫藥月報與星期增刊優點之比較　史久華介生

(二)社友文存(續一百三十五期)

神州醫藥會嵊縣分會序　竹芷熙

鄞溪醫論選序　周鎭

診餘割精弁言以附例言　常熟張汝偉

惜分陰軒醫案卷四序　張濟衆

惜分陰軒醫藥卷四例言　周鎭

白喉一得序　邱在元

酒　嘉定王紹聲

五十初度自述七律四章　胡天宗

雜著

# 醫藥衛生季刊出版預告

本會成立數年會員散在各省進行事　本會計報告及對於醫藥界之主張學說之發明皆非有特刊之出版物不足以資宣傳而專記載爰定發行季刊內容言論學說衛生講演錄醫藥界消息本會紀事會員通訊會員錄雜纂等門洋裝一厚册定價每期三角預定全年一元郵力每册三分蒙古新疆加倍外國四倍廣告價凡底面外頁與論前爲特等每期二十元預訂全年六十元其餘爲普通均減半定報訂登廣告款均先惠空函恕復本會會員免收報費春季第一期已從事編輯海內同道無論已未入會惠函見教或投稿各門均甚歡迎會員常年費尤望早繳

紹興城中中華全國醫藥衛生協會啓

# 醫事雜評二集

報社同人撰　　　　紹興裘吉生輯

## 陰陽五行之我見

章獻吾

陰陽是什麼？我中國醫書上說：人身的上部謂之陽，下部謂之陰，凡是人身的陽面，統稱是陽，陰面，統稱是陰，內則以臟爲陰，以腑爲陽，血是陰，氣是陽，又有陽中之陰，陰中之陽，陽的性情主動主開，陰的性情主靜主守等，統統是說人身的陰陽的．

又有對於人生的利害道：陰平陽秘，精神乃治，陰陽離決，精氣乃絕等．

論疾病道：陰勝則陽病，陽勝則陰病，陽勝則熱，陰勝則寒等．

論藥物道：味厚者爲陰，薄爲陰之陽，氣厚者爲陽，薄爲陽之陰，性寒爲

陰，性熱爲陽，辛甘發散爲陽，酸苦涌泄爲陰等·

五行是什麼？金，木，水，火土，就是五行·書上說有生尅的作用；而且可知藥物的入何臟腑和疾病之變幻·

對於人身五行的部位說道：肺屬金，肝屬木，腎屬水，心屬火，脾屬土·

五行生尅的作用：金能生水·水能生木，木能生火，火能生土，土能生金·金能尅木，木能尅土，土能尅水，水能尅火，火能尅金，是謂順尅，又有逆尅，（例如：金本尅木，而木反尅金）等·

論藥物說道：生於春，產於東方，色青，氣溫，臭臊，味酸的藥物，統統屬木而入肝胆·生於夏，產於南方，色赤，氣熱，臭焦，味苦的藥物，統統屬火而入心和小腸·生於秋，產於西方，色白，氣凉，臭醒·味辛的藥物，統統屬金而入肺與大腸·生於冬，產於北方，色黑，氣寒，臭腐，味鹹的藥物，統統屬水而入腎與膀胱．其味甘，其色黃，其氣平，其臭焦，其產於中方的藥物，統統屬土而入脾胃．

至於能推測疾病之變幻：例如肝病，而起脘滿疼痛的症狀，可依五行生尅的理由，而知脘滿疼痛的症狀，是肝強侮脾的見證；因爲脘間是脾胃所住的地方，肝屬木，脾屬土，木強必尅土，所以見證如此．說做醫生的可以依五行生尅的理由，先去培補脾胃，脾胃一強，那末肝雖病，也不能尅脾了，所以守舊派看陰陽五行有非常的精義，功用．

綜上面所說的看起來：陰陽五行不過一個虛銜罷了；等到着實的地方，仍舊要抬出氣血五臟六腑等自己的名號來，誠像侃如君說：不過代名詞罷．我現在又仲他的意義道：陰陽五行譬如掛東西的一個鈎子，氣血臟腑藥物等，譬如是許多東西，將這許多東西統統掛在一個鈎子的上面，等到要用的時候，仍舊要一件一件的拿下來去用，這時候，那個鈎子還有什麼用處呢？

我常昧昧的想了好幾次，凡是一件物質，必定有一件物質的性情，作用，功能。性情，作用，功能，自然有實在的表示，陰陽五行决然不能表示氣血臟腑藥物等一切的實在的性情，作用，功能。例如：蔣君璧山的「陰陽之眞理」的裡邊，說風火寒濕二症，用陰陽兩個字去解釋病理和療法，固然也有理由，也算圓通；但則實在的所以然的理由，仍舊不能達出，什麼呢？因爲風火是熱邪，（風的性質，本不屬熱，以其和火合，則化爲熱，今姑作熱邪論。）人身感受熱邪，那末人身的熱度比平日增高，身體當然要發熱了。寒濕是寒邪，（濕也有化熱的時候，因和寒合，姑作寒邪論。）感受寒邪的人，那末固有的熱度被寒邪減少，所以惡寒。至於發熱，必現於頭部，惡寒必發現於足部的緣故，實在平日氣血流佈的多少的區別·因爲氣血裡邊含有充分的熱力，熱力靠着氣血的循環而傳佈於各處以溫煖周身；然而氣血也靠着熱力之鼓動而能循環，所以氣血多的地方，熱度也格外高，少的地方，熱度也格外低，試體察人身的胸部，是氣血頂多的地方，熱度也頂高，足部是頂少的地方，所以也頂低·頭部是氣血容易流行得到，不感受熱邪的時候，尙且常常發熱；况而已經感受了熱邪，氣血裡邊的熱力，越加旺盛，將氣血鼓舞而望上行，所以發熱，必定發現於頭部；而胸懷我曉得其必定高於他部，因爲平日也以此處較高·惡寒必定發現於足部，因爲足部熱度頂低，寒邪容易侵入，將熱度越加減少，別處的熱度還可衛護，而足部已不夠衛護了，所以先惡寒·病熱的人，日間必定利害，和怕見日光與火光，病寒的人，夜間必定利害，和怕寒凉的空氣的緣故·

在於日間的空氣，被日光曬熱了好些，病熱的人，裡邊本很熱，再以熱的空氣去包裹他，那能不利害呢？晚夜的時候，沒有日光的熱力，空氣漸漸的返於寒凉，以寒凉的空氣去包裹病寒的人，也沒有不利害的，所以一劇於日間，一劇於夜間了。人們統統有「觸景生情」的感覺，所以看見寒的景象，心中就發生一種冷的感覺，看見熱的景象，心中也發生一種熱的感覺，故病熱的人，看見日光和火光，心中越發覺着發熱，病寒的人，遇着寒冷的空氣，心中愈加覺着惡寒，而畏避不敢見了。病熱的人，脉必浮數，所用藥劑，必定要用寒凉的緣故，因爲一感熱邪，則體熱增高，心臟跳動也比平日爲快，氣血也都望外面發泄，所以脉必浮數了。熱度高過常度，而欲減少使歸於平，那末當然要用寒凉的藥劑了。病寒的人，脈必遲緊，所用的藥劑，必定要溫熱的緣故，因爲寒邪侵入，則體溫減少，心臟的跳動，比平日爲慢．而脈管被寒邪所束縛，氣血流行不能照常的自然，所以脈遲緊了．熱力缺乏，而欲培增熱力以祛寒邪，那末當然要溫熱的藥物了．至於病熱的人，發熱或發現於左軀，病寒的人，惡寒或發現於右軀的見證，我在業師臨診的時候，以及自己和人看了幾年病，還沒有見到過，其理只得見到過以後再說罷．

或說道：陰陽五行全沒有實在的精義的，我終不信，因爲你說的熱邪，就是陽邪，寒邪，就是陰邪，頭部，就是陽的部位，足部，就是陰的部位，你不過換陰陽爲寒熱，換陰陽的部位爲頭足罷了；而且你不過言其末，道其變而已，至於追其本，窮其源，捨掉陰陽五行，恐怕不能成功？我答道：陰陽五行誠如你所說，勿是沒有實在的精義的；但則陰陽五行所以有實在的精義者，全靠着氣血臟腑的順逆，七情的勞傷，風寒暑濕燥火的變幻，藥物的氣味的形色等的實在而實在，不是陰陽五行自己有實在的精義的。試將陰陽五行與氣血精液臟腑藥物七情六淫等分離，那末陰陽五行，說到一天星斗，不過仍舊是陰陽五行，沒有什麼化生出來的。那末陰陽五行自己有沒有實在的精義，自然可以明晰了。所以我上面說陰陽五行不過一個虛銜，掛東西的一個鈎子罷了。——你所說的「追本」「窮源」，是不是病理實算本在的本源，設使果然對於實在的病理而言，那末我上面說的也可到源盡了，倘使一定要虛渺的，懸空的，才算是本是源，那末捨掉陰陽五行，眞要像你所說了。

我上面不是說陰陽五行是虛空嗎？懷疑派問我道：五行生尅的理由，的確是有的，例如怒氣盛的人，往往胸脘作痛；而且脹滿，遇着食物，那末嘔吐不能入胃，或者雖則入胃，也不容易消化，吃些平肝調氣的藥劑，就爲寬舒，這難道不是木尅土的見證嗎？我說道：不是木尅土，也不是肝尅脾；然而到底是什麼呢？我國醫書裡面有句書說「怒則氣上」，這句書的確是經驗之語，研究這個病的理由，全要在「怒則氣上」的裡面去追索，才能得到實在的理由．怒則氣上，那是「怒」的時候，「氣」能夠驟然從下焦而「上」於胸脘的中間，積久那末氣血閉滯於該處，脾胃動運力因此失少，食物就不能消化而脹滿作痛了．氣既然常常望上逆，那末水飲食物自然不能入胃；而津液也不能下潤，停留於膈膜的中間，凝結而爲痰，所以大便也常常不通了．治療的藥劑，所以香附，沉香，半夏，延胡，爲這個病的主要的藥品；不是因爲這藥能夠平肝的緣故，而爲寬舒．實在因爲沉香能夠使氣望上的返於下，香附能夠使氣鬱結的解散，延胡能夠使血液鬱結的行走，半夏能夠使痰阻拒的化爲沒有，所以能夠見效．——懷疑派又問道：怒生於肝，怒則肝氣望上，阻塞於胃脘的中間，肝屬木，脾胃屬土，說是木尅土，那個人敢說不是呢？我又說道：怒是因腦筋受刺激而發的，說怒是從肝而生，我不敢贊同，因爲臟腑不過製造氣血精液和排泄廢物的器械，決不能發生七情的；不過七情發生，氣血違逆，有害臟腑，失少功能罷了。懷疑派又問道：那末七情發生於什麽地方呢？我又說道：腦筋生意志，意志生七情，七情動氣血，氣血違逆則生病，氣血什麽地方違逆，那末什麽地方先生病，積久那末遍及全身；然而氣血也能動七情，七情能夠亂意志，意志亂那末腦筋昏，腦筋昏那末意志越發掉亂，七情越發妄起而無制，氣血越發妄動而不靜了；所以衛生的要道，首在澄清腦筋，因爲腦筋一清，那末意志才定，意志一定，那末七情有制而不妄起，氣血能夠安和順調，疾病從那裡發生呢？

研究藥物的性情，作用，功能，只向藥物的氣味和形色以及生產的時令和地點，能夠辨別清楚；就可以曉得藥物的性情，作用，功能。至於氣涼，味辛，臭腥，生於秋，產於西，屬金而入肺等，我不敢信有至理和精義，因爲藥物入胃，經消化之後，就隨氣血的循環而遍行全身，決然沒有臟腑經絡一定的界線的；不過有上，中，下，裡，外，半裡，半外，氣分，血分，得到藥物的性情，作用，功能，的多少之分罷了。

總之：有物質必定有性情，作用，功能。性情，作用，功能，自然有實在的表示，陰陽五行，決然不能表示物質實在的性情作用功能；而且不能切實的解釋病理等，所以我上面大胆敢說是虛銜，是鈎子。

## 論研究中國醫學史之必要

高思潛

考醫學之起源，本以簡單之經驗爲始，經驗既多，逐由經驗之事實，以推想事理；受之者，復以其所得經驗之事實，及所推想之事理，應用於實際；如是，相傳不絕，而經驗與推想，皆次第擴充增長矣，故吾人今日所有之醫學知識，皆爲數十年以至千百年前歷史之結果·吾人若除去一切歷史上之知識，則吾人自少而壯而老，一生之中，無論如何努力？而所得之知識，必極微少·蓋吾人現有之知識，决非盡得於自身之經驗；且舍前人之經驗，而吾人之推想，亦將無所施其技也·

無論何種學術，皆由演進而來；故治一學，必深觀其遞嬗之迹之變遷之原·非然者，是全然蔑視歷史的關係也，而茲學之系統，終無有明瞭之一日矣·他學然，醫學亦何獨不然？

吾文爲討論中國醫學史而作，即以中國醫學言之：中國醫學可研究耶？嘗考中國醫書，極其繁富，著錄于書目提要者，有：內經六十一種，難經十七種，甲乙經三種，本草百五十九種，傷寒百一十種，金匱十九種，脉經九十七種，五臟二十三種，明堂針灸八十五種，方書及寒食散三百七種，疾病總皆一書而兼備數科者二百三種，婦科五十六種，小兒科八十七種，瘡瘍五十種，五官三十六種，脚氣八種，雜病五十二種，醫案二十四種，醫話十六種，衞生六十四種，祝由科十一種，獸醫六種，計不下數千卷。如許繁博之醫籍，安得薈萃而熟讀之？即盡讀也，源流異而支派分，家數多而言論雜，折衷安能得當？况吾人生今日學制昌明，分科繁備之新醫學世界中，竭力以研究之，尙恐不遑，更安得若許工夫，理會千餘年來之陳言舊說哉？中國醫其不可研究耶？然則此數千卷者，以之覆瓿，以之當薪，舉凡數千年來我祖宗經驗推想之足徵於文獻者，認爲一無價値，而盡摧毁之，亦吾儕爲人子孫者所不忍也。况學術歷程，不有過去，安有現在？

不有現在，安有未來？據此而觀，中國醫學，吾人必須研究，無待言矣．夫既不可研究，而又不可不研究，其必有人焉，竭其心力，將中國醫學，下一番整理功夫，使條分縷析，系統昭然，以求便於讀易於讀；然後出其所讀者，以供人之讀，人之讀之也，費時無多，而中國醫學演進之勢，遞嬗之迹，變遷之原，一目了然，毫無疑義；即盛敗之由來，癥結之所在，亦得由明瞭而從事於改良焉．

準是以談，中國醫學史研究之運動，實可謂我中醫界今日最切近之要求也已．關心於中國醫學前途者，盍興乎來！

## 醫學史之目的

高思潛

所謂醫學者，乃就人類之成立，搆造，動物，動物界之位置，以研究疾病之本態，原因，預防法及治療法之學科也，自古迄今，關於研究此學之人，不可勝計；其間，方術之不同，論斷之各異，亦難更僕數，如此，擇其重要或可代表之家數，按年代次序，與學術系統，論列解釋，明其指歸，是曰醫學史。語其目的，約分三端：

（一）明變 古今醫學思想，變遷頗劇，例如：金元四子，同宗內難，而張子和主攻破，劉河間主清涼，丹溪創滋陰之法，東垣則發明升陽補脾之方，此種相同之力，卻有大相殊別之處；而殊別之處，又復有一線相承之處，存乎其間。於此，求其同異沿革之迹，使承學之士，明瞭其中線索，醫學史之第一要務也。

（二）求因 一種思想之生，決非憑空出現，必有所以發生此種思想之原因。故醫學史之目的，必須尋出此種思想同異沿革之原因。不第知其綫索已也。例如：丹溪學說，何以不同於東垣？東垣學說，何以不同於河間子和

?此種原因，約分三種：

(甲)個人才性不同；

(乙)所處之時勢及境位不同；

(丙)所受之思想學術不同。

(三)評論　因得變明，醫史學家之責，亦已可完；苟猶以此為未足，則評論尙焉。所謂評論者，就其學說之本質，與其發生之影響，按其所處之地位，爲綱羅整齊之說，洞明得失利弊之所以然，若此者，非易易事也！評論之際，有一層須注意焉。蓋醫學之生皆與時代爲因緣，有所批判，皆當就其時代着眼，如千金方通尿以葱葉尖頭，北齊道興治疾方灌腸以竹筒，此種粗莽方術，由今觀之，豈不可笑！實則當時無所謂科學，精美器械，從何得來，卽此思想，已自不凡矣！

# 請發刊醫藥常識以求普徧

葉勁秋

我中醫自受外界之刺激大有進展之望各地醫會相繼成立雜誌月報頻頻發行醫會乃互助之表示雜誌是言論之機關我國醫學之不振非關學術自身問題乃行道者之悞行其道也夫醫司民命於吾人皆有密切之關係自宜各具常識自衛以衛人尤當悉心研究以盡人子之職我人豈可渺焉而忽之但我國醫籍浩繁有志者每苦無從下手況詞句古奧尤非初學所能窺探卽現在所出之雜誌亦皆精深僅足供少數專門家之研究而不能增進普通人之常識是以望洋興嘆者有之淺嘗中輟者有之致不能得良好之結果深湛之學術亦有因環境關係迫於經濟而無力從師豈不大可惜哉且函授之校大都以金錢爲目的故不能得尺寸之益反有戒心（前年有某人在上海某處創一函授校未及一月具函入學者約有百數全年學費完全收足略發一期講義以後就不堪問聞矣）況無良好課本決難

以循序漸進故編纂課本爲目今最要之圖而茲事體大又非一朝一夕一手一足所能定故鄙人於貴會刊報之前敢進一言幸垂察焉

貴會既負醫藥衛生之名應有導引之責鄙意於發刊季報之外當再籌一醫藥常識小刊或數頁或一册或爲週報或爲旬報內分生理病理護病診斷治療藥物雜識通訊質疑答案各地關於醫藥新聞等等文須淺顯義須切當以普及醫學使人人有醫學常識爲前提以推銷醫報爲歸宿病家既不致爲妄人所悞求學者又有途徑可循寒苦子弟亦有研究高深學問之機會一舉而數善備諒高明者決不河漢斯言也

## 論同善社之靜坐法　竹餘稡

閱第十號月報俞鑑泉先生論同善社靜坐法之功効甚詳本無庸再述茲以近時世人爲氣稟所拘物慾所蔽驅逐於名利之場多執迷而不悟不識先天玄理性命

陰陽每憑理想決斷萬事俞先生雖婆心勸人而暗嗤其妄或半信半疑者未免不乏其人也鄙人不揣冒昧願作後盾以釋羣疑蓋道不遠人人之違道而遠人不可以爲道文昌帝君云人之身心內有眞學問日用間有實功行所謂眞學問者必於身心性命深其踐履篤實也所謂實功行者必於性命下一着修養誠善中用一番服膺也孟子云夫道一而已矣一者何也理也理者何也性也窮理盡性知命至天而聖賢之能事畢矣鄙人微悉其意爰與二三知己參究三教經書（如大學中庸天仙正理仙佛合宗金仙證論慧命經指玄篇悟性窮源元要篇心經金剛經註解玉皇心印妙經以及老莊內經等書）講求率性之道然不得眞師口訣無路可由繼閱壽甫師長書稍知一二總不得眞傳深爲念念初疑同善社爲政事機關假名修道以大道貴重自古三教聖尊不肯輕泄於人故不敢遽入後爲同道周君生元探悉底蘊深明其理遂介紹入社始知達摩眞傳均在於此其靜坐之工有層次有

竅訣有憑據非專行癡坐含糊了事至於工夫得效有正有歧正者固不必論歧者可隨時向社中調理指政非如他教用靜坐法反生疾病而無法可醫者今因三期普度遍達中國余輩遇得何幸如之然須外功栽培始克內工速進子思子云苟不至德至道不凝焉是必意誠而后心正心正而后身修以善念一存善舉頻作則內臟融和陽氣生長陰氣漸消苟內工外德並行不輟久久羣陰剝盡煉就純陽永劫不壞矣芻蕘略貢希海內諸先生幸勿河漢斯言爲迷信妄談也

## 醫師模範五則

德清新市黃培元

一　資格

周禮一書周公所以治天下者無一事之不備至於醫師特令上士爲之嗟乎爲醫之難有如是也道欲通於天地之外思入尋常變態之中溫故知新敦厚崇禮不弛

於事不慢於人日稟以九思時存以三畏具如是之資格方可業醫者矣

二　學問

醫大學也非小道也爲人生之司命由是不但方書爛熟在胸中卽經史亦宜飽讀如此則明義通變有衡論說假用有源常觀文理陋劣之醫聲譽洋溢者殊難鮮見古之珍重儒醫者概可想見於一班文官之無學問有謀士也武將之無學問有參軍也噫醫師之無學問惟有束手而已

三　品行

嗚呼醫師之品行更難言喻任爾學有根柢術有淵源設品行一有不端人皆失其信仰遂至靑囊冷落方壺染塵不知凡幾故淫蕩賭博皆當戒之君子小人皆當敬之不可作無爲之事不可發輕率之言身心亟避惡俗氣宇則從軒昂餘暇宜披閱誦讀以昭人之耳目能如是則令人敬慕彌高生涯漸可擴充矣

## 四　交際

諺云牡丹雖好綠葉扶助誠醫者之圭臬言也蓋爲醫者口吃四方脚趨百家千里擬方百村賣藥非萬口稱揚烏能名播遐邇設或知己者少反對者多雖有華扁之技聲譽儘難風行故君子宜親之小人宜敬之親君子俱有引薦敬小人冀無詆抗世有下技之醫藉交際而致營業發達比比然也

## 五　忍耐

仲尼有云人無恒心不可以作巫醫曾國藩云堅其志苦其心勤其力事無大小必有所成吾人宜三復斯言夫聖人以恒爲本何况醫乎蓋醫爲人生司命關係無任重大人必咸究以資格之高尙學問之宏富以及品行之莊正加以交際之和平始得社會企信而有問津也世有醫者大都因門庭冷落六月遷居東隅七月喬寓西邱如是則知者愈少生計愈蹙矣然乎否乎願同道諸君明以教我

# 中西醫學近軌合璧論

王蘭遠

索隱子躬居闤闠之廬日讀黃帝之書殫精覃思日與古人爲會有客造其廬而問曰西醫已去隔二隔三之治進以血清療法而子尙神迷古籍長爲夢望神仙乎西醫專心實驗分別發血管回血管微絲血管細微曲折燭澈毫芒而子尙分門別類存入主出奴之見乎考內經一書大半陰陽氣血五運六氣十天干十二地支生尅制勝空洞渺冥維新者以爲醫學進步一大障礙非剷除舊說另鑄新猷不能與細菌學組織學爭存醫林片席矣索隱子曰學術自有公理先師心契天人造道與術藏之金匱歷萬刼而磨涅愈光者其中確有至理存在東海西海其學同其理一也中醫之學窮其源西醫之學究其流源流接灑溝通之日爲時不遠試以中醫之溯源論如陰陽氣血形容人身骨骼臟腑之生成重陰爲癲重陽爲狂氣爲衛血爲營西醫以癲爲腦貧血狂爲腦充血心房伸縮非氣何以循環肺換炭養非血無由排

泄進而言之經絡表裏分爲三陰三陽奇經八脈穴俞針灸有宜不宜無虛虛無實實損有餘補不足此內經靈樞達源之說也乃西醫一概刲腹湔腸斷截手足傷及三陽三陰二維二蹻生命尙可延年傷及衝任督帶四脈靈機立見危殆僅圖實驗忘却天地氣化生人神存則存神去則亡之公理乎夫天有寒濕暑燥風火六氣地有木火土金水五行泰西天文家以日躔度高下驗地上溫氣昇降區爲寒帶溫帶熱帶南北冰洋致陰陽不能平勻吾儕居溫帶之間冬夏二至陰陽合也春秋二分陰陽離也夏至六陰盡於地上而後一陰生於地下是陰生之時正陽極之時也冬至六陽盡於地上而後一陽生於地下是陽生之時正陰極之時也陰陽剝復萬彙生滅人在交氣之中疾病生焉誠能三帶以內百里建測候之臺定風向之東南空氣之燥濕日光濃淡土壤清濁再分溫帶歐亞種族熱帶印度紅番寒帶壹斯基摩人類其居處飲食以及呼吸空氣究其體質強懦奇疾苛毒不能越內經司天在泉

氣化範圍凡從逆淫鬱勝復太過不及西醫複狀球菌板狀球菌連鎖狀球菌葡萄狀球菌蛇爾契那等五即滴蟲條蟲扁蟲吸蟲內臟蟲胞子蟲各學俱侵害人身臟腑無不從五運六氣變化醞釀而生夫而後中醫之五行甲子乃當日先師記氣化之學攷病情之狀始明白曉暢洞若觀火矣內經有移精變氣可祝由而已西醫去藥石有用催眠術治療亦祝由之變相倘能由祝由而氣化而病因方識中醫乃哲理之眞詮各科之父母合而參之比而較之根因證果不蹈空流從果定因勿拘迹象華洋醫理壎箎一堂軌道相銜聯珠合璧其左劵諒在數十年之後當亦歧黃在天之靈所以呵護於無旣也客將信將疑倘抱遊移而退

## 醫學當宗葉派論

諸暨楊又生

萬源分流由江河而滙注者海也百脈類出由峰巒而歸束者嶽也古人溯水之源者當宗諸海探山之脈者當宗諸嶽吾卽本此說以論乎醫夫醫之派類多矣張長

沙爲醫中聖著傷寒書理法謹嚴六氣僅論其一李東垣主升陽益胃之說朱丹溪立陽常有餘陰常不足之論劉河間之主平火張子和之主平攻下如喻嘉言薛立齋王肯堂張景岳陳念祖分派別類各逞家技非失之偏卽失之固是猶水之江河耶山之峰巒耶葉氏香巖傑出清際擅名江左集醫學之大成海也嶽也證治日以百計其研究之精閱歷之深經驗之富非如道之不行退老居家著書立說遺名於後世者比吳氏鞠通溫病條辨一書固醫學家所奉爲圭臬矣觀其三仁湯杏滑黃芩湯增液清營等湯一一出自葉派餘如章虛谷醫門棒喝王士雄溫熱經緯雷少逸時病論清淡平順切中時弊其得力於葉派者亦復不少雖徐靈胎以立方平淡不無評議要之南方氣質薄弱地居卑濕以平淡取勝殆因地制宜之意耳不然是猶北轍而南轅之也噫醫家林林醫書總總派類紛如靡所率從能以靈機妙悟博採前賢開茲後學得醫派之正傳者舍葉氏其誰故曰溯水源者宗諸海探山脈者

宗諸嶽

## 醫藥學報月刊與星期增刊優點之比較

史久華介生

西諺恒言覘國之文野視報紙之多寡以爲斷誠哉是言蓋文明國家罔不尊重民意而報紙又爲宣導社會之機關是故文明國之報紙所以獨多也如此推想則醫界之醫藥報何獨不然但我國醫藥學報尚未大盛而報紙之種類亦甚簡單以我紹興一隅而概括言之祇有本報與星期增刊兩種而已雖然只此寥寥晨星研究學理之成績尚屬偉大苟此後英賢輩出能發明新理或實驗所得著爲巨論則進步未可限量吾於醫界前途殊抱樂觀也且本報與星期增刊各有優點固當相輔而行不宜偏廢倘能日漸進步而變爲醫學日報斯則吾所厚望焉

夫月刊每月一期俱是醫學精華彙成一編各處同志以經驗所得隨時著述足能闡揚學理啓發新機甚有益於醫藥各界此月報之優點也然月刊遇有新聞紀事

往往事過情遷不免遲滯此則月刋又不如星刋之敏捷矣且星刋每週出版一次凡屬問答及警告近聞諸項立能揭載以使病家先治爲快而問評醫事之是非使醫藥各界及病家知所趨向解決糾紛其利甚溥此又星刋優於月報者也

夫星刋既每週出版遇新聞發生之事接預防時疫之警告立能揭載故病家來函詢問治法越一週或數期以後即有答稿披露以饗閱者使醫藥各界及衛生家洞知事實此星刋之優點也然星刋雖答稿快捷間有冗長之著作則限於篇幅不得不登載於月報因月報按月出版裝釘成册著作則可連篇累牘閱者祗以手披一卷而羣窺顛末間有過於冗長之稿雖須數期之後始可登載完畢然仍可以拆釘成書此又月報優於星刋者也

月報與星期增刋既各有特長之點自當分道揚鑣不能偏廢以各盡其長以饗閱者而吾人閱本報以外更宜兼閱星期增刋斯則兩受其益矣

# 神州醫藥會嵊縣分會序

竹芷熙

溯自伏羲制九針神農作方書黃帝察五氣立五運洞性命紀陰陽而著內經岐伯雷公伯高少俞輩羣起而相問難嘗草木別臟腑使人得盡其天年若是乎我國自有文字以來醫藥之學亦與之並駕齊驅矣及至商亞聖伊尹選用神農本草而作湯液明輕重清濁晰陰陽升降十二經表裡之宜後世皆祖其法周之秦越人飲上池水得禁方盡見人之臟腑癥結而特以診脉爲名遂開後世診脈之法而醫和醫緩文摯皆精其術以療奇疾漢之淳於意程高郭玉魏之華元化咸載史册神妙莫名而能勤求古訓博採羣方平脈辨證爲傷寒雜病論庶可以見病知源開後世絕大法門者則惟長沙張聖及晉而仲景之書多遭散失經王叔和編輯後至今弗替是叔和固仲景之功臣也自此以降或發明黃帝內經或考核神農本草或參究仲景傷寒或撰述叔和脈決者代不乏人晉則有皇甫謐葛稚川南北朝則有褚澄徐

嗣陶宏景徐成伯周澹李修徐之才王世榮姚僧垣馬嗣明諸孝通隋則有許智藏唐則有甄權許胤宗張文仲孫思邈王冰王燾宋則有劉翰王懷隱趙自化馮文智許希龐安時錢仲陽王克明史堪僧智緣皇甫坦張銳沈括劉溫舒唐慎微陳自明陳無擇朱肱蘇頌沈應善遼則有直魯古耶律徹魯金則有成無已劉完素張子和紀天錫張潔古元則有李杲王好古葛應雷朱震亨周漢卿明則有王安道滑伯仁葛可久呂元膺倪維德項彥章周王橚戴原禮盛啓東薛已汪機吳傑許紳王倫王肯堂淩雲李玉李時珍繆希雍方有執張介賓吳又可盧之頤傅山顧顒清則有喻嘉言金玆昭張路玉王子接翟玉華周禹載張志聰汪認庵程國彭葉天士薛生白章虛谷徐大椿吳鞠通吳儀洛王洪緒王清任王士雄呂震名陸懋修李能謙唐容川要皆心機妙悟確有眞傳四千年黃農之典籍賴以不墮者皆數百輩碩人賢士之力也自清道光間西洋合信氏入我國後一班驚奇眩異之徒以爲彼學簡而我

繄彼學新而我古幾有棄我所學而學之之勢又復西洋醫院西醫學校競爭於通都大邑之間而我中醫之厄運不已至於極點乎幸有一班志士邀集醫會創設醫報博採旁搜流通學識誠欲爲醫學上挽既倒之狂瀾耳嗟乎居今之世歷今之時猶復人自爲說家自爲學而中華醫藥兩途尙能立於社會之上否耶是爲序旹

中華民國十一年仲春竹芷熙識於神州醫藥分會事務所之東牖下

## 鯦溪醫論選序三（借題發揮爲內經析疑及闢武斷古書之謬妄而作）

周鎮

陸君晉笙以醫論選三編見貽上編採諸內難迄明季諸書義多精邃中編爲有清一代諸賢之作語皆顯豁透澈下編爲時賢所著多中西醫學互可印證之言且謂我憫舉國中醫故步自封多有未窺內經本草之奧邃者我更憤同胞畢業東西醫校實茫然內經本草之內容而妄肆詆毀者又謂我國醫籍太多使人無所適從且我所欲言前人多先我言之何必更添著作不如精爲抉擇便於醫界因欲誘舉世

醫生由淺入深不覺其艱又不囿於陋也更謂此三編宜先閱中編以與世習醫者半已熟諳不過刪除謬說俾勿迷岐再閱下編以參知西說可證異同異同明斯何去何從自知趨向再後閱上編則更上一層進參玄妙與道大適矣鎭因之有感焉自西學東行醫林後生厭內經之深奧疑爲漢以後方士僞託之書衆口鑠金識者罔焉侯朝宗云秦以前之文主骨漢以後之文主氣例如靈樞經水篇詞冗而罕喻頗有罅漏可以抨擊謂爲漢以後方術家羼入之詞以僞亂眞容或有之且太古醫學師多口授書多傳鈔轉相流衍詎免舛誤然如陰陽別論陰陽應象大論至眞要大論生氣通天論等推闡病機確切不易瑕不掩瑜此之謂也毀爲方士僞託濫竽墳典其誰信之夫漢武時方除士如文成五利輩浮夸之徒庸妄怪誕不過罔上希旨標竊功利詎能爲此理眞詞確之文今人以微眚而擯之以爲舊學退化之端無乃不可乎聿考內經本草等書神農黃岐所留貽數千年寶藏周秦醫家附益舛誤

明眼人自能辨別研究之東醫晉陵丁氏謬謂本草內經非眞病其一有漢時地名一有酒名水名也試問古無本草何以用藥周禮醫隸天官診治用方必本諸本草詎可謂漢平帝紀方有本草之名武斷爲漢晉時人著乎蓋伊古以竹簡殺青非如後世付梓之易醫書私家自藏官史不知從何紀載迨漢蔡倫始造紙鈔寫較易隋唐之間如有雕版書遲見於史傳淺見者武斷以爲僞書偏矣近讀梁啓超氏著中國歷史研究法亦有武斷之言人非愚憨決用邏輯影響之巨尤覺不能膜視余意古籍竹簡周秦以後諸醫必有增益小註附後不稱巳名容或有之儻爲扁鵲和緩倉公之輩乎以古書或有後人增入之詞謂之非全古也可謂之純僞也不可余因此二子以歷史所載爲本參觀前後漢書僅郭玉華佗二氏列傳而張仲景氏不列焉一部傷寒論爲醫家寶書若以二子之眼光邏輯或尙有疑陣乎寄語文學家愼旃筆述切勿武斷醫家亦勿因其衍文錯簡而輕視之也倘有訂正者辨別錯簡列

之關疑鑑定善本與此書並傳後世不禁馨香祝之民國十一年壬戌秋月無錫小農周鎭序

## 診餘剳精弁言

常熟張汝偉

蓋聞提要鈎玄昌黎以解進學聞一知十夫子以誨及門盡信書者不如無書能博覽者不如熟讀一言而終身可行貴乎至誠無息半部能治平天下端在致知力行謂以魚鹿之才勉膺司命之重戰戰兢兢時虞隕越自甲寅以來東塗西抹毫無成蹟之可言承海內之士苟菲不棄迢遙千里以相質負心自問益增惶愧一得之知敢云全豹矧學無止境醫通天人繇是思非博無以致約因見可以得悟讀前賢之警句何一非棒喝當頭參新學之原理容亦有金針暗度夫而後知述而不作聖人所以戒愚好自用之流簡練揣摩英雄所以成涵養純粹之學此謂診餘剳精之所由輯也斷章截句集腋成裘味在言外理入意中冀有見隅反三之旨亦可作編輯

敎科之參本統一學識之志爲附驥自顯之事云爾倫蒙　大方家賜我箴言以匡不逮不惟謂之感激于五中即後之學者有所遵循而病家得此良治救億萬生靈不皆感謝無已乎是爲引　民國十一年壬戌冬常熟張謌汝偉序

凡例

（一）是書純選古書如素靈內難仲景諸書爲經諸子百家爲緯不集註不參拙見存其眞也其旨一

（一）是書分　生理　病理　診斷　苔脉爲四大綱餘再分甲乙丙等爲子目以便爲辦學校敎授本之取裁其旨二

【預告】原書定一年出齊披露紹興月報准於每號接印倘蒙惠賜序文題跋逕寄紹報披露可也無任感激

惜分陰軒醫案卷四序　張濟衆

醫者理也學理深邃千變萬化賴以養生濟世燮理調利爲學術最精之科爲政治最要之務與人種之强弱國勢之盛衰極有關係故范文正公有不爲良相爲良醫之語也曠觀今世若都會若商埠若城市若村鎭以醫爲業者實繁有徒而以良醫稱者竟寥若晨星推原其故一因吾國數千年來傳述之醫書汗牛充棟莫衷一是如傷寒金匱陳義與古千金外臺選方繁博金元四大家或偏攻偏補或偏寒偏溫門戶各分師承無自一因近世市儈者流昧於醫道之精微以爲最易學步謀利之淵藪也襲取皮毛卽懸壺市衢其遺誤民命良可慨嘆此歐風美雨所以乘隙而入也紹興　裘吉生君有志活人思保國粹惘乎我國醫道式微思所以挽救之糾合同志創設醫藥學報社搜羅名著彙刊叢書吾邑　周小農先生所著惜分陰軒醫案亦得以行世其第一二三卷早已膾炙人口遐邇傳誦矣衆於癸丑秋抱腫脹症危在旦夕延請周君診治方得轉危爲安此乃身受確效載入第二卷中茲第四卷

醫案錄竣屬衆作序誼不獲以不文辭蓋自束髮受書讀魯論醫雖小道必有可觀致遠恐泥君子不爲一章朱註小道如農圃醫卜之屬不知醫雖小道關係實大以黄帝之聖智尙親咨岐伯更相問難垂法以福後世歷代以來均設醫學一科亦以關係國勢者大而注重之也今裘君所刊醫藥叢書第四集又將告成周君醫案亦刊入其中所述皆實事求是極有經驗之作堪爲後學津梁凡研究醫術者誠能家置一編以資參考小足以養生大足以濟世致遠恐泥吾知免矣功同良相其在斯乎此後醫案續出風行海內俾我中國醫界前途日新月異良醫輩出超亞軼歐可預卜人種之强國勢之盛也

民國十年歲次辛酉小春上澣無錫作霖氏張濟衆序於東大池培之第一校舍

## 惜分陰軒醫案卷四例言

周鎭

一每方存根事屬繁瑣茲編門診至愈期總留一藥出診將愈之先假錄竣而郵璧

原主故方多一如其舊屬詞支離佶屈聱牙不遑脩也

一時疫溫病與內傷調理各錄一册總錄時略分前後不分門類隨筆錄謄並未屢易其稿故不免錯字有外診疑難大症歸而筆記略而不詳以此

一病家貧富不一鄉野重巫城人輕躁求速效則同及已愈或不注意善後有自行食療者有病愈後復患別恙不治者此集知者均瑣載存其眞也

一伏暑夾積濁留戀忌直攻宜緩導而以濁滯得洩爲病易解惟虛人治實礙虛最易傷氣陰病解而有脫竭之徵卷三案中已有數症顧其本體而效茲編如蕭陳氏李泉室之伏暑吳森奎子之暑厥怡昆子之霍亂等是治法以顧氣陰者遠祖葉吳二氏近誦黃樂亭醫案實驗確鑿例得附識

一外感時疫胥視病者之元氣而定其愈否己未之霍亂以熱閉爲多倖愈其起即浴汗戴眼無力以言率多脫竭辛酉秋仲蔣伯豪房後霍亂瀉如米泔肢冷額汗

冷戴眼脈細如伏四肢不收決其不起勉與回陽救急去麝加鷄內金伏龍肝外治以來復丹封臍其父不用參雖回暖而氣嘶竟脫以見重症危險元氣不克支持如是

一治症須視其可愈許治必怕事不耐煩審問此集陳福妻之小產痙厥冒險詳詢設法圖愈後雙方有益李泉室吳森奎子皆是勉擬挽回惟前翟王旭高氏尙訪病者未愈令其復診以竟其愈此則德不足以副之輓近雖於仿行而可盡心爲之如李泉室尊勞婉勸峻補而起逾年孕育誠字之效

一診治貧病較多無糧之師利於速戰而督促之殷要在速效或一方兼具複法信任得效可竟痊功雖屬繁瑣可備一格因世間實有雜合症味者每謂治其本證係屬扼要但多不應治宜兼籌並顧已有實驗均前賢成法也

無錫周鎭小農別署伯華謹識

## 白喉一得序

邱在元

古人論症立方必有加減數方以從其後非複也症有變而方不得不變不第男女强弱之有別也且方有盡而症無盡敢謂數方即可盡其變哉攷又示人從治借治之法使人觸類旁通以待有心者之隅反庶幾無方之方更多於有方之方矣即如白喉一症人皆知滋陰淸肺爲主治最忌表散恐其鬱火上炎也又忌攻下謂誅伐無過攻下而遺上也然忌表散固矣若謂必忌攻下則不盡然蓋病之標在肺而其本則在胃胃中鬱火上蒸於肺氣道不通遂現喉腫舌白等症能使胃中濁涎燥火導以去絡中焦廓淸則上焦豁然而解較之淸肺尤爲便捷此余老友小蘊尹公獨得之心法忌攻下而轉善用攻下者也公精醫學每見其臨症立方率皆掃除庸腐獨標新意往往應手奏效而於白喉一症借用承氣湯尤爲特識以元明粉易芒硝爲君能消除中焦鬱火濁涎由大便出深得竈底抽薪之意眞所謂得古人法中之

法方外之方者矣今公已歸道山令嗣滌塵携公遺書問序於僕僕於此症亦素模糊讀公書始覺渙然冰釋亟勸付梓使人知不可拘於成方亦不可拘於成法是亦嘉惠後學之一助云

民國辛酉暮春修禊日　世愚弟雩南邱在元盥手拜叙

## 酒

嘉定王紹聲稿

製造開端自杜康辛甘熱毒酌量嘗宣通心氣忘憂鬱慫慂膽經發怒狂破結散寒知助火榮筋活絡溢餘香借行藥勢能升散引起詩情有抑揚敦誼聯歡雖必備傷神耗血亦宜防禹王垂戒疎儀狄聖訓尤詳魯論章（孔子云惟酒無量不及亂又云不爲酒困）

## 五十初度自述七律四章錄請　大吟壇敲政並希　賜和

歙縣胡則學天宗甫未定草

知命年華倏指彈鬢斑羞向鏡中看眼前歲月催烏兎肘後方書洞肺肝敢說黃花香晚節欲憑赤手濟時難生平不肯逢人媚吾愛吾廬强自飡

術學歧黃本活機致云今是昨時非先摧雁翼頻垂淚（四弟早故僅遺一女念之泫然）每憶劬勞易觸悲學劍有心年恨晚斷絃重續命乖違穉兒僥倖書堪讀秖是斜陽傍夕暉

頻年守拙感勞薪滌盡牢騷意轉眞但勗弟昆齊奮志待敎蘭玉振精神得閒吟咏因消遣不憚辛勤自固貧論古談今思問處（張楊王劉周史李諸公各省醫界中益友方君退菴潘君佩弦思問盧主詩社中益友也）子雲亭畔輞莊濱

秋風又是菊花黃（予生辰適在九月）子姪爭傳舉壽觴世事紛紜看逐浪人情奸險畏登場醫林蠖屈終吾老藝苑鵬程願後昌不欲積金從所好且栽橘杏話滄桑

通變白頭翁湯

生山藥　一兩　白頭翁　四錢　旱三七　三錢（軋細）

生地榆　三錢　生杭芍　四錢　鴨蛋子　去皮揀成實者六十粒

秦皮　三錢　甘草　二錢

三七鴨蛋子兩味半用蔗糖水送服半入藥

【歌括】通變白頭湯山藥　白頭杭芍地榆甘　秦皮三七并鴉膽

吞服後先熱痢探

三寶粥

生山藥　一兩（軋細）　三七　二錢（軋細）　鴨蛋子　去皮五十粒

【歌括】三寶粥治痢膿血　鴨蛋去皮三七研　山藥賁成粥送服

下虛氣脫血腥兼

通變白虎加人參湯

生石膏 二兩（搗細） 生杭芍 八錢 生山藥 六錢

人 參 五錢（宜用野黨參若用遼東眞野參須減半高麗參斷不可用）

甘 草 二錢

【歌括】 通變白虎人參湯 石膏甘草黨參良 今將芍藥代知梗

赤白痢危實熱當

燥結門（共三方）

硝菔通結湯

淨樸硝 四兩 鮮萊菔 五斤

用萊菔片一斤同樸硝水煮爛熟餘湯再入菔一斤煎如此者共五次得濃汁一大盌分兩次頓服（隔一小時）脈虛甚者加人參數錢另燉同服

【歌括】硝菔通結治大便　鮮萊菔共樸硝煎　幾回換菔俾溫化

脈弱宜和參汁痊

赭遂攻結湯

生赭石　二兩（軋細）　樸　硝　五錢　乾　薑　二錢

甘　遂　錢半（軋細藥汁送服）

熱多去乾薑寒盛酌加

【歌括】赭遂攻結湯力猛　樸硝赭石及乾薑　汁吞甘遂末錢半

引水軟堅鎮逆襄

通結用葱白熨法

大葱白　四斤（切作細絲）　乾米醋　多備待用

【歌歌】葱白熨法通結奇　大葱白絲醋炒之　熱極布包熨臍上

腸寒食結逆衝施

泄瀉門（共七方）

益脾餅

白　朮四兩　雞內金二兩　乾　薑二兩　熟棗肉半斤

白朮鷄金各自軋細焙熟再加乾薑末和棗肉同搗如泥成小餅木炭上炙乾空腹時細嚼嚥之

【歌括】益脾餅治泄瀉久　朮薑棗肉及鷄金　各研搗餅烘乾食　脾胃濕寒常服靈

扶中湯

炒於朮一兩　生山藥一兩　龍眼肉一兩

小便不利者加椒目炒搗三錢

【歌括】扶中湯理陰陽虧　於朮薯蕷龍眼施　小便不利加白芍　泄瀉多體羸療勞宜

薯蕷粥

生懷山藥　一斤（軋細過羅）　每服用藥七八錢或至一兩和涼水調爈

久服此藥間有發悶者摻以西藥白布聖一瓦可免此弊且更多進飲食

白布聖一名百勿聖Pepsinum即胃液素

【歌括】薯蕷粥用生山藥　成粥服之調理方　或摻白布聖一瓦　陰虛勞熱瀉傷良

薯蕷鷄子黄粥

生山藥　七八錢至一兩　熟鷄子黄　三枚

【歌括】薯蕷鷄子黄成粥　黄用熟卵碎調之　固澀大腸功力敵

滑腸泄瀉此爲宜

薯蕷芣苢粥

生山藥　一兩（軋細）　生車前子　四錢

【歌括】薯蕷芣苢粥殊效　車前山藥均生需　留戀腸胃固兼利

勞嗽陰虛溺少愈

加味天水散（湯方）

生山藥　一兩　滑石　六錢　粉甘草　三錢

【歌括】加味天水治暑瀉　滑石甘草加山藥　三倍粉甘濟淡凉

喘渴亡陰肌熱灼　小兒暑泄最難醫　此方三味意周匝

加味四神丸

補骨脂　六兩（酒炒）　吳茱萸　三兩（鹽炒）　五味子　四兩（炒）

生硫黃　六錢　花　椒　一兩（微焙）　肉豆蔻　四兩（麪裹）煨

大　棗　八十一枚　生　薑　六兩（切片）

先煑薑十餘沸入棗同煑至爛熟去薑餘藥爲細末和棗肉爲丸桐子大

【歌括】加味四神用故紙　吳萸五味豆蔻椒　硫黃大棗生薑合

腹疼黎明泄瀉高

痰飲門（共六方）

理飲湯

於　朮　四錢　乾　薑　五錢　桂枝尖　二錢

炙甘草　二錢　茯苓片　二錢　生杭芍　二錢

橘　紅　錢半　川厚朴　錢半

服數劑氣分若不足者酌加黃芪數錢

【歌括】理飲湯中於朮朴　乾薑桂枝炙甘苓　橘紅杭芍或加芪
胃膈飲邪寒濕斟

理痰湯

生芡實　一兩　清半夏　四錢　黑芝麻　三錢（炒搗）
生杭芍　二錢　陳　皮　二錢　柏子仁　二錢（炒搗）
茯苓片　二錢

【歌括】理痰湯內用芡實　芝麻清夏柏子仁　陳皮生芍雲苓片
痰塞逆衝治本因

龍蠔理痰湯

清半夏　四錢　生龍骨　六錢（搗細）　生牡蠣　六錢（搗細）
樸　硝　二錢　生赭石　三錢（軋細）　黑芝麻　三錢（炒搗）

生杭芍　三錢　柏子仁　三錢（炒搗）　陳　皮　二錢

茯苓片　二錢

【歌括】　龍蠔理痰湯半夏　蠣龍赭芍朴硝苓　脂麻柏實并陳廣

痰實熱因思悴神

健脾化痰丸

生白朮　二兩　生鷄內金　二兩（去淨瓦石糟粕）

二味各自軋細慢火焙熟蜜煉爲丸梧桐子大每服三錢白湯送下

【歌括】　健脾化痰丸法遵　生於朮共生鷄金　各自焙研蜜煉服

胃脾虛弱痰之因

期頤餅

生芡實　六兩　生雞金　三兩（去淨糟粕）　白　麪　半斤

白沙糖　不拘多少

先將芡實淘去浮皮晒乾軋細將雞內金細末浸滾水中半日許入芡實白糖白麵因所浸原水和作薄餅烙成黃色隨意食之

【歌括】　期頤餅醫衡氣虛　雞金芡實均生需　白糖白麵同製餅　心胃補兼痰結除

治痰點天突穴法（附捏結喉法　明礬湯麝香香油灌法）

天突穴在結喉（頂間高骨）下宛宛中點時屈手大指（指甲長須剪之）以指甲貼喉指端着穴直向下用力（勿斜向裏）其氣即通指端當一起一點令痰活動兼頻頻撓動其指端令喉癢作嗽其痰即出

捏結喉法習時可先自捏其結喉如何捏法即可作嗽則得其法矣然當氣塞不通時以手點其天突穴其氣即通捏結喉必癢嗽吐痰後其氣乃通故二法

## 山東諸城藥界之危險

諸城王肖舫

廣生堂　該舖經理人是祝會南專門拆白出身誆騙得本城西南門裡丁宅所設全生堂藥舖貨底子遷於北城鐘樓後開設廣生堂生意其人多才結交各處老藥夥偷得製藥生活十餘年來生意發達近年來良心改變將製藥正法一概不用專使造偽藥的技倆一本萬利生意更興旺不料天理昭彰於民國九年暴死於是其子孫席其舊業子四人孫三人共同議決專造假藥出售不僱藥夥恐其走漏風聲純是兄弟叔姪班造假藥以射利茲調查得偽藥造法若干種特此宣佈以冀通知（大黃製法）專買日本大黃及藥會上極賤之劣大黃切片微晒親見多屬白心用醋浸若干時撈出晒乾則錦紋畢露紫膩殊嘉（天冬製法）冬天取小地瓜煮熟去皮（即俗名番芋）半晒半凍即成半透明體再以苦丁或苦果同煮數沸撈出晒乾與天冬無異（川連製法）夏秋之間取野外黃色草根再以

苦丁等之苦汁同煑晒乾與雞爪黃連無異（硃砂製法）用好雄黃置炭火中燒成硃砂色即當硃砂賣（香豉製法）將黑豆煑熟再以排草白芷等汁拌洒數次即當江西香豉買（牛黃製法）取牛膽汁拌以姜黃白芷各細末做成圓形即作牛黃買（熊膽製法）取豬膽一個穿孔攙入貓膽汁一個攪勻陰乾即作熊膽買（麝香製法） 向藥會買劣麝香數分 連皮殼買）兌入荔枝核焙研末數錢即作元麝買其珍貴藥僞造法僅調查得數味如是其他珍藥亦純是僞造容後調查再行宣佈至於代替各藥宣布於下前胡（賤）代替防風（貴）茨菇代替川貝母山楂根代替紅芽大戟馬棗根代替廣木香前胡代替柴胡穀芽代替穀精野葡萄蔓代替木通木梨片代替木瓜片山艾蚊火繩代替蘄艾日本蓆草代替蔴黃荔枝核焙研末攙替枝仁其代替各藥尚未調查完全日後續行宣佈總之該舖各藥非僞造即代替無一味眞藥襲伊父初年造藥盛名明目張膽專賣僞藥

而敝邑大家小戶徒循名而不核實好吃該舖之藥是以近年來大家小戶凡吃該舖之藥者死亡相繼刻下敝邑居人受其害者痛心疾首號稱該號爲閻王會一傳十十傳百皆說廣生堂是閻王會現今生意極凋零噫殺人之報也伏思不肖夥純是兄弟姪叔用外人有責善之權倘泡製不合法當時即行更正如無外人家庭之間不責善或兄弟不相得或叔姪不相能彼此反目胡亂從事兼之僞造代替亦不能如法矣余不禁有此良心上對待而爲敝邑吃該舖藥之各家生命前途危險試觀見聞錄所載各省藥業之腐敗尤爲各省病家危險也是以前次報告中藥店卽將該舖剔除以免循名誤人至於敝邑劣醫亦應宣布奈半係相熟礙難報告凡前次報告中醫而未列名者均是劣醫一言以蔽之可也

## 中華全國醫藥衞生協會會員錄（十七）

錢江字活錚永嘉人年三十八歲住邑之小南小高橋底壬子巷潭稟姿奇慧賦性

安靜耽醫學而好諮訪名勝幼涉經書即思博覽羣籍十四歲考入中學校平昔存心慈惠胸襟磊落以濟世利群爲懷遇有時病發生施送藥品此雖吾道應盡之職志然亦出於愛羣所致妙年積學聲蜚醫界因爲尊閫弱而多病且抱心痛宿恙三年間痢疾頻沾賴君轉危爲安旋　令堂失血喘逆與尊閫氣厥均糾纏難愈乃益致力於醫始克先後痊療　令堂形瘦病繁得以延大年而獲安健者洵君盡子職之力也從游於郡之耆醫陳栗菴陳志三周鳳山吳梃宣諸名宿輩悉心考鏡且搜察藥物獨超卓見凡屬親友見招不得不應命而赴用藥每投輒效其至戚數人患癰疽病經年不起而症屬奇異名手術窮君迫於情竭力調治一皆全痊由是並精外科銳意參稽不輟時日計研求醫學至行醫以來內外症得君療治者莫不應手奏效士紳商各界送匾爲謝者瞭然可證學問經驗均擅其長名聞遐邇輻輳悅來神州醫藥會溫州分會衛民醫院與永嘉醫藥研究會同道咸欽仰之本年邑中醫

察局考試醫生曾蒙厲局長審查核與免試資格相符榜示免試發給執照現充永嘉女子中學校校醫創辦益羣醫院歷今小試其端惜限於經濟奇絀致難擴充弟知之素念其敦厚謙廉而剛直慫恿其附驥攀龍加入　貴會爲會員用特介紹因取其節略而述其概源卽祈　主任先生俯允得就於海內名哲而正焉沾化雨之優渥藉博淹通被書害之飛揚俾資砥礪幸何如之　薛立夫謹啓

程士卿年三十三歲浙江餘姚人住縣城石子弄幼時受業於隣親　楊國麟夫子門下時常修習內經金匱本草諸籍而內術未精專治外科懸壺四門十有三年爲人治疾疑難危症不論藥資治愈者數不勝計然性好研究醫藥遇有似疑之點每思必查明晰而後已因去歲省令爲取締醫生一則在縣警所應期考驗蒙主試錄取今晤　謝君庭鑣談知紹興醫藥學報內多醫導遂購一份閱果富饒增我新智於是藉　謝君之介紹仰入　中華全國醫藥衛生協會得以交換志識惟新可求

不遺餘力願爲執鞭我亦爲之所欣慕焉

趙文馨字趾仁年十九歲江蘇吳縣人自民國七年暑假期中本邑五高小學畢業之後即入上海中醫專門學校肄業越二載預科畢業返里從師拜遊朱峻伯先生門下粗攻醫籍案頭臨診略有心得詎知天不由人今春四月竟遭梁木中摧之憂幸有先生哲嗣竹蓀同學兄已應診多年故能繼承先業而愚亦仍有朝夕切磋時相討論藉補遺憾今特略識履歷加入中華全國醫藥衛生協會擬懇海內　道長先生不吝珠玉時錫教益俾啓茅塞通信處蘇州甪直鎭巷門內

施問樵年五十三歲係江蘇松江縣籍在東門外華楊橋鎭三代祖傳幼科及身行道歷三十餘年

薛伯濤年三十三江蘇松江縣人業內外科在東門外車墩鎭行道受業於同邑韓半池夫子門下

中華民國十二年一月二十日出版

紹興醫藥學報第十三卷第一號

（原一百四十一期）

編輯者　紹興裘慶元吉生

發行者　紹興醫藥學報社

印刷者　紹興印刷局

分售處　各省各書坊

歡迎轉載

## 報價表

| 新報 | 全年 | 半年 | 一月 | 代派或一人獨定十份者八折五十份七折郵票抵洋九扣算空函恕復 |
|---|---|---|---|---|
| 册數 | 十二册 | 六册 | 一册 | |
| 定價 | 一元二 | 六角半 | 一角二 | |
| 舊報 | 一至十三期 | 十四至十七期 | 十八至四十四期 | 四十五至百四十期 |
| 定價 | 五角 | 三角 | 八角 | 每期一角 |
| 郵費 | 中國 加一成 | 日本台灣 加二成 | 南洋各埠 加三成 | |

## 廣告價表

| 等第 | 地位 | 一期 | 六期 | 十二期 |
|---|---|---|---|---|
| 特等 | 底面全頁 | 十元 | 五十四元 | 一百元 |
| 上等 | 正文前全頁 | 八元 | 四十三元 | 八十元 |
| 普通 | 正文後全頁 | 六元 | 三十二元 | 六十元 |
| 注意 | 所稱全頁卽中國式之一單面外國式之一配奇如登半頁照表減半算 | | | |

## 外埠用郵票代洋寄社者注意

一　須油紙襯好

二　須固封掛號

三　以五釐郵票爲限

四　一百另五分代洋一元

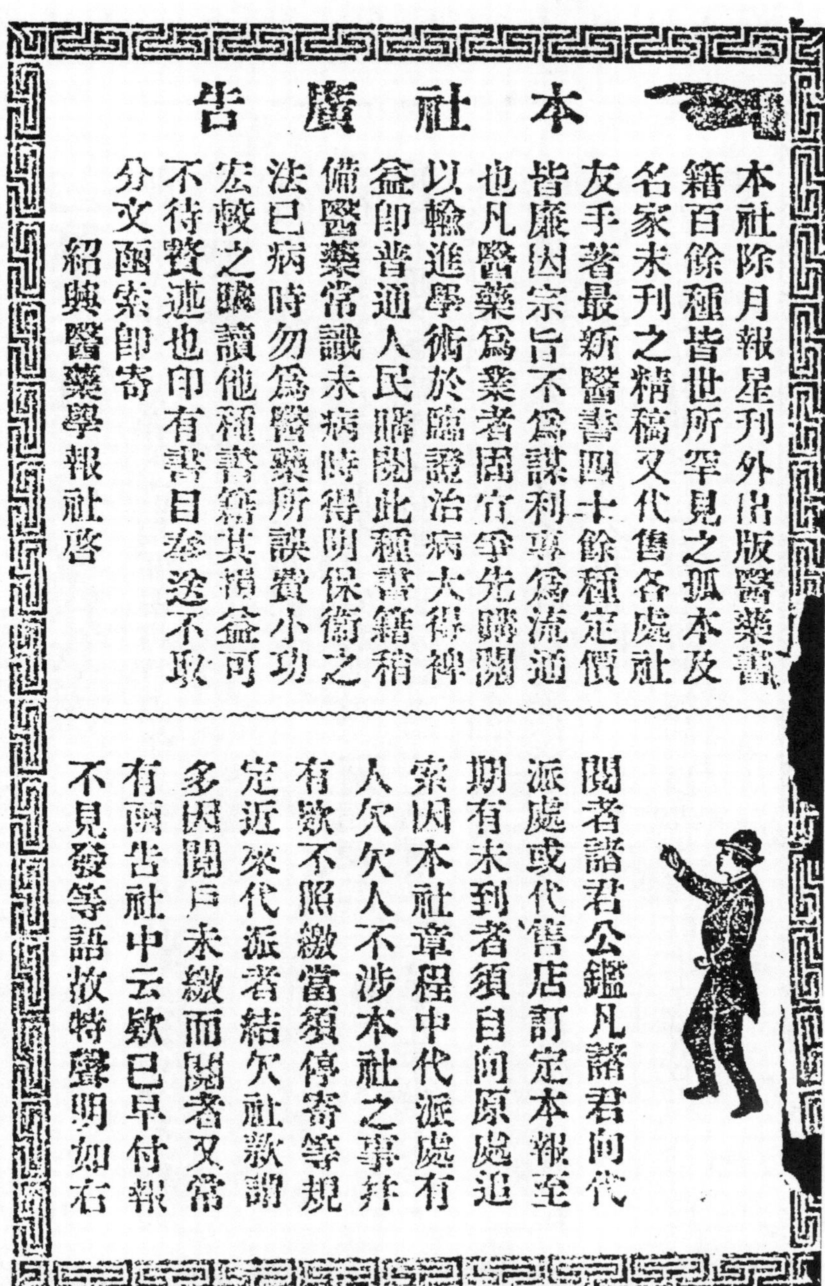

本社廣告

本社除月報星刊外出版醫藥書籍百餘種皆世所罕見之孤本及名家未刊之精稿又代售各處社友手著最新醫書四十餘種定價皆廉因宗旨不爲謀利專爲流通也凡醫藥爲業者固宜爭先購閱以輸進學術於臨證治病大得裨益即普通人民購閱此種書籍稍備醫藥常識未病時得明保衛之法已病時勿爲醫藥所誤費小功宏較之購讀他種書籍其裨益可不待贅述也印有書目承送不取分文函索即寄

紹興醫藥學報社啓

閱者諸君公鑒凡諸君向代派處或代售店訂定本報至期有未到者須自向原處追索因本社章程中代派處有人欠欠人不涉本社之事並有款不照繳當須停寄等規定近來代派者結欠社款謂多因閱戶未繳而閱者又常有函告社中云款已早付報不見發等語故特聲明如右

# 寄購本社發行書報章程

一　如欲購本社書報者可直接開明書目連銀寄至「浙江紹興城中紹興醫藥學報社」收

一　書價若干按加一成以作寄書郵費

一　書價與郵費可用郵局匯兌其章程問就近郵局便知

一　郵匯不通之處請購（五厘至三分爲止）之郵票以一百零五分作大洋一元核定封入函中掛號寄下（郵票須用油紙夾襯）

一　一人購書報上五元者可將書價以九折核寄上十元者以八折核計零購無扣（購舊報及代售各書不在此例）

一　一人預定當年月報之上五份者可將報價以九折核計上十份者以八折核計